劈离式肝移植

Split Liver Transplantation

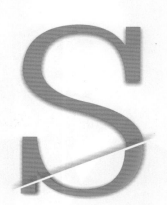

主　审	陈规划　郑树森　窦科峰
主　编	杨　扬　易述红

编　者 （以姓氏笔画为序）

王　劲	王祝春	韦金铭	邓宜南	冯　啸	吕　艳
吕海金	任　杰	任钧楷	刘剑戎	刘雪莲	李　华
李征然	李健文	李梓钰	杨　扬	杨　卿	汪根树
张　彤	张　武	张　剑	张英才	张献玲	陆平兰
陈文颖	范明明	易小猛	易述红	易慧敏	罗　慧
罗刚健	金洁场	周　颖	周少丽	赵　辉	姚　嘉
姚伟锋	高　欣	唐　晖	葛　缅	黑子清	傅斌生
曾凯宁	曾昭吝	曾繁信	蔡建业	熊天威	魏绪霞

编写秘书	杨　卿　蔡建业　曾凯宁
编者单位	中山大学附属第三医院
绘　图	谢欣彤

人民卫生出版社
·北京·

主编简介

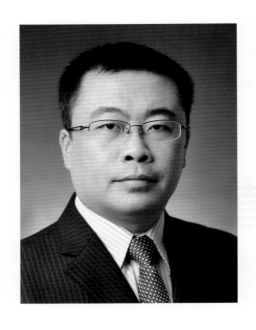

杨 扬

主任医师
二级教授
博士研究生导师
中山大学附属第三医院副院长
肝脏外科暨肝移植中心学科带头人
中山大学器官移植研究所所长

兼 任：中华医学会器官移植学分会副主任委员

中华医学会外科学分会委员、移植学组副组长

中国医师协会器官移植医师分会副会长、肝移植专业委员会副主任委员

中国医师协会外科医师分会委员

广东省医师协会器官移植医师分会主任委员

广东省医学会外科学分会主任委员

广东省医学会器官移植学分会候任主任委员

广东省肝脏疾病研究重点实验室主任

广东省移植医学工程实验室主任

Liver Research 执行总编辑

《器官移植》副总编辑

《中华肝脏外科手术学电子杂志》副总编辑

《中华医学杂志》《中华医学杂志（英文版）》《中华消化外科杂志》等十余本核心期刊编委

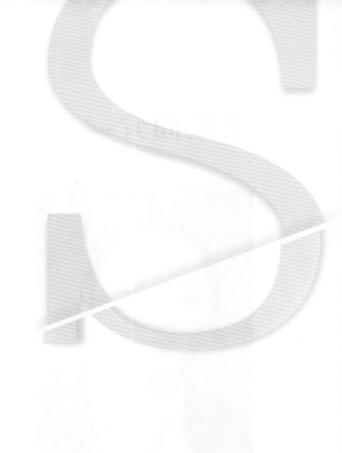

临床与研究方向：肝癌综合治疗
            肝移植
            器官冷保存技术创新与转化

　　带领团队已完成 3 000 余例肝移植，疗效居全国领先水平。牵头制定了十余部肝移植领域的全国共识或指南。作为负责人主持国家自然科学基金项目 7 项、科技部国家重点研发计划项目等课题 20 余项。发表论文两百余篇，以第一 / 共同第一、通信 / 共同通信作者在 *British Medical Journal*、*Journal of Hepatology*、*Hepatology*、*Advanced Science* 等高水平期刊发表 SCI 论文近百篇。作为第一完成人获得广东省科学技术进步奖一等奖 1 项、广东医学科技奖一等奖 1 项。作为主要完成人获得国家科学技术进步奖二等奖 1 项、广东省科学技术进步奖一等奖 4 项、教育部科学技术进步奖一等奖 2 项、广州市科学技术进步奖一等奖 1 项。2020 年荣获 "全国卫生健康系统新冠肺炎疫情防控工作先进个人" 称号和第二届 "广东医师奖"。获评 "广东特支计划" 科技创业领军人才 "广东省劳模和工匠人才创新工作室" 和中山大学 "芙兰奖"。

主编简介

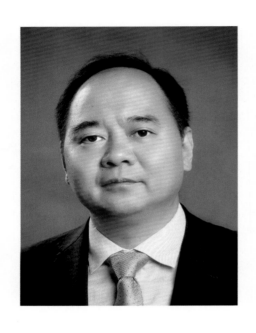

易述红

医学博士
主任医师
博士研究生导师
中山大学附属第三医院器官移植科主任
肝脏外科暨肝移植中心副主任
肝移植病区主任

兼　任: 中国医师协会器官移植医师分会委员、活体器官移植专业委员会委员兼副秘书长、儿童器官
移植专业委员会委员
中华医学会外科学分会青年委员
中华医学会器官移植学分会青年委员、儿童器官移植学组委员
中国人体器官分配与共享计算机系统科学委员会肝移植组委员
广东省肝脏病学会器官移植专业委员会副主任委员
广东省健康管理学会小儿外科专业委员会副主任委员
广东省医学会小儿外科学分会常务委员
广东省医学会器官移植学分会委员
广州市医学会器官移植学分会副主任委员

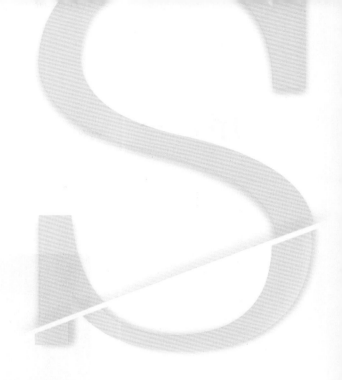

临床与研究方向：在各种成人和儿童肝移植、复杂肝脏外科手术、肝胆胰系统良恶性肿瘤诊治及疑难重症患者救治方面进行了深入系统研究，在复杂肝移植、儿童肝移植、劈离式肝移植和腹腔镜活体肝移植供肝获取等技术上具有丰富的临床实践经验和专业能力。主持或参与国家自然科学基金、科技部重大专项、广东省自然科学基金、广东省科技计划项目等多项课题，以第一或通信作者发表SCI等论文60余篇，参编《移植肝脏病学》《重症肝炎肝移植》《消化外科手术图谱》等专著。2012—2013年美国俄亥俄州立大学访问学者。2018年入选广东省首批"杰出青年医学人才"，作为主要成员先后获广东省科学技术奖一等奖3项、广东省医学科技奖一等奖1项、教育部科学技术进步奖（推广类）1项、中山大学"芙兰奖"1项、华夏医学科技奖二等奖1项。担任《中华肝脏外科手术学电子杂志》《中华器官移植杂志》《中华消化外科杂志》《中华普通外科学文献（电子版）》《肝胆外科杂志》《器官移植》和《临床医学工程》等期刊编委或特约编委。

序　一

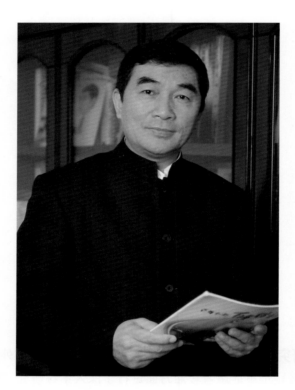

陈规划　教授
中山大学附属第三医院荣誉院长

器官移植作为 21 世纪的"医学之巅"，历经半个多世纪发展，已成功挽救了数以千万计罹患各类终末期疾病患者的生命。肝移植作为治疗终末期肝病唯一有效的治疗手段，自 20 世纪 70 年代我国首次开展以来，在几代移植医务工作者的推动下，逐步走向成熟。目前我国每年完成肝移植数量已位居世界第二，仅次于美国。

　　随着肝移植手术技术日趋成熟，免疫抑制方案的优化以及随访管理的规范化，肝移植术后受者远期生存率得到稳定提升。技术进步使得肝移植适应证不断拓展，供肝短缺的问题日益突出，逐渐成为肝移植领域最主要的问题之一。及时获得供肝，缩短等待供肝时间是确保移植疗效至关重要的因素。劈离式肝移植是将一个肝脏精准地劈分成解剖和功能上完全独立的两个部分，分别移植给两个受者，实现"一肝两用"的技术。劈离式肝移植技术上与活体供肝有相似之处，能满足儿童受者的需求，避免了给活体供者带来的损伤，而且能增加约 20% 供肝，是解决供肝短缺最有效的方法之一。但由于供体精准评估要求高、手术操作复杂、缺乏系统的技术体系、团队配合要求紧密等因素，劈离式肝移植并未在国内大范围开展。

　　至 2022 年 3 月，中山大学附属第三医院肝移植中心在成熟的原位全肝移植技术的基础上，开展了近 200 例劈离式肝移植，并在稳定满意的疗效、手术技术创新、围手术期管理等方面做了大量的探索工作，逐步形成了自己的经验与技术管理体系，并多次与国内外知名移植中心共同分享和交流经验。

　　目前，国内系统性介绍劈离式肝移植的书籍极少，为了进一步推动劈离式肝移植的发展，基于我们的实践经验，我们整理并出版了这本专著，内容涵盖了术前供受者评估和匹配、手术规划和实施流程、术后管理随访等。期待这本专著的出版，更好地促进劈离式肝移植技术的推广与交流，服务更多的移植受者。

　　衷心祝愿我国的肝移植事业继往开来，再创辉煌！

2023 年 7 月

序 二

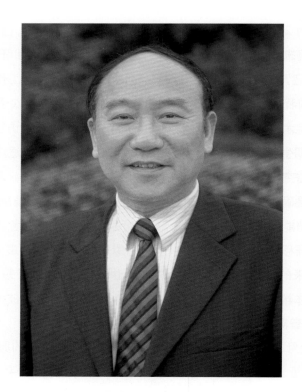

郑树森 教授
中国工程院院士

肝移植是治疗终末期肝病的最有效手段。1963 年，美国 Starzl 教授成功施行了全球第一例人体原位肝移植手术。经过数十载的探索，肝移植技术已经日臻完善。20 世纪 80 年代，在全肝移植技术的基础上，劈离式肝移植、活体肝移植及辅助式肝移植等部分肝移植技术相继出现，极大地拓宽了供肝来源途径，其中劈离式肝移植更是具有其独特的技术特点。经典的劈离式肝移植是将肝脏劈分为右三叶和左外叶，在不减少成人受体获得肝脏机会的同时，为儿童受者提供匹配的左外叶肝脏。随着技术的发展，完全左右半肝劈离式肝移植也在不断增多，达到了同时为两位成人受者提供肝移植的目标。由于技术、伦理、分配政策等诸多因素限制，劈离式肝移植在全球的发展并不均衡，早期仅在欧洲和美国等国家得以规模开展。近年来，经过国内一批包括树兰（杭州）医院、中山大学附属第三医院、四川大学华西医院、首都医科大学附属北京佑安医院、上海交通大学医学院附属仁济医院和复旦大学附属华山医院等在内的移植中心的不懈努力，使我国劈离式肝移植有了快速发展，近年开展数量成倍增长，疗效也向欧美成熟移植中心接近。

然而，目前国内尚没有一部系统介绍劈离式肝移植的专著。有鉴于此，中山大学附属第三医院肝脏外科暨肝移植中心在学科带头人陈规划教授的指导下，杨扬和易述红教授组织团队骨干力量，将他们临床实践中形成的独具特色的劈离式肝移植技术体系进行了整理和总结，圆满完成了这本专著。

《劈离式肝移植》一书是国内第一本系统介绍劈离式肝移植技术的专著，全书内容注重临床实践，图文并茂，并配有高清视频，具有很高的实用性和参考价值。本书不仅是一部值得肝移植同道们学习和分享的重要参考书，也是中国肝移植专家不断探索、突破自我的生动写照。相信本书的出版将进一步推动我国劈离式肝移植的发展，并为促进我国肝移植技术的全面性和先进性方面作出贡献，我谨向大家推荐！

郑树森

2023 年 7 月

序 三

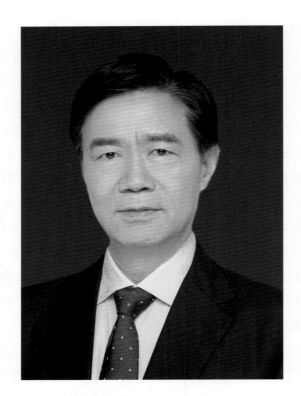

窦科峰 教授
中国科学院院士

供肝短缺一直是肝移植面临的主要问题之一。随着肝移植外科技术的进步，为缓解供肝短缺，劈离式肝移植术式应时而生。劈离式肝移植是拓宽供肝来源的重要手段，在不减少成人供肝的同时，可以挽救更多受者，特别是儿童受者的生命。欧美劈离式肝移植开展较多的国家，劈离供肝在儿童占比可达约 30%，有效缩短儿童受者等待时间和减少等待期间的死亡率。在技术成熟的移植中心，劈离式肝移植疗效已可与全肝移植和活体肝移植媲美。但劈离式肝移植技术体系复杂，需要多个团队的紧密高效配合，同时还需要严格的供者评估、选择和供受者匹配。

　　中山大学附属第三医院肝脏外科暨肝移植中心是国内技术实力较为全面的肝移植中心之一，至 2022 年 3 月已完成近 200 例劈离式肝移植，有效拓展了供肝来源，取得了令人满意的疗效。该团队在常规开展劈离式肝移植的同时不断探索，形成了较为成熟的技术体系，牵头讨论制定了国内首部《劈离式肝移植专家共识》《劈离式肝移植供体及供肝评估专家共识》《劈离式肝移植血管分割与重建中国专家共识》，并于 2021 年 10 月和 2022 年 8 月分别举办了第一届和第二届劈离式肝移植全国学习班，有力地推动了国内劈离式肝移植的发展和技术体系成熟。

　　目前国内劈离式肝移植正蓬勃发展，数量逐年递增，近 3 年开展超过 1 000 例。然而，针对劈离式肝移植技术体系的专著在国内还是空白。中山大学附属第三医院团队编写的此专著，内容以劈离式肝移植的实施流程为主线，涵盖了术前评估、供受者匹配、手术方案、并发症防治、术后管理、随访和分配政策等细分章节，并介绍了超声、放射影像学及其新技术在劈离式肝移植中贯穿始终的应用，全面分享了实施劈离式肝移植的经验，是一部指导劈离式肝移植实践的实用操作手册。

　　我诚挚地将此书推荐给肝移植学科的医学工作者，相信此书会受到同道的欢迎。

2023 年 7 月

前　言

　　经过半个多世纪的发展,肝移植技术日臻成熟,然而供肝短缺仍然是肝移植面临的主要问题之一。劈离式肝移植是将一个肝脏分割为两个,甚至多个独立的解剖功能单位,实现"一肝两受"或"一肝多受"的手术方式。该术式是外科技术层面上拓宽供肝来源的重要手段之一,尤其是在不影响成人受者获得供肝机会的同时,有效扩大了儿童受者供肝来源。在欧美发达国家劈离式供肝在儿童肝移植中约占 30%,挽救了众多终末期肝病患儿。劈离式肝移植技术复杂,在国内起步晚。根据国外的经验总结,只有在技术成熟、受者池广或多个成熟的肝移植中心合作的模式下开展劈离式肝移植,才能使移植物及受者的生存率与全肝移植相媲美。

　　劈离式肝移植在国内从无到有,经历了近 20 年的发展。近 5 年是国内劈离式肝移植飞速发展的阶段。中山大学附属第三医院肝脏外科暨肝移植中心于 2014 年 7 月实施了第一例劈离式肝移植,成人和儿童受者随访至今仍健康存活,随后更是率先在国内大规模地开展劈离式肝移植,到 2022 年 3 月已经完成了近 200 例,所开展的术式涵盖了国际主流劈离式肝移植的多种术式,包括扩大的右三叶 + 左外叶、完全左半肝 + 右半肝(肝中静脉多种分配和重建方式),既有成人供肝劈离,也有儿童供肝劈离的探索,积累了宝贵的临床经验。

　　公民逝世后器官捐献时代的到来,为劈离式肝移植的发展提供了基础。大规模、成熟、稳定、安全地开展劈离式肝移植,要求外科、重症监护病房、超声科、放射科、手术室、麻醉科、介入科、器官获取组织(organ procurement organizations, OPO)等多个团队的配合,甚至需要多个移植中心的合作共享。2020 年 10 月中山大学附属第三医院肝移植中心牵头成立了华南地区劈离式肝移植联盟,该联盟是国内首个多中心技术和经验交流共享的专业联盟,2021 年 10 月和 2022 年 8 月分别举办了第一届和第二届劈离式肝移植全国学习班,为推动国内劈离式肝移植技术进步,中心间供、受者的共享,分配政策的探索,以及国内劈离式肝移植技术路线的提出,做了大量的工作。

　　本书以国内外开展劈离式肝移植的技术发展情况为基础,系统总结了笔者中心近年来大规模实施劈离式肝移植的临床实践,对劈离式肝移植实施的全流程进行了整体阐述。全书由十七章组成,前五章为总论部分,叙述了劈离式肝移植的历史和发展,组织和实施流程,应用解剖,以及供者和受者的评估、选择与匹配;第六、七章为肝脏劈离及受者手术技术篇,分别介绍供肝劈离的方式和手术技巧及受者手术;第八、

九、十章介绍手术室管理、麻醉管理和术后管理；第十一、十二章是劈离式肝移植术后的免疫特点和免疫抑制治疗及术后并发症处理；第十三、十四、十五章介绍影像、介入等多学科在劈离式肝移植中的重要应用；第十六、十七章为劈离式肝移植受者的随访管理和分配政策探讨。

参与本书编写的大部分人员是中山大学附属第三医院肝脏外科暨肝移植中心及重症监护室、手术麻醉科、介入血管科、放射科、超声科、OPO 等相关科室团队的核心骨干，感谢他们在繁重的医疗、教学、科研工作之外，以极大的热情和认真细致的态度完成本书的编写工作。同时感谢谢欣彤女士为本书绘图。

鉴于劈离式肝移植在国内的发展尚未完善，在实践过程中，一些观点尚存争议，一些问题尚需解决，本书内容谨就笔者中心积累的经验与各位同道分享和交流，以求抛砖引玉，促进国内劈离式肝移植的快速发展。对于书中存在的疏漏和不完善之处，恳请广大读者不吝批评指正。

2023 年 9 月

目　录

视频目录

扫二维码观看网络增值服务：1. 首次观看需要激活，方法如下：①刮开带有涂层的二维码，用手机微信"扫一扫"，按界面提示输入手机号及验证码登录，或点击"微信用户一键登录"；②登录后点击"立即领取"，再点击"查看"即可观看网络增值服务。2. 激活后再次观看的方法有两种：①手机微信扫描书中任意二维码；②关注"人卫助手"微信公众号，选择"知识服务"，进入"我的图书"，即可查看已激活的网络增值服务。

第一章 劈离式肝移植历史和发展

第一节 劈离式肝移植的历史和现状

自 1963 年美国 Starzl 教授施行世界上第一例人体肝移植术以来,肝移植技术不断发展及完善,移植成功率不断提高,移植适应证也在不断扩大,加入等待肝移植名单的患者数量大大增加,而可用于移植的器官数量增长相对缓慢,移植器官的需求远远大于供应,特别是儿童肝移植,适合儿童的完整供肝数量非常少。20 世纪 80 年代中期,等待肝移植的婴儿和儿童的数量与逝世后器官捐赠者的数量之间的不平衡使器官短缺的问题越来越突出。据统计,20%~50% 的患儿因为等待供肝时间过长而死于原发性肝脏疾病,美国器官资源共享网络(United Network for Organ Sharing, UNOS)也显示,虽然内科治疗技术不断进步,但是 2 岁以下儿童等待供肝期间仍有 10% 的病死率,大龄儿童等待期间病死率也超过 5%,更为严重的是,超过 40% 的儿童等待时间超过 1 年。

1969 年,美国 Smith 首次提出了原位肝段移植可以用于人类的构想,遗憾的是,Smith 并没有证明这种方法的可行性,只是简单地描述了一种可能的解剖方法,可用于动物实验的左外侧肝移植。而在人体中使用肝段进行移植的第一批病例报告直到 20 世纪 80 年代初才出现。1981 年,法国 Bismuth 和 Houssin 开始尝试开展世界上首例减体积肝移植(reduced-size liver transplantation, RSLT),即体外修剪成人供者肝脏至适合患儿受者肝脏的体积后再移植进儿童体内。1984 年,Bismuth 团队成功开展减小成人供者肝脏体积手术,减至仅存肝左叶并移植到患儿体内,取得了不错的效果。RSLT 也逐渐成为了儿童肝移植的标准手术方法,在一定程度上缓解了儿童供肝短缺的问题,降低了患儿在等待移植过程中的病死率。但是这并没有解决成人供肝数量短缺的问题,并且一个供肝被减掉的部分的丢失,造成巨大浪费,整体上并没有增加供肝数量,但减体积手术技术的积累为之后的劈离式肝移植(split liver transplantation, SLT)及活体肝移植的发展奠定了基础。1988 年德国 Pichlmayr 实施了首例 SLT 手术,将一个供肝劈离成左外叶和右三叶(包括左内叶和右半肝)两部分后分别移植给 1 例诊断为先天性胆道闭锁的患儿和 1 例 63 岁胆汁性肝硬化患者,达到了"一肝两受"的目的,这也是世界上首例 SLT。同年,法国 Bismuth 及其同事对两例急性(暴发性)肝衰竭的成年受者进行了第一次完全左、右半肝的 SLT,可惜的是术后两例受者均死于非手术技术方面引起的并发症,其中一例在术后 20 日死于多器官功能衰竭,另一例在术后 45 日死于巨细胞病毒感染。之后也有多个中心开始尝试进行双成人受者的 SLT。

SLT 达到了在不减少成人供肝数量的前提下,部分缓解儿童肝移植供肝缺乏问题的目的。然而,由于技术等原因,早期 SLT 后患者的生存率较低,围手术期血管及胆道并发症发生率明显高于全肝移植。SLT 被认为是将一个优良的供者肝脏变为两个边缘供肝,因此在 SLT 开展初期,关于该术式的实施一直存在争议。1988 年,巴西医师 Raia 尝试进行了首例活体供者肝移植(living donor liver transplantation, LDLT),1989 年,澳大利亚的 Strong 等用取自供者左外叶的供肝成功地完成了世界上第一例成人对儿童的 LDLT 手术,但是由于该术式存在损害健康供者的风险,因此未被广泛接受。1990 年美国医师

Broelsch 等初次报道了大宗的 SLT 病例回顾性分析结果,21 例患儿及 5 例成人共实施了 30 例 SLT,结果仅 67% 的患儿和 20% 的成人得以存活,再次移植率高达 35%。直至 1995 年,比利时 de Ville 等统计了欧洲 5 年内 100 例 SLT 的情况,儿童和成人受者 6 个月生存率分别为 88.9% 和 80.0%,移植肝存活率为 80.0% 和 72.7%,其临床疗效与欧洲同期经典全肝移植的效果相比差异并没有统计学意义。de Ville 等的统计结果大大提高了人们对 SLT 的信心。因此,欧美等大型肝移植中心开始着重研究 SLT,开启了部分肝移植的新篇章。本章将从下面几个方面来谈谈 SLT 的发展历程。

一、劈离式肝移植的解剖基础

SLT 得以成功开展的基础在于肝脏的解剖分段。1957 年,法国外科医师 Couinaud 根据门静脉血供和肝静脉引流的分布,提出了一种肝脏分段方法,将肝脏分为血流动力学上相对独立的八个肝段(段Ⅱ~段Ⅷ),被称为 Couinaud 分段法,即现在为大众所熟悉的肝脏五叶八段分段法。从解剖角度来看,肝脏的每一段都有其相对独立的肝动脉、门静脉血供和肝静脉、胆管引流系统,劈离后均能独立工作,将肝脏劈分成具有独立功能单位的左、右半肝或左外叶和右三叶是完全可行的;而对于具有特定解剖特点的肝脏,将肝脏劈分为右后叶和左三叶两部分来分别移植也是完全可行的。Pichlmayr 曾大胆假设,只要技术条件成熟,肝脏的任何一个肝段都可以行劈离用作移植。

二、劈离方式的分类

(一)根据段Ⅳ归属分类

第一种即经典 SLT,是将肝脏劈离为左外叶(left lateral lobe,LLL)供肝,包括左外叶上段(段Ⅱ)和左外叶下段(段Ⅲ),以及扩大右叶(extended right lobes,ERL)供肝,包括尾状叶(段Ⅰ)、左内叶(段Ⅳ)、右前叶下段(段Ⅴ)、右后叶下段(段Ⅵ)、右后叶上段(段Ⅶ)、右前叶上段(段Ⅷ),分别移植给儿童和成人受者。另一种肝劈离方式是完全左、右半肝劈离式肝移植(full left full right split liver transplantation,FLFRSLT),即沿肝正中裂将肝脏分为完整左半供肝(包括段Ⅱ~段Ⅳ)及完整右半供肝(包括段Ⅴ~段Ⅷ),段Ⅰ可以分配给左或右半肝。完整的半肝移植一般分配给两例成人受者或一例成人和一例青少年受者。笔者所在移植中心在 2019 年 4 月对儿童供肝开展了半肝劈离技术,将 6 岁 4 个月的低龄儿童供肝完全劈离后移植给两例患儿受者。

将左半供肝移植到成人受者中,术后并发症如小肝综合征的发生风险较高。在成年受者中,最初使用 ERL 同样会导致并发症发生率和受者死亡风险的增加。 由于早期的部分肝移植整个手术过程的复杂性,相较于全肝移植受者,SLT 供肝和 RSLT 供肝具有较差的预后及较高的术后并发症发生率,其中常见的并发症主要包括小肝综合征、原发性移植肝无功能、术区出血、感染、胆道并发症(如胆漏、胆道狭窄)及血管并发症(肝动脉、门静脉和肝静脉狭窄及血栓)等。随着 SLT 技术逐渐成熟,显微外科血管吻合技术和胆道重建技术的发展可显著降低肝动脉、门静脉狭窄或血栓形成以及胆漏的发生率。另外,SLT 疗效的提高得益于对该类型肝移植整体认识的不断提高,对供者和供肝的选择、受者的匹配、多部门多中心的协调配合以及对部分肝移植内在规律的认识等方面的进步也使得 SLT 的疗效不断提高。

(二)根据供肝劈离位置分类

根据供肝劈离时位于供者体内还是体外,可分为在体劈离肝移植和体外劈离肝移植。最初期的 SLT 由于缺乏 LDLT 的技术借鉴,都是采用体外劈离方式,即与全肝移植一样,先获取完整的供肝,同时获取供者的髂总和髂外动、静脉段以备血管吻合重建,然后在体外器官保存液中行供肝的劈离,首先可以用金属探子探查肝动脉、胆道等,以指导劈肝并进一步发现肉眼无法辨别的脉管系统变异情况。同时,在开始供肝分离前,有必要行肝动脉、胆道造影,以了解供肝解剖结构,并进一步确定供肝是否适合分离。然而,供肝体外劈离有非常明显的局限性。首先,供肝体外劈离是在器官保存液中进行,劈离手术耗费时间较长,使供肝冷缺血时间明显延长,肝细胞的细胞质溢出,大量细胞因子释放,以及Ⅱ类主要组织相容性复合体(major histocompatibility complex Ⅱ,MHC Ⅱ)抗原的表达上调,极大可能会加重供肝缺血的再灌注损伤;其次,在供肝体外劈离过程中,无法全面准确地判断血管、胆道断端的结扎缝合情况,以至于在植入供肝的过程中极易出现难以控制的大出血并增加术后延迟性出血的风险,导致肝移植术后胆道、血管并发症发生率升高及原发性移植物功能不全(primary graft dysfunction,PGD),最终导致肝移植失败。因此,为克服离体劈离式肝移植的局限性,德国Rogiers推出了改良后的供肝体外劈离肝移植。改良术式的主要步骤为在快速获取供肝后,整个劈离过程在工作台上完成,不必行动脉、胆道造影,以减少冷缺血时间以及术后动脉、胆道栓塞等并发症发生率。1995年,德国Rogiers等最先报道了在有"心跳"的血流动力学稳定的脑死亡供者行在体SLT。随着活体肝移植技术的经验积累,1996年德国汉堡埃本多夫大学医院组(University Hospital Eppendorf,Hamburg,Germany)和1997年美国加利福尼亚大学洛杉矶分校组(University of California,Los Angeles;UCLA)分别报道了供肝在体劈离的技术。但是,在术式开展初期,在体SLT的预后未令人满意,移植术后仅有25%的移植物存活,其他移植物则因早期器官无功能、多器官功能衰竭或移植物扭转而宣告供肝移植失败。随着实践例数的增多,SLT供肝的存活率日趋升高,这一术式也逐渐在各个移植中心得以推广。

三、劈离式肝移植的器官分配和开展现状

SLT可以做到"一肝两受"甚至"一肝多受",是目前解决供肝短缺问题最好的方式之一,因此在符合SLT手术标准的前提下,应该鼓励SLT的开展。除考虑供者、受者的客观情况以及掌握SLT技术之外,还需要一个可以协调供肝分配的组织部门来合理且科学地分配捐献器官,同时有相应的分配政策的支持来提高SLT的应用比例,降低器官移植等待名单中患者的死亡率。根据美国UNOS的数据,2010—2015年完成的37 333例供肝中,按照严格的能够劈离的供肝标准进行测算,可以有2 369例(6.3%)供肝能够进行劈离,实际上只有1 418例(3.8%)供肝最终完成了劈离。当前SLT发展较好的国家包括意大利、英国、澳大利亚、德国等,SLT的比例占肝移植的6%~10%,开展最好的地区为意大利北部,SLT的比例可以达到20%,这些国家和地区均有相应的鼓励SLT开展的分配政策,如英国自2005年推行"intention to split"的政策来鼓励多中心合作对符合标准的供肝进行劈离;意大利则将21家肝移植中心划分为国家移植中心(CNT)所属的13个辖区(南北两大区域),2015年起采用强制性肝脏劈离政策(mandatory-split policy,MSP),强调除UNOS 1类受者及终末期肝病模型(model for end-stage liver disease,MELD)评分 >30分的成人,所有18~50岁标准风险(无潜在传染及肿瘤性疾病)的供者均强制分配给儿童移植中心。若供肝可劈离,则左外叶分配给儿童受者,右三叶根据MELD/ISO评分并结合临床指标和供受者匹配程度分配给成人。而在东亚地区,由于捐献来源供肝有限,SLT的开展数量较少。日本在1999—2014年完成257例尸肝来源肝移植,只有36例(14%)是SLT。韩国器官捐献情况稍好一些,在2005—2014年共完成2 462例尸肝来源肝移植,但也只有102例(4.14%)SLT。

目前器官分配的主要依据是终末期肝病模型(model for end-stage liver disease,MELD)评分,评分高者可以优先获得完整的供肝,但随着SLT技术的进步和疗效的不断提高,MELD评分不应被视为是否施行SLT的主要依据,还应考虑供者和受者的个体化特征等多种因素对疗效的影响。尽管有文献报道了器官分配方面实质性的改善,但是SLT的理论病例和实际病例之间仍然有很大的差异,所以SLT还有很

大的发展空间。

SLT 可以有效地扩大供肝库,特别是可以在不减少成人受者移植数量的基础上,缓解儿童供肝短缺的问题。随着开展 SLT 的中心越来越多,以及器官分配管理部门与相关法律法规的进一步完善,SLT 技术将会越来越成熟,应用会更加广泛。

第二节　中国劈离式肝移植的发展和现状

中国肝移植事业起步于 20 世纪 70 年代,1973 年华中科技大学同济医学院的夏穗生教授施行狗的肝移植动物实验,标志着我国开始了肝移植技术的初步探索。1977 年,上海交通大学医学院附属瑞金医院的林言箴教授完成了我国临床上首例同种异体原位肝移植。同期的开拓者还有华中科技大学同济医学院附属同济医院的裘法祖教授等,其学生陈孝平教授于 1983 年建立了部分肝移植动物模型,提出了活体肝移植的设想,初步展现了我国肝移植学者探索部分肝移植技术的意愿。但是由于手术难度大、费用昂贵、术后出现并发症风险高、预后极差等多种原因,肝移植术开展早期没有患者获得长期存活的机会,所以在 20 世纪 80 年代我国肝移植技术的发展几乎停滞了十年。直到 20 世纪 90 年代,在欧美国家肝移植技术不断成熟的背景下,一大批从海外学成归来的学者纷纷组建自己的移植团队,加上手术技术的提升、术后移植重症监护病房的管理理念发展、免疫抑制剂如环孢素的应用,掀起了我国肝移植技术探索的第二次浪潮。随着肝移植技术的不断发展,手术适应证的不断扩大,特别是我国等待肝移植患者例数的不断增多,我国同样面临着供器官短缺的问题,这明显制约了移植技术的进一步发展。因此,学者们纷纷开始研究如何有效扩大供肝数量,LDLT、SLT 等术式应运而生。2001 年 7 月,上海交通大学医学院附属瑞金医院李宏为、彭承宏团队实施了我国第一例 SLT,受者是两例成年女性患者,分别被诊断为肝豆状核变性和失代偿性肝硬化。2005 年,江苏省人民医院成功实施了国内首例紧急 SLT,拓宽了 SLT 的适应证。2009 年,天津市第一中心医院团队实现了国内成人 SLT 术中无须输血的记录,表明我国 SLT 技术已经有了初步发展。但是,由于受到供者来源、技术水平等多种因素的限制,SLT 在国内始终无法大规模开展。

2015 年,我国实现了供器官来源的根本转型,公民逝世后器官捐献(donation after citizen's death,DCD)成为唯一合法的器官来源渠道,表明在手术技术不断进步的同时,我国的器官移植事业在伦理问题、法律监督方面也日臻完善,为 SLT 在国内的开展提供了历史发展机遇。中山大学附属第三医院肝脏外科暨肝移植中心在学科带头人陈规划教授的带领下,敏锐地把握我国供器官来源的革命性变化和转型,于 2014 年 7 月开展了该中心的第一例 SLT,术程顺利,成人和患儿受者随访至今仍健康存活。其后更是率先在国内大规模地开展 SLT,已经完成近 200 例,协助和指导国内多家单位开展 SLT,是国内单中心开展 SLT 数量多、疗效好的单位之一,创造了国内首例儿童供肝(5 岁 7 个月)SLT、国内首例儿童供肝(6 岁 4 个月)完全左右半肝 SLT、国内两位受者年龄差最大(相差 82 岁)的 SLT 等多项纪录。2020 年该中心牵头制定了国内首部《劈离式肝移植专家共识》,2021 年 10 月和 2022 年 8 月分别举办了第一届和第二届劈离式肝移植全国学习班。

从全国范围看,据 2019—2021 年《国家医疗服务与质量安全报告》显示,近 2 年我国 SLT 呈现加速发展趋势,2020 年完成 SLT 387 例,2021 年完成 SLT 502 例,该年 SLT 占全部肝移植的比例已经上升到 8.6%(502/5 834),比例方面已经接近国际先进水平。其中,浙江树兰(杭州)医院在郑树森院士的带领下,完成了国内较大规模的完全半肝劈离式肝移植,使成人受者更多地获益于此术式。儿童肝移植方面,2021 年共实施 217 例儿童 SLT,占全部儿童肝移植的 18.8%(217/1 156),较 2017 年的 8% 也有明显提高。考虑人口老龄化、捐献数量基本稳定及分配政策影响等因素,预期短期内我国 SLT 比例能稳定在 10% 左右已属不易。

至此,历经五十余年的技术发展,在我国几代器官移植工作者的辛勤努力下,具有中国特色的器官捐献与移植体系已经逐渐形成,我国每年肝移植数量位居世界第二位,并仍保持着强有力的发展势头,也必将为全球肝移植及世界卫生事业的发展做出更多贡献。

（易述红　韦金铭）

参考文献

[1] STARZL T E, MARCHIORO T L, VONKAULLA K N, et al. Homotransplantation of the liver in humans[J]. Surg Gynecol Obstet, 1963, 117: 659-676.

[2] KEEFFE E B. Liver transplantation: current status and novel approaches to liver replacement[J]. Gastroenterology, 2001, 120(3): 749-762.

[3] RODRIGUEZ-DAVALOS M I, ARVELAKIS A, UMMAN V, et al. Segmental grafts in adult and pediatric liver transplantation: improving outcomes by minimizing vascular complications[J]. JAMA Surg, 2014, 149(1): 63-70.

[4] GAO W, SONG Z, MA N, et al. Application of pediatric donors in split liver transplantation: Is there an age limit?[J]. Am J Transplant, 2020, 20(3): 817-824.

[5] SMITH B. Segmental liver transplantation from a living donor[J]. J Pediatr Surg, 1969, 4(1): 126-132.

[6] BISMUTH H, HOUSSIN D. Reduced-sized orthotopic liver graft in hepatic transplantation in children[J]. Surgery, 1984, 95(3): 367-370.

[7] PICHLMAYR R, RINGE B, GUBERNATIS G, et al. Transplantation of a donor liver to 2 recipients(splitting transplantation)--a new method in the further development of segmental liver transplantation[J]. Langenbecks Arch Chir, 1988, 373(2): 127-130.

[8] SPADA M, ANGELICO R, GRIMALDI C, et al. The new horizon of split-liver transplantation: Ex situ liver splitting during hypothermic oxygenated machine perfusion[J]. Liver Transpl, 2020, 26(10): 1363-1367.

[9] QUINTINI C, AUCEJO F, MILLER C M. Split liver transplantation: Will it ever yield grafts for two adults?[J]. Liver Transpl, 2008, 14(7): 919-922.

[10] HACKL C, SCHMIDT K M, SÜSAL C, et al. Split liver transplantation: Current developments[J]. World J Gastroenterol, 2018, 24(47): 5312-5321.

[11] TRAPERO-MARUGAN M, LITTLE E C, BERENGUER M. Stretching the boundaries for liver transplant in the 21st century[J]. Lancet Gastroenterol Hepatol, 2018, 3(11): 803-811.

[12] HASHIMOTO K, FUJIKI M, QUINTINI C, et al. Split liver transplantation in adults[J]. World J Gastroenterol, 2016, 22(33): 7500-7506.

[13] KEEFFE E B. Liver transplantation at the millennium. Past, present, and future[J]. Clin Liver Dis, 2000, 4(1): 241-255.

[14] GILBERT J R, PASCUAL M, SCHOENFELD D A, et al. Evolving trends in liver transplantation: an outcome and charge analysis[J]. Transplantation, 1999, 67(2): 246-253.

[15] NOUJAIM H M, GUNSON B, MAYER D A, et al. Worth continuing doing ex situ liver graft splitting? A single-center analysis[J]. Am J Transplant, 2003, 3(3): 318-323.

[16] OZAWA K, UEMOTO S, TANAKA K, et al. An appraisal of pediatric liver transplantation from living relatives. Initial clinical experiences in 20 pediatric liver transplantations from living relatives as donors[J]. Ann Surg, 1992, 216(5): 547-553.

[17] BUSUTTIL R W, GOSS J A. Split liver transplantation[J]. Ann Surg, 1999, 229(3): 313-321.

[18] BROERING D C, WILMS C, LENK C, et al. Technical refinements and results in full-right full-left splitting of the deceased donor liver[J]. Ann Surg, 2005, 242(6): 802-813.

[19] GE J, PERITO E R, BUCUVALAS J, et al. Split liver transplantation is utilized infrequently and concentrated at few transplant centers in the United States[J]. Am J Transplant, 2020, 20(4): 1116-1124.

[20] 马毅. 劈离式肝移植的研究进展[J]. 中国实用外科杂志, 2003(5): 61-63.

[21] ASENI P, DE FEO T M, DE CARLIS L, et al. A prospective policy development to increase split-liver transplantation for 2 adult recipients: results of a 12-year multicenter collaborative study[J]. Ann Surg, 2014, 259(1): 157-165.

[22] ROGIERS X, MALAGO M, GAWAD K A, et al. One year of experience with extended application and modified techniques of split liver transplantation[J]. Transplantation, 1996, 61(7): 1059-1061.

［23］BROERING D C, TOPP S, SCHAEFER U, et al. Split liver transplantation and risk to the adult recipient：analysis using matched pairs［J］. J Am Coll Surg, 2002, 195（5）：648-657.

［24］NADALIN S, SCHAFFER R, FRUEHAUF N. Split-liver transplantation in the high-MELD adult patient：are we being too cautious?［J］. Transpl Int, 2009, 22（7）：702-706.

［25］中华医学会外科学分会外科手术学学组,中华医学会外科学分会移植学组. 劈离式肝移植专家共识［J］. 中华肝脏外科手术学电子杂志, 2020, 9（5）：429-434.

［26］HASHIMOTO K, QUINTINI C, AUCEJO F N, et al. Split liver transplantation using Hemiliver graft in the MELD era：a single center experience in the United States［J］. Am J Transplant, 2014, 14（9）：2072-2080.

［27］LEE E, JOHNSTON C, ONISCU G C. The trials and tribulations of liver allocation［J］. Transpl Int, 2020, 33（11）：1343-1352.

［28］SONG A T, AVELINO-SILVA V I, PECORA R A, et al. Liver transplantation：fifty years of experience［J］. World J Gastroenterol, 2014, 20（18）：5363-5374.

［29］MEIRELLES J R, SALVALAGGIO P, REZENDE M B, et al. Liver transplantation：history, outcomes and perspectives［J］. Einstein（Sao Paulo）, 2015, 13（1）：149-152.

［30］夏穗生. 我国肝移植现状和展望［J］. 现代实用医学, 2002, 14（2）：55-57.

［31］沈中阳. 中国肝移植的发展与创新［J］. 临床肝胆病杂志, 2019, 35（11）：2377-2385.

［32］朱志军. 多途径扩展肝移植供肝来源［J］. 基础医学与临床, 2012, 32（6）：593-597.

［33］董家鸿,陈耿. 劈离式肝移植［J］. 消化外科, 2006, 5（1）：11-13.

［34］沈中阳. 卫生健康事业发展70年巡礼——天津市第一中心医院肝移植20年回顾［J］. 实用器官移植电子杂志, 2019, 7（5）：327-330.

［35］陈知水. 中国肝移植技术的现状和进展［J］. 实用器官移植电子杂志, 2020, 8（6）：417-420.

［36］易述红. 劈离式肝移植的现状和发展［J］. 肝胆外科杂志, 2022, 30（6）：474-476.

2

第二章 劈离式肝移植的组织和实施流程

劈离式肝移植（split liver transplantation，SLT）程序复杂，除了技术精湛的外科医师团队，手术成功的关键在于多学科团队的协调配合和后勤支持。SLT优化流程的制定和实施、多学科团队之间的密切配合以及高效的执行力，直接影响到受者的预后。本章对SLT的组织和实施流程加以总结和优化，以提高SLT的可操作性。

一、一般性流程

SLT流程的启动从发现可供劈离的合适供肝开始。首先依据简要的临床指标纳入可供劈离的供者（判断标准见第四章第一节）。若供者满足可供劈离的基本条件，但一些可变的实验室指标处于临界状态时，可由有经验的供者维护重症监护病房（intensive care unit，ICU）团队介入，加强供者维护，使之达到理想的状态。发现合适供者后，需匹配合适的两例受者，因在拟实施劈离及供肝获取的过程中，可能发生供肝情况与预期不符的情形，同时需针对左、右半肝移植物再至少各匹配1例受者作为备选。因此，一般需要由实施成人和儿童肝移植的中心接收或由仅成人和仅儿童移植中心作为共享单位进行受者匹配。为减少冷缺血时间（cold ischemia time，CIT），应尽量选择在体劈离。若供者循环稳定，且脑死亡判定成功，家属同意脑死亡捐献，便可以考虑采取在体劈离的器官获取方式，当然仍需供者捐献所在医院具备劈离所需的设备、设施，由SLT受者手术团队前往开展在体劈离手术，否则，只能采取常规方式获取器官，开展体外劈离手术（图2-1）。

二、需要密切配合的团队和部门

SLT成功的关键在于多学科团队的协调配合和后勤支持，以使流程顺利高效地执行，包括：供者维护团队、器官获取医院手术室/麻醉科、受者医院手术室/麻醉科、受者及备用受者的准备（主管医师）、劈离手术医师、受者手术医师、分享器官医院的联络和转运、获取器官时间表与转运团队、器官分配系统的操作协调（图2-2）。

发掘可劈离供肝，高质量的供者维护，是提高供肝可劈离率的先决条件。一旦启动捐献流程，供者维护团队就要尽早实施以维护捐献器官为目标导向的治疗。基层供者产生医院的维护理念和水平需要通过加强学术交流和培训予以提高。

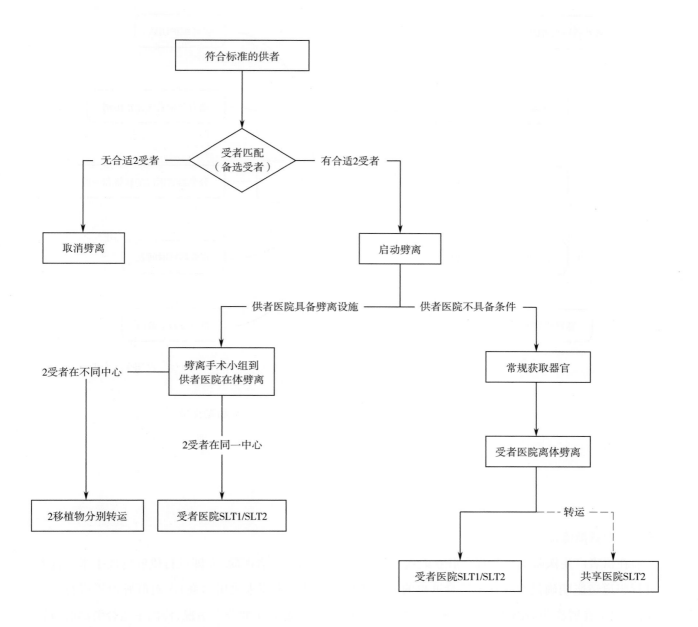

图 2-1 劈离式肝移植（SLT）实施的一般性流程图

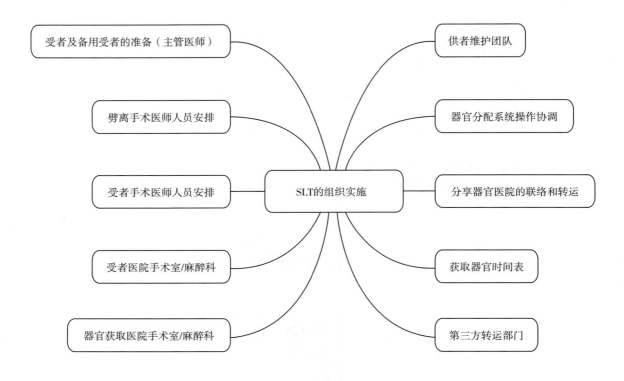

图 2-2　劈离式肝移植（SLT）手术涉及的部门协作与后勤支持

三、体外劈离流程

在供者产生医院实施常规全肝获取流程后,器官被转运至受者医院,立即进行供肝劈离手术。首先可行胆道造影明确是否存在不适合劈离的胆道变异。若供者术前未采用增强 CT 对肝脏血管进行系统评估,也可在劈离前对离体肝脏行超声检查,了解门静脉和肝静脉主要分支情况,检出不适合劈离的血管分型,做好劈离的血管分割预案。体外劈离可采用外科医师最为熟悉的能量器械,较为推荐的器械为超声吸引刀（cavitron ultrasonic surgical aspirator, CUSA）和双极电凝的组合。因无法像在体劈离一样观察到肝断面出血的情况,体外劈离需要特别注意断面止血,减少供肝复流时的出血。对于凝血功能差的受者,可能因断面渗血产生致命性打击。

（一）两个受者在同一中心

在时间安排方面,劈离肝要求更为快速顺畅地衔接配合。转运过程,以 2 小时高铁或航程为例,从冷灌注开始到供肝转运至受者医院,需在 5 小时以内。若仅需汽车转运,2 小时车程的案例,供肝到达受者医院需在 3 小时以内。在供肝获取过程中再次确认和判断供肝大小、大体观、质量,最终确定是否劈离,是否执行原计划的分割方案,确定终选受者,将已做好术前准备的受者及时送往手术室;在供肝到达受者医院时,两例受者送入手术室完成交接;在完成供肝各管道最终影像学评估,尤其是确定门静脉、胆道无劈离禁忌的解剖变异后,确认供肝可供劈离,开始受者麻醉。

应安排两组富有经验(尤其是儿童肝移植)的麻醉医师同时进行麻醉;若仅有一名高级麻醉医师带队,则应重点关注儿童,适当错开麻醉时间,使得两例受者在肝脏复流的重要时刻,都能得到及时恰当的处理。外科医师方面,需有两组手术人员,分别由能够处理各种术式及复杂情况的高级医师带队(图 2-3)。

（二）两个中心共享一个肝脏

两个中心共享一个肝脏,每一个中心承担的工作量相对减少,但两个中心的密切沟通和协调更为重要。在劈肝的移植中心,按上述的时间节点做受者准备。此时只需要 1 组劈肝人员、1 组受者手术人员、1 组麻醉医师,劈肝主刀医师和受者关键步骤的主刀医师可以是同一人。建议分享器官的另一个中心有一名经验丰富的高年资外科医师实地参与供肝劈离的过程,充分了解供肝的质量、大小、解剖,同时与本中心的受者团队保持良好沟通和手术衔接。两个中心间的转运时间在 2 小时以内,以保证第 2 个移植物 CIT 的控制;在受者情况较好,供肝优质的前提下,可适当放宽 CIT(图 2-4)。

四、在体劈离流程

为缩短 CIT,提升供肝质量,减少术后并发症,应尽可能创造条件采取在体劈离的方式。国外劈离式肝移植中,在体劈离率可达 90% 以上,得益于器官捐献体系和供者维护水平的先进程度。能够进行在体劈离的供者,都具有循环稳定的先决条件,术前行增强 CT 扫描评估肝脏血管解剖是必须的。术中可首先切除胆囊,在胰腺上缘离断胆管,行胆道造影,明确胆道结构。若无影响劈离的胆道变异,再进行肝门血管的游离和肝实质劈离。

离断肝脏血管和冷灌注的顺序,目前有两种。第一种:离断肝实质,保留肝脏血管,在体冷灌注,整体获取肝脏后,再体外分离血管;第二种:肝实质劈分完成后,像活体供肝切取一样,直接离断肝脏血管,左半肝移植物离体后单独冷灌注,右半肝移植物后续在体冷灌注,再切取。第一种方式的在体劈离时间较短,考虑到多器官同时获取,对其他器官的影响较小,但后台处理时间增加,会延长肝脏的 CIT,该方式也仅限于两受者在同一中心的情况,因两受者同时开始手术,对麻醉医师及手术团队高级技术人员的人力资源要求更高。笔者推荐采用第二种方式。左半肝移植物的受者往往是低龄儿童,面临着血管发育不成熟、门静脉血流量相对不足、管道不匹配、手术操作要求更高等问题。首先离断左半肝移植物,减少冷缺血时间,先行开始手术,更有利于提高人力资源的分配,提高儿童肝移植疗效。

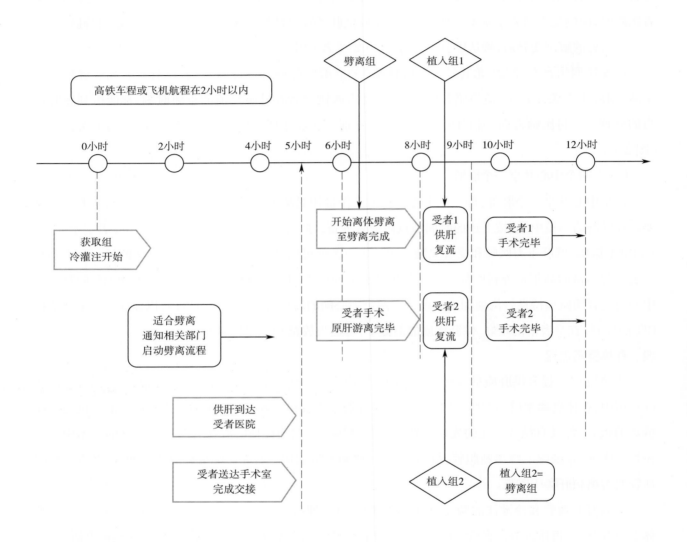

图 2-3 受者在同一个中心的体外劈离时间线

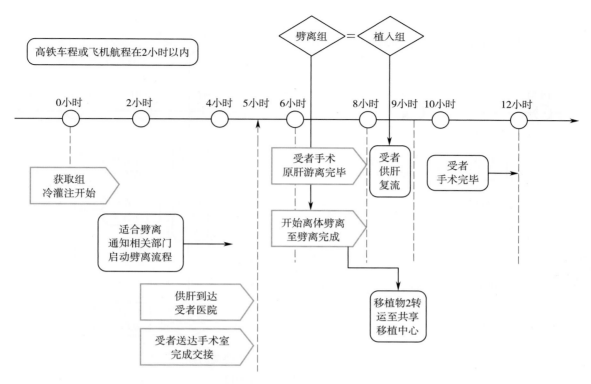

图 2-4 两中心共享供肝的体外劈离时间线

（一）两个受者在同一中心

在体劈离的手术获取需要两个小组。在开腹确认供肝质地、大小、胆管解剖等情况适合劈离后，正式启动劈离流程，并通知各相关部门。左肝移植物（left graft，LG）离断后，先行体外灌注；右肝移植物（right graft，RG）与其他器官在体另行灌注。LG 可由获取组 1 先行运送回受者医院，应预计好手术时间，在 LG（一般无须过多后台修整）抵达时，受者原肝游离基本完毕，待 LG 稍作处理后就可进入无肝期，以达到时间安排上的完美契合。后续 RG 抵达，RG 一般需要一定时间的后台修整，可能存在流出道肝中静脉（middle hepatic vein，MHV）修补等情况。RG 受者手术遵循同样的时间配合，可在游离完受者原有肝脏后，适当等待 RG 修整完毕，尽可能缩短 CIT。

如果供者所在医院和受者医院间需要高铁或航班运输，且班次不够密集，可控制 LG 和 RG 冷灌注的时间差在 30 分钟内，选择 LG 和 RG 同时运输的方式（图 2-5）。若供者和受者所在医院在同一城市或为同一医院，在体劈离的 CIT 最短可以与活体肝移植相当，控制在 2 小时以内。

（二）两个中心共享一个肝脏

两中心共享同一个肝脏时，应由两受者所在的不同中心分别派出获取组 1 和获取组 2 医师，以便第一时间了解供者、供肝、获取过程细节等情况的第一手信息，便于与本中心的沟通及各个部门的协调。该情况下 LG 和 RG 分别灌注后，分别由两组获取医师携带运送回各自中心，开展受者手术。其余流程与前述受者在单中心时类似。

劈离式肝移植流程复杂，涉及多学科团队的紧密协作配合，往往还需要多移植中心合作共享。优质的供者和合理的分配政策是促进劈离式肝移植发展的先决条件。我国全面进入公民逝世后器官捐献时代还不足 10 年，对供者的维护水平、维护理念亟须提高，供者最终的获取医院常常缺乏必要的劈肝设施、设备，因此我国目前开展的在体劈肝比例不高。近年来，国内劈离式肝移植有了长足的发展，外科技术成

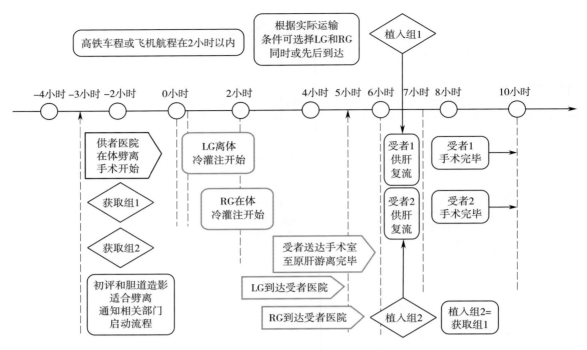

图 2-5　受者在同一个中心的在体劈离时间线
LG. 左肝移植物；RG. 右肝移植物。

熟的移植中心都在创造条件拓展该术式。多团队配合的成熟、理念的深入、多学科技术水平的提高、分配政策的优化,会为劈离式肝移植的开展提供一个优质的大环境,将有效提高劈离式肝移植疗效,挽救更多的肝移植受者。

（李　华　杨　卿）

参考文献

[1] ROGIERS X, BISMUTH H, BUSUTTIL R W, et al. Split liver transplantation: Theoretical and practical aspects [M]. Darmstadt, Germany: Steinkopff-Verlag, 2002.

[2] ANGELICO R, TRAPANI S, SPADA M, et al. A national mandatory-split liver policy: A report from the Italian experience [J]. Am J Transplant, 2019, 19 (7): 2029-2043.

[3] SUPERINA R. To split or not to split: that is the question [J]. Liver Transpl, 2012, 18 (4): 389-390.

[4] HACKL C, SCHMIDT K M, SÜSAL C, et al. Split liver transplantation: Current developments [J]. World J Gastroenterol, 2018, 24 (47): 5312-5321.

3

第三章 劈离式肝移植的应用解剖

本章对劈离式肝移植的重要肝脏精细解剖要点进行阐述,其中包括胆道的血供及肝内胆管的分型和变异、肝动脉的分型和变异、门静脉的分型及变异、肝静脉分型以及特殊肝静脉的类型。从肝脏解剖学角度选择适合劈离的肝脏,详细解析劈离式肝移植中胆管、肝动脉、门静脉、肝静脉的处理原则,为劈离式肝移植提供解剖学基础和依据。

第一节 肝脏的大体解剖

一、肝脏的概况

肝脏是人体最大的实质性器官,其外观为不规则的楔形,左叶窄而扁,右叶钝而圆。肝脏的长(左右径)×宽(上下径)×厚(前后径)约为25cm×6cm×15cm。我国成年男性的肝脏质量为1 230~1 450g,女性为1 200~1 300g,占体重的1/50~1/40,胎儿及新生儿的肝脏相对较大,可占体重的1/20。

二、肝脏的位置及体表投影

肝脏主要位于右季肋区,小部分肝脏位于左季肋区,其上界位于锁骨中线第5肋间,下界平行于右侧肋缘,正常情况下右侧肋缘下不能触及肝脏,若在右侧肋缘触及肝脏,应鉴别是否存在病理性肝脏增大。剑突下可触及肝脏下缘,多在3cm以内,但是不会超过剑突根部至脐的中、上1/3交界处,后面相当于第6~12肋骨。肝脏的体表投影可用三点标志:第一点为右侧锁骨中线与第5肋相交处;第二点为右侧腋中线与第10肋下1.5cm相交处;第三点为左侧第6肋软骨距前正中线左侧5cm处。第一点与第三点连线为肝脏的上界,第一点与第二点的连线为肝脏的右缘,第二点与第三点的连线为肝脏的下缘。

三、肝脏的形态

肝脏有膈面、脏面两个面,前、后、左、右四个缘。膈面与膈肌相邻,以矢状位的镰状韧带为界分为左叶和右叶,另外有尾状叶和方叶共四叶。膈面后部没有腹膜被覆的区域称为裸区,裸区左侧有一腔静脉沟,内有下腔静脉通过。脏面与腹腔内的脏器相邻,中部有一H形的沟,由左、右纵沟和横沟组成。横沟位于脏面正中,称为第一肝门,内有肝左右中动脉、门静脉左右支、肝左右管以及神经和淋巴管等结构出入,这些结构被结缔组织包裹,称为肝蒂。左侧纵沟前面有肝圆韧带通过,称为肝圆韧带裂,肝圆韧带为胎儿时期脐静脉闭锁形成,经镰状韧带内行至脐;后面有静脉韧带,称为静脉韧带裂,静脉韧带为胎儿时期静脉导管闭锁形成的。右侧纵沟有一胆囊窝,容纳胆囊。后部为腔静脉沟,在腔静脉沟的上部,肝左、中、右静脉汇入下腔静脉处称为第二肝门;在腔静脉沟的下部,肝右后下静脉(inferior right hepatic vein,IRHV)及尾状叶静脉汇入下腔静脉,称为第三肝门。方叶位于横沟之前,肝圆韧带裂与胆囊窝之间;尾状叶位于横沟之后,静脉韧带裂与腔静脉沟之间。

四、肝脏的韧带

镰状韧带:呈矢状位,位于肝脏的上面与膈之间,由双侧腹膜形成,从脐至肝脏的上面,其侧面呈镰刀状,故称镰状韧带。其游离缘为肝圆韧带。

冠状韧带:呈冠状位,位于肝脏的上面和后面与膈之间,分为上下两层,两层之间的距离较远,称为肝裸区。

三角韧带:冠状韧带在肝脏的两侧形成左、右三角韧带,右三角韧带位于肝右叶与膈之间,左三角韧带位于肝左叶上面与膈之间,其中有丰富的血管及迷走胆管。

五、肝脏的裂隙

在肝脏内存在缺少 Glisson 系统的部位,位于肝叶与肝叶、肝段与肝段之间,形成它们分界线的裂隙称为肝裂。

正中裂:也称 Cantile 线,是左、右半肝的分界线,其中有肝中静脉走行,分开左内叶(段Ⅳ)及右前叶(段Ⅴ、段Ⅷ),正中裂起自胆囊窝中点,经过肝脏的膈面至下腔静脉的左侧壁。当其穿过尾状叶时,将尾状叶分为左、右半。

左叶间裂:也称脐裂,是左外叶(段Ⅱ、段Ⅲ)和左内叶(段Ⅳ)的分界线,其中有左叶间静脉,又称为脐裂静脉(umbilical fissure vein, UFV),和门静脉左支矢状部在此裂间走行。左叶间裂在肝脏脏面为左纵沟和静脉韧带,在肝脏膈面为镰状韧带附着线左侧 1cm 范围内与下腔静脉左侧壁的连线。

右叶间裂:也称右门裂,是右前叶(段Ⅴ、段Ⅷ)与右后叶(段Ⅵ、段Ⅶ)的分界线,其中有肝右静脉(right hepatic vein, RHV)走行。右叶间裂从肝前缘胆囊切迹右侧部的外、中 1/3 交界处,斜向后上方汇入下腔静脉右缘处。

左段间裂:也称左门裂,是左外叶上段(段Ⅱ)和左外叶下段(段Ⅲ)的分界线,其中有肝左静脉走行,其汇入下腔静脉左缘处,向外侧斜行,止于肝左缘上、中 1/3 交界处。

右段间裂:又称横裂,将右前叶上段(段Ⅷ)、右后叶上段(段Ⅶ)与右前叶下段(段Ⅴ)、右后叶下段(段Ⅵ)分开,相当于门静脉右支主干平面。右段间裂起自肝门右切迹,止于肝右外侧缘中点。

背裂:将尾状叶与左内叶(段Ⅳ)及右前叶(段Ⅴ、段Ⅷ)分开,位于尾状叶前方,起自第二肝门(肝左、中、右静脉出肝处),下至第一肝门,形成一条弧线。

六、肝内管道系统

肝内有两套管道系统,一套是由肝动脉、门静脉、肝内胆管组成的 Glisson 系统,在肝脏内部,这三者被包裹在同一结缔组织中,称为 Glisson 鞘,从第一肝门处进入肝实质。另一套为肝静脉系统,为肝脏的流出系统。肝动脉和门静脉为肝脏的流入系统,流入肝脏的血液中,肝动脉血流占 25%~30%,门静脉血流占 70%~75%,但两者供氧均为 50% 左右。胎儿肝脏的血液供应包括门静脉和脐静脉。脐静脉进入门静脉左支,穿过肝脏,从胎盘携带含氧血液经静脉导管进入下腔静脉。静脉导管一直存在于胎儿循环中,直到出生后不久消失,形成肝圆韧带,与镰状韧带相连,其中肝圆韧带是经典劈离式肝移植左外叶和右三叶供肝获取时的重要标志。

七、肝脏的分段

数个世纪以来,人们对肝脏的解剖学理解发生了巨大变化。历史上,最初的肝实质分段是基于肝地形图,产生了镰状韧带分割左、右半肝的概念。1897 年 James Cantlie 通过对一例右叶萎缩患者的尸检观察改变了这一观点。重要的是,Cantlie 注意到萎缩线位于镰状韧带外侧,沿着一条从胆囊底部到下腔静脉的线,现在被称作 Cantlie 线,他提出这条线代表了真正的左半肝和右半肝的解剖划分,后来的研究进一步支持了这种观点,认为这条线是门静脉左、右支分布的分界线。在 Cantlie 之后的数十年里,许多出版物对肝脏解剖进行了进一步分类,以便于手术。虽然各书的作者都努力对肝脏进行解剖划分,并对理解肝脏解剖学做出了重要贡献,但 Couinaud 的分段法仍被外科界广泛接受。Couinaud 的分段法是基于肝脏的各个节段必须有独立的血管流入、流出和胆道引流的原则,对肝脏进行分段。因此,肝脏被门静脉分叉处的 Cantlie 线分为左、右半肝,大致与肝中静脉对齐。然后由肝右静脉和肝中静脉由外侧向内侧细分,形成右后叶、右前叶和肝左叶。肝左叶被镰状韧带分为左外叶和左内叶。门静脉的分支在这一基础上将肝脏分为八段。段 Ⅰ 为尾状叶,左尾状叶为分叶状外观,右尾状叶位于肝中静脉、肝右静脉及肝门板的内侧。段 Ⅱ 为左外叶上段,位于肝左静脉的后上方。段 Ⅲ 为左外叶下段,位于肝左静脉前下方。段 Ⅳ 为肝左静脉与肝中静脉之间的区域。段 Ⅴ 为右前叶下段,段 Ⅷ 为右前叶上段,位于肝中静脉和肝右静脉之间。段 Ⅵ 为右后叶下段,段 Ⅶ 为右后叶上段,位于肝右静脉的外侧(图 3-1)。

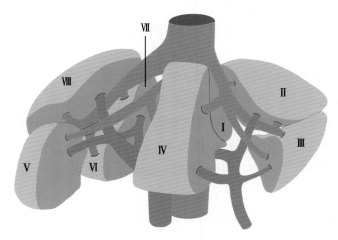

图 3-1　肝脏 Couinaud 分段

八、肝门部的解剖

肝门部大概由三层组织构成,门静脉位于最背侧,肝动脉位于中间,胆管位于最腹侧。门静脉的解剖变异较小,其分叉部常位于肝门右侧,肝胆管的肝外走行与门静脉类似,与肝动脉及门静脉相比,其分叉部更靠上。肝动脉在肝十二指肠韧带内分为肝左、右动脉,部分有肝中动脉,比胆管和门静脉的分叉部更靠近肝十二指肠韧带。与门静脉和胆管的肝外部分不同,肝左、中动脉的肝外路径相对较长。肝右动脉通常更粗大,在从肝固有动脉分出后立即穿过胆管后方。肝左、中动脉沿肝十二指肠韧带左侧走行。肝动脉和胆管一样,容易发生变异,因此在分离肝门部时需要特别小心。

第二节　劈离式肝移植的重要解剖要点

一、胆道解剖

劈离式肝移植供肝获取的难度较高,移植手术医师对肝内胆管正常分支及其变异、肝管及其汇合方式变化的准确了解,对于手术成功至关重要。若缺乏这一领域的认知,未能在手术操作中为受者和供者保存足够的功能性胆道,会导致劈离式肝移植供肝获取的并发症增加。因此,要成功获取肝脏并最大限度地降低术后并发症发生率,准确了解肝内胆管的解剖结构至关重要。

(一)胆道的血供

胆道的动脉血供在肝移植和胆道血管损伤后缺血性胆管炎和胆道狭窄的发展中具有重要的意义。有研究认为,约 50% 的肝动脉血液是供应胆道的。肝外胆管系统在十二指肠上段胆总管、肝总管、胰后段胆总管、肝门部胆管和肝内胆管周围形成血管网。胰后段胆总管和肝门部、肝内部分胆管有丰富的血液供应。而十二指肠上段胆总管的血管化最弱，因此更容易发生缺血性胆管炎。包括肝总管在内的十二指肠上段胆总管主要由 6~8 条直径约 0.30mm 的小动脉供血，沿胆管上行或下行，相互吻合成网。最明显的轴向血管分布于胆管外侧，命名为 3 点钟动脉和 9 点钟动脉，也称左、右边缘动脉。左边缘动脉（3 点钟动脉）来自胰十二指肠上后动脉、十二指肠上动脉、胃十二指肠动脉和门静脉后动脉支，右边缘动脉（9 点钟动脉）来自肝右动脉、胆囊动脉。三分之二的动脉血流来自以上动脉的升支，只有三分之一来自以上动脉的降支。在胆囊管的下缘处有升降血管重叠区。动脉升、降支还有小分支，在胆总管表面形成一个细网状的血管丛（图 3-2）。

（二）胆管的分型和变异

根据 Couinaud 的理论，肝管的走行与门静脉相同。肝总管由肝左管（段Ⅱ~段Ⅳ）和肝右管（段Ⅴ~段Ⅷ）在第一肝门汇合而成。肝总管长约 3cm，下行于肝十二指肠韧带内，并在韧带内与胆囊管以锐角汇合成胆总管。

肝门部胆管在 Glisson 鞘中的位置最高，大致呈 T 形，从门静脉主干前方向门静脉左、右支的上后方走行，汇合的方式多种多样。右半肝的解剖变异更为常见（图 3-3），正常的

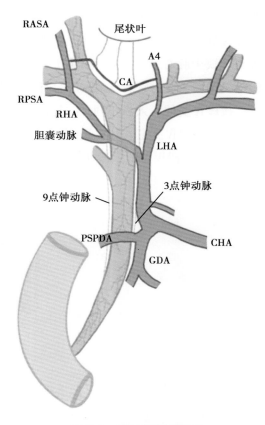

图 3-2　肝外胆管的血供
RASA. 肝动脉右前支；RPSA. 肝动脉右后支；CA. 肝动脉交通支；A4. 肝动脉段Ⅳ支；LHA. 肝左动脉；RHA. 肝右动脉；PSPDA. 胰十二指肠上后动脉；CHA. 肝总动脉；GDA. 胃十二指肠动脉。

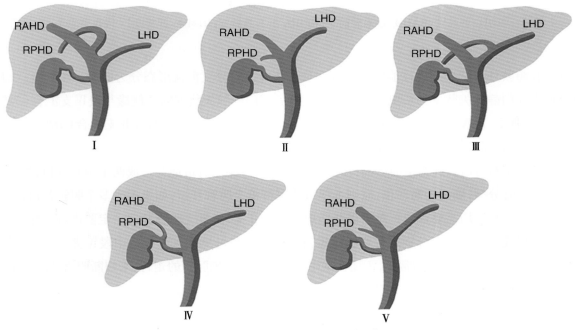

图 3-3　右半肝的胆管解剖分型及变异
RAHD. 肝右管前支；RPHD. 肝右管后支；LHD. 肝左管。

胆道解剖为肝左管和肝右管汇合形成一条肝总管,肝右管前支引流段Ⅴ和段Ⅷ,而肝右管后支引流段Ⅵ和段Ⅶ,此为Ⅰ型,占62.6%。Ⅱ型为肝右管前支、肝右管后支、肝左管汇合形成三支型,占19.0%,这种类型缺少肝右管。Ⅲ型为肝右管后支汇入肝左管,占比为11.0%。Ⅳ型为肝右管后支汇入胆囊管,占5.8%。Ⅴ型为肝右管后支汇入肝总管占1.6%。

按段Ⅳ支的汇入点不同,左半肝胆管变异主要分为以下6种(图3-4)。Ⅰ型:段Ⅳ支汇入肝左管,占63%;Ⅱ型:段Ⅳ支汇入肝右管,占16%;Ⅲ型:段Ⅳ支汇入肝右管前支,占4%;Ⅳ型:段Ⅳ支汇入肝总管,占1%;Ⅴ型:段Ⅳ支汇入段Ⅱ支或其他肝管,占3%;Ⅵ型:段Ⅰ支汇入肝总管,占13%。

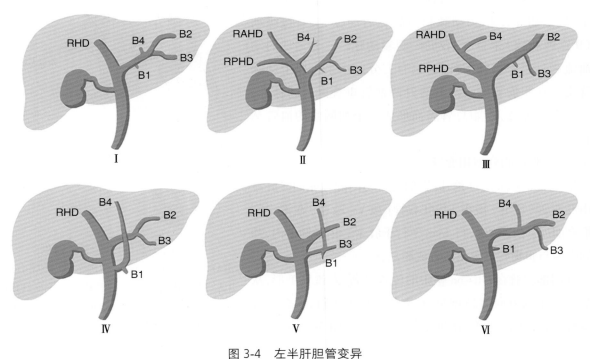

图 3-4　左半肝胆管变异
RHD. 肝右管;RAHD. 肝右管前支;RPHD. 肝右管后支;B1~B4. 肝管段Ⅰ~段Ⅳ支。

日本肝胆胰外科学会高度技能医师制度委员会将肝左管分支汇流形态分为四型(图3-5):①段Ⅱ支和段Ⅲ支在门静脉矢状部的头侧(背侧)汇合,然后在门静脉矢状部的右侧缘与段Ⅳ支汇合(78%);②段Ⅱ支、段Ⅲ支、段Ⅳ支同时汇合(2%);③段Ⅲ支和段Ⅳ支汇合后,再与段Ⅱ支汇合(16%);④段Ⅱ支、段Ⅲ支汇合后,在肝右管汇合部与段Ⅳ支汇合(4%)。

肝左管分型对劈离式肝移植的影响:上述几种肝左管分型均有可能会造成两个胆管开口,根据胆道造影辨识肝左管分型,确定切断部位,原则上尽可能保持单个胆管开口,如果形成多个胆管开口,需要辨清两个胆管开口是否均需要重建。对于离断后形成的段Ⅱ支、段Ⅲ支胆管开口一定要进行重建,可以整形成一个开口或者两个开口分别进行胆肠重建,右三叶/左外叶劈离式肝移植中段Ⅳ支残端可以缝闭。劈离式肝移植中,胆管变异极为常见,需要在术中行胆道造影明确胆管的走行,来判断胆管切断线的位置(图3-6~图3-8)。

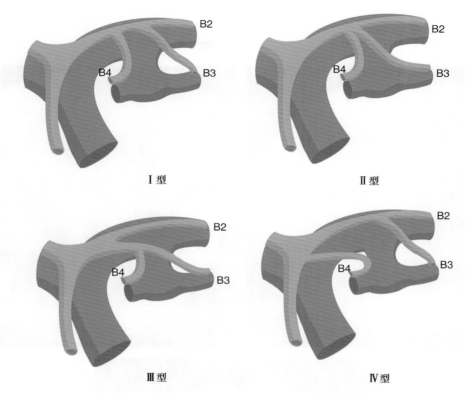

Ⅰ型　　　　　　　　　　　　Ⅱ型

Ⅲ型　　　　　　　　　　　　Ⅳ型

图 3-5　肝左管的汇流形态

B2~B4. 肝管段Ⅱ~段Ⅳ支。

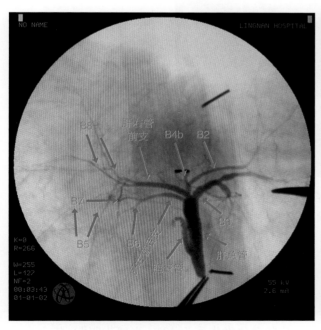

图 3-6　劈离前胆道造影显示胆管变异

B2、B4b 发自肝右管前支根部；B3 由肝左管延续而来；肝右管前支、肝右管后支分别发出，未共干；B2~B7. 肝管段Ⅱ~段Ⅶ支。

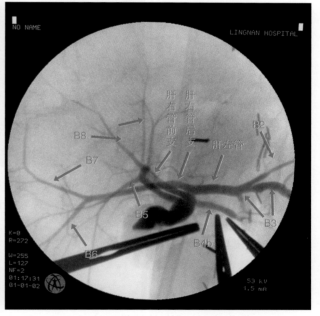

图 3-7　胆管复杂变异，但不影响右三叶/左外叶供肝劈离

肝右管后支发自肝左管；肝右管前支呈环状变异。B2~B8. 肝管段Ⅱ~段Ⅷ支。

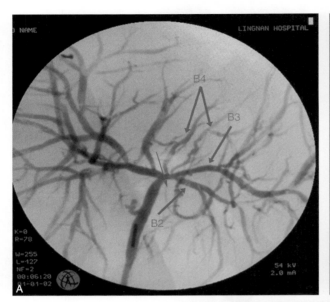
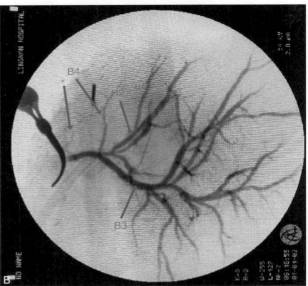
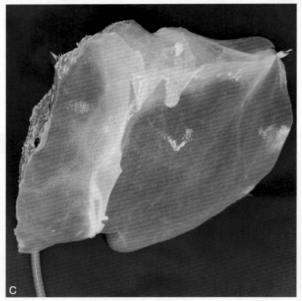

图 3-8　B2、B3、B4 共同汇合型行完全左 / 右半肝劈离

A. 胆道造影示 B2、B3、B4 共同汇合型,箭头为肝左管切断线;B. 左外叶劈离后再次行胆道造影,* 为胆道造影时哈巴狗钳夹住 B4 分支未显影;C. 劈离后的左半肝。
B2~B4. 肝管段Ⅱ~段Ⅳ支。

（三）胆漏的好发部位

Renz 等指出,接受左外叶供肝的受者,胆道系统并发症的总体发生率为 13%,主要为胆漏;扩大右半肝肝移植受者的胆道并发症发生率为 11%。劈离式肝移植胆漏好发部位为尾状叶胆管和供肝劈离断面的胆管残端(图 3-9)。

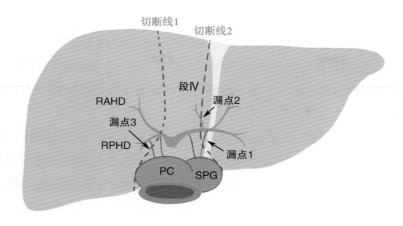

图 3-9　供肝劈离的位置及胆漏的好发部位

供肝劈离时尾状叶胆管容易发生胆漏的路径（切断线 1、切断线 2）；1~3 为胆漏好发部位。
RAHD. 肝右管前支；RPHD. 肝右管后支；PC. 胆管腔静脉旁部支；SPG. 胆管 Spiegle 支。

尾状叶的胆管引流变化较大,分支较多,70%~80% 的病例可见尾状叶通过肝左管和肝右管共同引流,15% 的病例尾状叶引流仅通过肝左管,其余 5%~10% 的病例尾状叶引流仅通过肝右管系统。

二、肝动脉解剖

肝总动脉是腹腔干三大分支之一中较为粗短的一支,行向右,随即分为肝固有动脉和胃十二指肠动脉。肝固有动脉与门静脉、胆总管在肝十二指肠韧带内上行,多数在第一肝门外分为肝左、右动脉,少数分成肝左、中、右动脉 3 个分支,分别进入左、右半肝。肝动脉供血量为全肝总供血量的 25% 左右,供氧量约为 50%。

（一）肝动脉的概况

一般情况下,肝右动脉（right hepatic artery, RHA）和肝左动脉（lefthepatic artery, LHA）是肝固有动脉的分支。肝左动脉分出左内叶动脉和左外叶动脉。左外叶动脉进一步分为左外上、下段动脉,供给左外叶。肝右动脉分出右前、后叶动脉,再分为上段支和下段支供应肝右叶。右前叶动脉下段支也供给肝方叶。

肝中动脉（middle hepatic artery, MHA）见于 15%~47% 的研究对象中,主要供应段Ⅳ,可起源于肝右动脉（43.7%）和肝左动脉（26.2%）。当有替代肝左动脉出现时多起源于肝右动脉（12.6%）,而当替代肝右动脉出现时多起源于肝左动脉（10.7%）,当肝中动脉不起源于肝左、右动脉时（6.8%）,可来自肝总动脉、肝固有动脉或肝右动脉前支。当个体没有肝中动脉时,供应段Ⅳ的血管来自肝左动脉。段Ⅳ功能上属于左半肝,对于劈离式肝移植来说,主要向段Ⅳ供血的肝中动脉损伤可能导致左半肝的功能肝脏体积减小,同时该叶胆管的供血减少。这种动脉损伤的并发症可能很严重,包括小肝综合征、缺血性胆管炎、受者肝动脉血栓形成。在左半肝供肝肝移植中,需要对肝左动脉和肝中动脉进行重建来确保供肝有足够的血供。

（二）肝动脉的变异

肝动脉系统的变异与胆道系统的变异一样常见,在劈离式或亲体肝移植中,因为涉及供肝血运分配问题,需要重视肝动脉的分型和变异。在供肝修整过程中,肝外变异很容易被识别,并且肝动脉重建是相对常规的手术操作,供者和受者的动脉变异可能影响移植手术。55% 的人具有常规的肝动脉解剖走行,但是肝动脉的变异也非常常见,人群中肝动脉的变异率为 31%~49%。在研究肝动脉变异前要搞清楚两个概念,什么是副肝动脉（accessory hepatic artery）,以及什么是替代肝动脉（replaced hepatic artery）。副肝动脉是指既存在传统位置的肝动脉,又存在发自其他位置且与该肝动脉供应同一半肝的肝动脉。替代肝动脉是指肝动脉不是从传统的肝固有动脉发出,而是发自其他动脉血管,具有唯一性。在肝门部进行血流阻断后,出血仍无法控制,就要考虑替代肝动脉及副肝动脉存在的可能性。

迄今为止,Michels 在 1966 年定义的分类应用最为广泛(在 200 例患者的尸检中发现 10 种类型)。1994 年,Hiatt 及其团队回顾分析了 1 000 例原位肝移植供者的手术记录,将 Michels 的分类简化为六种类型,并进行了小幅修订。

Michels 分型法(图 3-10):Ⅰ型,正常型,肝固有动脉分出肝左、中、右三支动脉;Ⅱ型,替代肝左动脉来源于胃左动脉;Ⅲ型,替代肝右动脉来源于肠系膜上动脉;Ⅳ型,替代肝左动脉来源于胃左动脉和替代肝右动脉来源于肠系膜上动脉;Ⅴ型,副肝左动脉来源于胃左动脉;Ⅵ型,副肝右动脉来源于肠系膜上动脉;Ⅶ型,副肝左动脉来源于胃左动脉和副肝右动脉来源于肠系膜上动脉;Ⅷ型,替代肝右动脉和副肝左动脉(Ⅷa)或替代肝左动脉和副肝右动脉(Ⅷb);Ⅸ型,肝总动脉起源于肠系膜上动脉;Ⅹ型,肝总动脉来自胃左动脉。

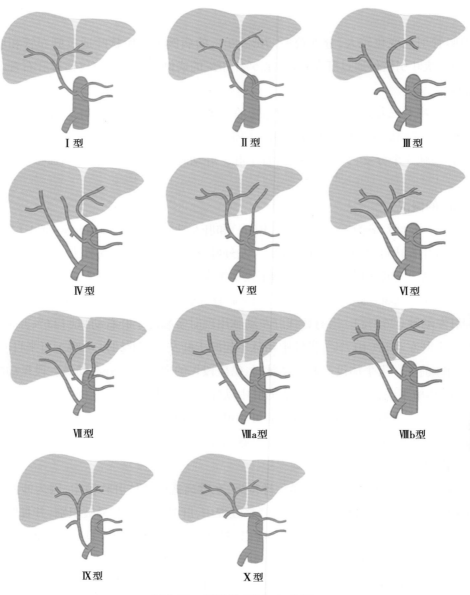

图 3-10　肝动脉 Michels 分型

　　肝总动脉是腹腔干动脉的一个分支（Ⅰ型），有时起源于肠系膜上动脉（Ⅸ型），肝左动脉的常见变异发自于胃左动脉（Ⅱ型、Ⅴ型），肝右动脉的常见变异发自于肠系膜上动脉（Ⅲ型、Ⅵ型），替代肝动脉的变异比副肝动脉的变异更为常见。最常见的变异是肝左动脉发自胃左动脉，发生率约为 25%。副肝左动脉可提供左外侧段的全部血流。约有 17% 的病例存在来自肠系膜上动脉的副肝右动脉，其中 12% 提供了右半肝的全部血供。尽管段Ⅳ通常从肝左动脉获得供血，但穿过 Cantlie 线的肝右动脉分支供应段Ⅳ并不少见。肝右动脉很长时，还向段Ⅱ和段Ⅲ提供小分支。没有识别出这种变异可能会导致右半肝供肝中段Ⅳ的血液供应受损。由于这些血管可能在肝门处存在，因此可以通过将肝右动脉分离到段Ⅳ动脉的起点之外来仔细识别和保留该血管。每条变异的肝动脉，无论是副肝动脉还是替代肝动脉，都必须保留，因为它具有特定的供血区域。图 3-11~ 图 3-15 是部分供肝修整肝动脉变异实例。

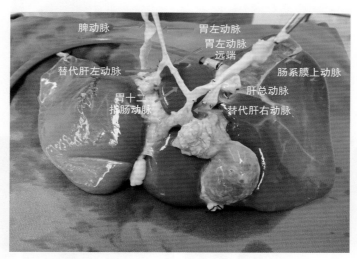

图 3-11　Michels 分型Ⅳ型
替代肝左动脉来源于胃左动脉和替代肝右动脉来源于肠系膜上动脉。

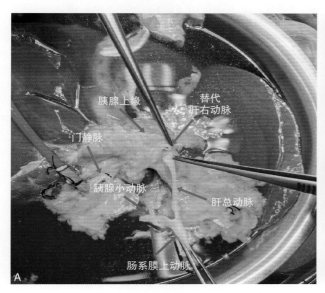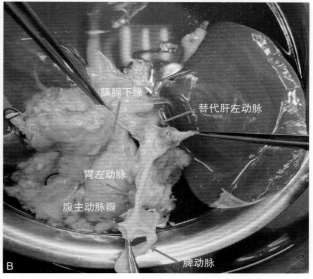

图 3-12　Michels 分型Ⅳ型
A. 替代肝右动脉来源于肠系膜上动脉，该动脉走行异常，从胰颈部上缘走向肝十二指肠韧带右前方（取肝时在胰颈部上缘切断该动脉）；B. 替代肝左动脉来源于胃左动脉，胃左动脉和脾动脉合干起始部内径约 1.5mm，往前变粗穿过胰体尾部下缘至肝十二指肠韧带左缘延续为替代肝左动脉。

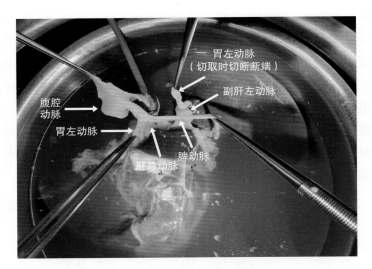

图 3-13　Michels 分型 V 型
副肝左动脉来源于胃左动脉

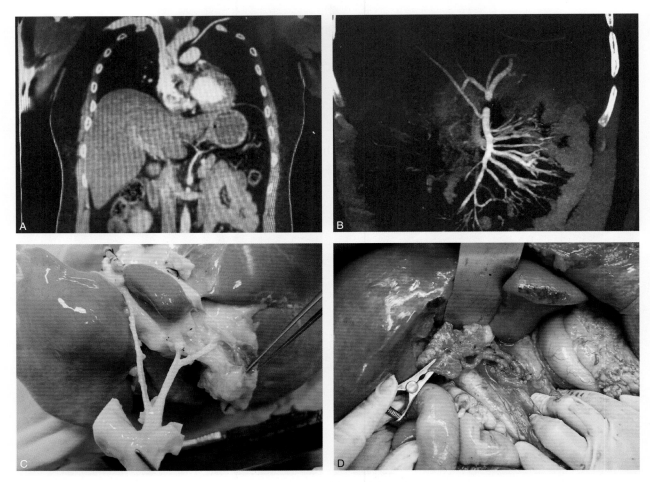

图 3-14　Michels 分型Ⅷa 型

A. 副肝左动脉发自胃左动脉；B. 替代肝右动脉发自肠系膜上动脉；C. 后台重建（受者肝左、右动脉汇合部位置很低）：供肝胃十二指肠动脉 - 替代肝右动脉吻合；D. 肝动脉开放后：供肝肝固有动脉 - 受者肝右动脉吻合；供肝副肝左动脉 - 受者肝左动脉吻合（许磊波教授提供）。

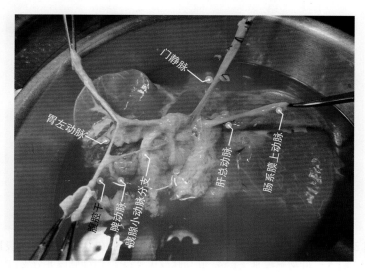

图 3-15　Michels 分型Ⅸ型

肝总动脉起源于肠系膜上动脉。

　　Hiatt 等将肝动脉变异分为六型：Ⅰ型为正常型，肝总动脉从腹腔干动脉发出，形成胃十二指肠动脉和肝固有动脉，肝固有动脉在远端分为肝动脉左、右支；Ⅱ型为替代/副肝左动脉起源于胃左动脉；Ⅲ型为替代/副肝右动脉起源于肠系膜上动脉；Ⅳ型为肝右动脉起源于肠系膜上动脉，肝左动脉起源于胃左动脉；Ⅴ型为肝总动脉起源于肠系膜上动脉的分支；Ⅵ型为肝总动脉起源于腹主动脉。

　　Varotti 等将肝动脉变异分为五型，其中又按副肝动脉和替代肝动脉分为 a、b 两型：Ⅰ型为正常型；Ⅱ型为副/替代肝左动脉起源于胃左动脉，分为Ⅱa 型、Ⅱb 型；Ⅲ型为副/替代肝右动脉起源于肠系膜上动脉，分为Ⅲa 型、Ⅲb 型；Ⅳ型为同时存在副肝左、右动脉或替代肝左、右动脉，分为Ⅳa 型、Ⅳb 型；Ⅴ型为肝总动脉起源于肠系膜上动脉。

　　国内上海交通大学医学院附属仁济医院胆胰外科开发的 CRL 肝动脉分类系统描述了 25 种肝动脉亚型，提供了关于肝动脉分配的详细信息。有超过 10% 的肝动脉不能按照 Michels、Hiatt 或 Varotti 分类法进行分类。虽然后来修订的一些分类法的覆盖率高于这三个系统，但它们很难被记住。CRL 分类系统补充描述了许多在 Michels 或 Hiatt 分类中无法定义的肝动脉变异。

　　在肝脏外科手术中，如忽视变异肝动脉可能会增加变异肝动脉的损伤风险，往往会导致肝脏缺血、胆道缺血、肝脓肿或胆肠吻合失败。肝外胆道的大部分血液供应来自肝右动脉或替代肝右动脉。这些肝动脉的意外损伤可能会导致胆管吻合口缺血损伤。据统计，肝移植受者的肝动脉解剖变异使肝移植后肝动脉并发症的风险增加 18%。肝动脉走行异常非常少见（图 3-16），来自肝中动脉的 A3 走行变异，在门静脉矢状部后方走向段Ⅲ，此例如果行劈离式肝移植（左外叶供肝）时，需要重建肝中动脉，否则段Ⅲ有可能无肝动脉血液供应。

三、门静脉解剖

　　门静脉供应肝脏 75% 的血流量及 50% 的氧气，一旦门静脉出现变异引起手术损伤导致的后果是十分严重的，同时门静脉作为 Glisson 系统中的解剖标志，在劈离式肝移植中，其变异会直接影响手术策略的制订，因此术者要清晰地了解门静脉的正常解剖及变异。

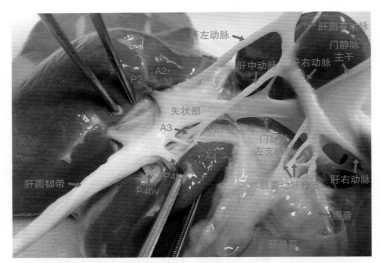

图 3-16　来自肝中动脉的 A3 走行变异，在门静脉矢状部后方走向段Ⅲ

A2. 肝动脉段Ⅱ支；A3. 肝动脉段Ⅲ支；A4. 肝动脉段Ⅳ支；P2. 门静脉段Ⅱ分支；P3. 门静脉段Ⅲ
分支；P4bv. 门静脉段Ⅳb 腹侧支；P4bd. 门静脉段Ⅳb 背侧支。

（一）门静脉的概况

门静脉由脾静脉、肠系膜上静脉、肠系膜下静脉组成，是将胃肠道和脾脏的血液输送至肝脏的重要
血管，在肝门处入肝，反复分支汇入肝窦，汇入肝小叶中央静脉后由肝静脉系统流出。门静脉左支（left
portal vein, LPV）肝外走行较长，常向尾状叶发出分支，但尾状叶支流入变化大，也可起源于门静脉主干
或门静脉右支（right portal vein, RPV）。门静脉入肝后分为左、右两支主干，其中右主干发出门静脉右前
支（right anterior portal vein, RAPV）和门静脉右后支（right posterior portal vein, RPPV），门静脉右后支再
分为上下两支。其中右前支供应段Ⅴ、段Ⅷ，右后支供应段Ⅵ、段Ⅶ。门静脉的左支分支不常发生变异，
分为横部、角部、矢状部和囊部，横部走行于左前上方，位于横沟，之后是角部，在角部以接近直角转弯形
成矢状部，走行于肝圆韧带内，矢状部向前走行为囊部（图 3-17、图 3-18）。

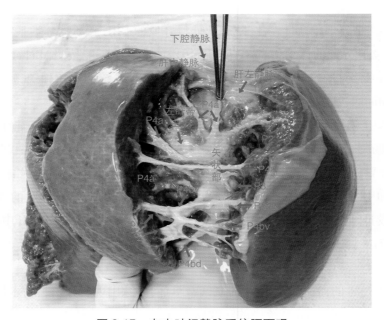

图 3-17　左内叶门静脉系统膈面观

P2. 门静脉段Ⅱ分支；P3. 门静脉段Ⅲ分支；P4a. 门静脉段Ⅳa 分支；P4bv. 门静脉段Ⅳb 腹侧支；
P4bd. 门静脉段Ⅳb 背侧支。

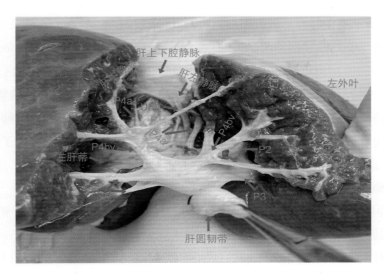

图 3-18 左内叶门静脉系统尾侧观

P2. 门静脉段Ⅱ分支；P3. 门静脉段Ⅲ分支；P4a. 门静脉段Ⅳa分支；P4bv. 门静脉段Ⅳb腹侧支；UFV. 脐裂静脉。

（二）门静脉的分型和解剖变异

门静脉的解剖变异并不罕见，Covey 等和 Cheng 等使用 CT 分析门静脉变异，发现门静脉变异发生率为 35%。Koc 等回顾性评估了 1 384 例患者的 CT，报道门静脉变异发生率为 27.4%，而 Schmidt 等报道了 20%~35% 的发生率。依据京都大学分型标准，门静脉分型为（图 3-19）：A 型，门静脉正常解剖，约占 92.5%；B 型，门静脉的最常见变异，主干分出 RAPV、RPPV、LPV 三支，形成三支型，约占 2.5%，这种情况下左主干较为短小，在左半肝获取时应充分分离以获得足够长的左支主干；C 型，门静脉主干首先分出右后支，再往后由门静脉主干分出右前支和左支，约占 2.5%，在劈离时可能因为没有发现该变异而引起出血；D 型，门静脉右前支起源于门静脉左支，约占 1.7%，这种变异较为少见，然而在劈离式肝移植中若未能及时发现这种变异，离断门静脉左支后可能导致右前叶缺血；E 型，门静脉不分支型，约占 0.8%，仅适合右三叶/左外叶供肝劈离式肝移植。还有其他少见的变异类型，如段Ⅴ支起源于 RPPV；独立的段Ⅵ支、段Ⅶ支起源于 RPV；副段Ⅵ支起源于 RAPV 等，在极端情况下，门静脉分支可供应对侧段，如右主干供应段Ⅳ或左主干供应段Ⅷ，然而这些变异类型罕见，情况复杂不适于劈离式肝移植。

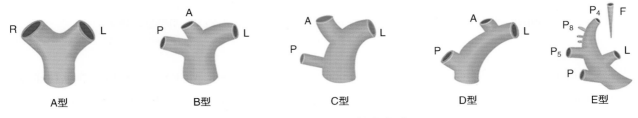

图 3-19 京都大学门静脉分型

R. 门静脉右支；L. 门静脉左支；A. 门静脉右前支；P. 门静脉右后支；P4、P5 和 P8. 通往段Ⅵ、段Ⅴ和段Ⅷ的门静脉分支；F. 镰刀状韧带。

四、肝静脉解剖

肝静脉系统为肝脏的引流系统，肝内的血液经肝静脉回流入下腔静脉。肝静脉系统的特点是缺少静脉瓣膜,血管壁薄,在手术操作时容易破裂出血,且位于肝实质内,不易收缩,在破裂时出血较多。在进行肝移植手术时,需要考虑肝静脉解剖的两个关键点。一是肝静脉与下腔静脉(inferior vena cava,IVC)交界处的解剖,这是移植物流出道重建的关键。二是肝静脉和肝内分支的肝内引流区域,因为在劈离式肝移植过程中必须注意维持移植物肝静脉引流系统,否则会引起肝内淤血,影响移植物的功能。同时肝静脉存在变异,肝静脉的变异与肝动脉、门静脉和胆道的变异相似。对于移植外科医师来说,在确定肝脏的离断面时,肝静脉作为解剖标志有着重要的意义,同时在准备重建肝静脉时有必要了解它的解剖类型,以及与其他肝静脉的交通支及其引流的范围,因此了解肝静脉的解剖是非常重要的。

(一)肝静脉的概况

肝实质内的肝静脉是独特的,与门静脉系统不同,它们缺乏纤维性的 Glisson 鞘包裹。肝脏的静脉引流包括三支主要的肝左静脉(left hepatic vein,LHV)、肝中静脉(middle hepatic vein,MHV)、肝右静脉(right hepatic vein,RHV),这些静脉汇入下腔静脉的肝上部分。除肝左、中、右静脉以外,直接从肝脏汇入下腔静脉的肝静脉称为肝短静脉,大部分情况下汇入肝后下腔静脉。

(二)肝右静脉的分型

肝右静脉系统由肝右静脉和肝右后静脉组成。在91.6%的人群中肝右静脉形成主干,并在右叶的前段和后段之间的节段平面内延伸。有7.2%的病例中存在两支肝右静脉分支,其中75%病例两支肝右静脉分支汇合形成共干,25%病例两支肝右静脉分支独立流入下腔静脉。0.6%的病例有三支肝右静脉分支。

日本学者将肝右静脉分为三型(图3-20):Ⅰ型(38.6%),两支汇合型,肝右静脉粗长,分别引流段Ⅵ、段Ⅶ,无肝右后下静脉;Ⅱ型(37.3%):肝右静脉中等粗细,引流段Ⅵ、段Ⅶ,但有肝短静脉或肝右后下静脉也引流段Ⅵ;Ⅲ型(24.1%),肝右静脉细、短,仅引流段Ⅶ,不引流段Ⅵ,肝短静脉或肝右后下静脉、肝右后中静脉引流段Ⅵ,右前区由肝中静脉引流。

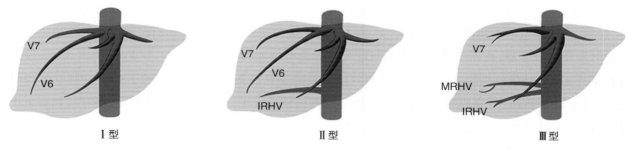

图 3-20 肝右静脉的分型
MRHV. 肝右后中静脉;IRHV. 肝右后下静脉;V6. 肝静脉段Ⅵ支;V7. 肝静脉段Ⅶ支。

右后肝静脉系统通常分为肝右后中静脉(middle right hepatic vein,MRHV)、肝右后下静脉(inferior right hepatic vein,IRHV),目前部分文献中还存在肝右后上静脉(superior right hepatic vein,SRHV)。肝右后上静脉的定义为直接从段Ⅶ延伸的肝右静脉紧邻区域内直接汇入肝内下腔静脉的静脉,主要引流段Ⅶ上部的静脉血。MRHV 的定义为从段Ⅶ开始,在 RHV 紧邻处直接流入肝内下腔静脉的静脉,主要引流段Ⅶ中部的静脉血。肝右后下静脉的定义为从段Ⅵ直接流入肝内下腔静脉尾部的静脉,较粗的肝右后下静脉主要引流段Ⅵ和段Ⅶ的下部,较细的肝右后下静脉引流段Ⅴ的下部。在进行劈离式或亲体肝移植手术时,了解 RHV 和肝右后下静脉之间的变化和关系,对于移植肝肝静脉回流和肝静脉重建是至关重要的。在 CT 图像上发现，20% 和 34% 的受试者有直径较大（>3mm）的 MRHV 和 IRHV。MRHV 和 IRHV 分别占整个肝静脉引流的 8.0% 和 10.6%，在 MRHV、IRHV 单独存在以及 MRHV 和 IRHV 同时存在的患者中，RHV 平均分别占整个肝静脉引流的 40.2%、34.1% 和 20.9%。

IRHV 的内径大小与 RHV 内径有关，即 RHV 的内径越大，IRHV 的内径越小，反之亦然。有研究表明 RHV 内径与 IRHV 出现的概率呈负相关，当 RHV 内径 >8.86mm 时，IRHV 不存在，而当 RHV 内径 <8.86mm 时，IRHV 存在。

（三）肝中静脉的分型

肝中静脉在劈离式肝移植中起着至关重要的作用，因为它从两个半肝中引流血液，劈离式肝移植中肝中静脉的分配直接影响相应引流区域静脉回流。Neumann 将肝中静脉分为三型（图 3-21）：Ⅰ型占 59%，MHV 由两个大小相等的次级血管形成，分别起源于段Ⅴ和段Ⅳb，其汇合点多位于正中裂 1/3 偏下部分。在两条次级血管的连接点上方，来自段Ⅷ和段Ⅳa 的静脉分支在两侧与主干相连。Ⅱ型为一根单一的 MHV，接受邻近分支的血管，占 23%。Ⅲ型占 18%，其大体上与Ⅰ型相似，但是其右侧支接受段Ⅴ和段Ⅵ的引流。

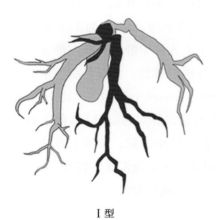 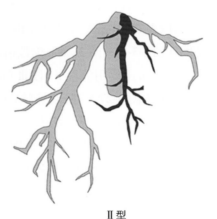 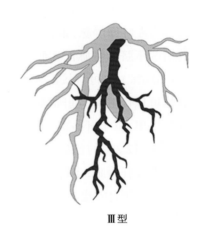

Ⅰ型　　　　　　　　　　Ⅱ型　　　　　　　　　　Ⅲ型

图 3-21　肝中静脉 Neumann 分型

（四）肝左静脉的分型

肝左静脉的解剖分型分为三种类型（图 3-22）：Ⅰ型（单主干型），数条分支汇流成一条主干，占 57%，Ⅰ型的肝静脉是可以直接植入受者体内的，大多数情况下不需要进行修整；Ⅱ型（双主干型），段Ⅱ支和段Ⅲ支汇合形成共干，占 23%；Ⅲ型（放射型），主干很短，数条分支呈放射状广泛分布，占 27%，通常需要对几条肝静脉的开口整形成一个宽阔的开口。

（五）肝中、肝左静脉合干分型

肝中静脉沿着主门静脉裂的 Cantlie 线走行，在大多数情况下与肝左静脉形成一条共干，并汇入肝上下腔静脉。此外，引流的段Ⅲ或段Ⅳa 静脉，可直接汇入靠近肝上下腔静脉的左侧共干，而在右侧共干通常引流段Ⅷ静脉。肝中静脉通常引流肝脏的中央部分，接受左侧的段Ⅳ及右侧的段Ⅴ和段Ⅷ血流，但有时肝中静脉也会引流段Ⅵ，部分尾状叶静脉也汇入肝中静脉。当肝左静脉不与肝中静脉形成共干时，它独立引流左外叶的静脉，也会引流段Ⅳ，与肝中静脉分开引流。研究表明，肝中静脉与肝左静脉形成共干占 81%，肝左、肝中静脉独立汇入下腔静脉约占 19%。段Ⅳ的引流以肝左静脉（66.6%）最多，其次为肝中静脉（29.6%）和下腔静脉（3.8%）。

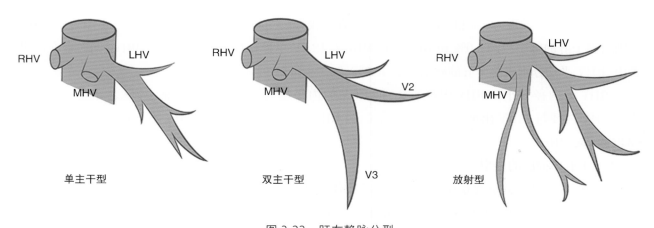

单主干型　　　　　　　　双主干型　　　　　　　　放射型

图 3-22　肝左静脉分型

LHV. 肝左静脉；MHV. 肝中静脉；RHV. 肝右静脉；V2. 段Ⅱ支；V3. 段Ⅲ支。

（六）特殊肝静脉

除 3 支主要的肝静脉外，还存在几支特殊肝静脉（图 3-23）。脐裂静脉（umbilical fissure vein，UFV），又称为左叶间静脉，走行于段Ⅱ、段Ⅲ和段Ⅳ之间，是左外叶和左内叶的分界平面，出现率为 76.5%，大多数情况下脐裂静脉汇入肝左静脉（72%）（图 3-24~ 图 3-26），少数情况下汇入肝中静脉和肝左静脉的共干（10.8%），也可直接汇入肝中静脉（17.2%），主要引流段Ⅱ、段Ⅲ和段Ⅳ的静脉血。在部分病例中脐裂静脉可以作为替代肝静脉的一个回流途径（图 3-27）。前裂静脉（anterior fissure vein，AFV）由 Hjortsjo首先提出，位于肝右前叶的腹侧段和背侧段之间的分界平面内，与左侧脐裂静脉对称。75.5% 的人有前裂静脉，12.2% 的前裂静脉汇入下腔静脉，8.1% 汇入肝右静脉，79.7% 汇入肝中静脉。左侧上静脉称为左侧表浅肝静脉，走行于段Ⅱ的头侧，多数情况下汇入共干的左侧壁，但是也可直接汇入下腔静脉，引流段Ⅱ。右侧有时也会出现一条右侧表浅肝静脉，少数人可同时出现左、右侧表浅肝静脉。

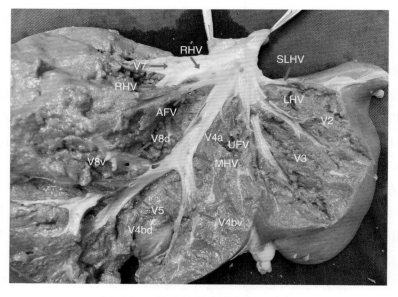

图 3-23　特殊肝静脉的走行和分布

LHV. 肝左静脉；MHV. 肝中静脉；RHV. 肝右静脉；AFV. 前裂静脉；UFV. 脐裂静脉；SLHV. 表浅肝静脉；V2. 段Ⅱ肝静脉；V3. 段Ⅲ肝静脉；V4a. 段Ⅳa 肝静脉；V4bv. 段Ⅳb 肝静脉腹侧支；V4bd. 段Ⅳb 肝静脉背侧支；V5. 段Ⅴ肝静脉；V7. 段Ⅶ肝静脉；V8v. 段Ⅷ肝静脉腹侧支；V8d. 段Ⅷ肝静脉背侧支。

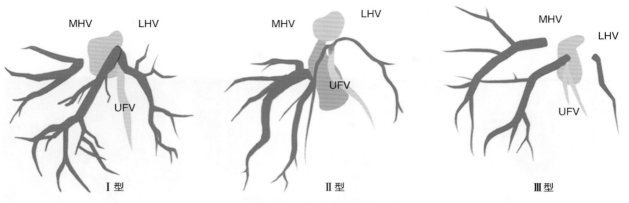

图 3-24　脐裂静脉常见汇入部位
LHV. 肝左静脉；MHV. 肝中静脉；UFV. 脐裂静脉。

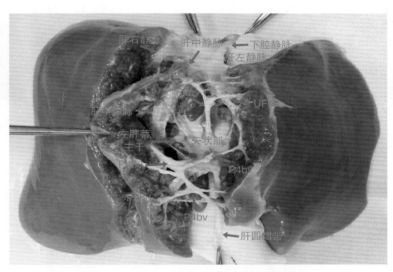

图 3-25　脐裂静脉的走行（汇入肝左静脉）
P4a. 段Ⅳa 分支；P4bv. 段Ⅳb 腹侧支；P4bd. 段Ⅳb 背侧支。

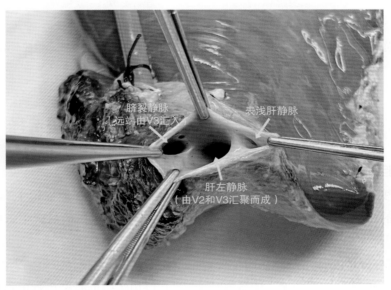

图 3-26　脐裂静脉汇入肝左静脉（内面观）
V2. 段Ⅱ肝静脉；V3. 段Ⅲ肝静脉。

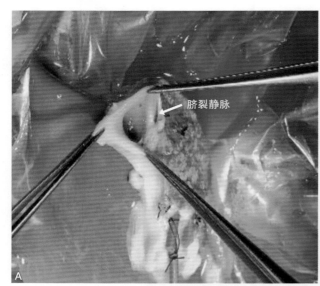
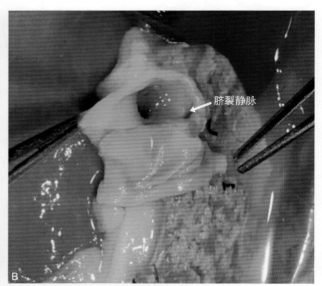
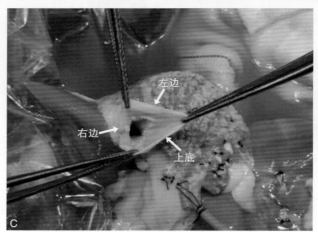

图 3-27　静脉补片行脐裂静脉开口整形重建以保证回流

A. 脐裂静脉开口于肝左静脉边缘；B. 静脉补片扩大肝左静脉开口边缘；C. 重建后肝左静脉。

第三节　从肝脏解剖学看适合劈离的肝脏选择

一、劈离式肝移植胆管处理原则

　　肝右管较短且变异较多，它的血供主要来自肝右动脉，故胆总管一般保留于右半肝。在劈离式肝移植中要熟悉胆管的常见分型和变异类型，在体劈离术中或者体外劈离的后台手术中，常规做胆道造影明确肝左、右管分型及变异情况，预定胆管切断部位，避免多个胆管开口。胆管变异未必是劈离供肝的禁忌，需要明确胆管变异的具体情况和切断位置对于重建的影响，多数并不影响右三叶 / 左外叶和完全左 / 右半肝的劈离，在劈离过程形成多个胆管开口时，若开口相距较近时可以整形后行胆管 - 空肠 Roux-en-Y 吻合，较远则分别行多支胆管 - 空肠 Roux-en-Y 吻合。为减少胆管缺血的情况，尽量避免对肝门部胆管周围组织进行过多分离,根据胆道造影准确标记切断部位,以减少对胆管周围血管网的破坏。为减少左外叶胆管缺血的情况,在劈离的过程中适当注意保留左外叶胆管周围的肝组织,避免胆管过于游离、裸化。

二、劈离式肝移植肝动脉的处理原则

在体供肝劈离时,应通过术前 CT 或磁共振血管成像(magnetic resonance angiography,MRA)对肝动脉进行三维重建,但是对于离体供肝劈离,不能常规进行这些检查。在供肝劈离术中或后台修肝术中,应根据肝动脉发出和走行异常及时发现所有的副肝动脉或替代肝动脉的变异。一旦识别出肝动脉变异,就要评估肝动脉重建的必要性,以提供最佳的肝动脉血供应于移植。然而,由于肝内动脉分支的走行和变异未知,并且常常无法常规进行血管造影,因此,不能确定是替代肝动脉还是副肝动脉,需要术后的影像学检查予以判断。与全肝移植不同,劈离式肝移植术中肝动脉重建比较常见,并且移植肝动脉内径比较细小导致重建比较困难,有时需要在供肝切取时在供者肠系膜动脉分支中留取多支动脉分支预备进行肝动脉搭桥。肝内动脉之间存在众多交通支,肝左动脉、肝中动脉多支时或存在肝动脉变异(副/替代肝动脉)时,重建前,可以注射肝素水测试是否存在交通支反流,如果反流速度很快,证明存在交通支,重建内径较粗的动脉即可。总而言之,对劈离式肝移植来说,肝动脉的变异一般不会影响劈离方式。

三、劈离式肝移植门静脉的处理原则

与肝动脉、胆管变异相比,门静脉的解剖变异较少。门静脉左支较长,右支较短,对于右三叶/左外叶劈离式肝移植或完全左/右半肝劈离式肝移植来说,只要门静脉左支足够长,基本可以满足劈离需要。由于右三叶/左外叶供肝劈离时,切断的是门静脉左支主干、肝左动脉,为减少段Ⅳ的缺血区域,注意保留发向段Ⅳ的门静脉粗大分支(图3-28)。对于尾状叶,一般只需切断门静脉 Spiegel 支,保留门静脉腔静脉旁部支及尾状突支,以减少尾状叶的缺血区域(图3-29)。

四、劈离式肝移植肝静脉的处理原则

右三叶/左外叶劈离式肝移植时,对于肝静脉的要求是保证残留的段Ⅳ和段Ⅱ、段Ⅲ的静脉回流,此时需注意肝左静脉和左侧表浅肝静脉的整形以提供宽阔的流出道,并且重视脐裂静脉的整形以保证左外叶侧残留段Ⅳ的静脉回流,确保残留段Ⅳ的有效肝功能和体积。同时要注意变异肝静脉,比如从段Ⅲ回

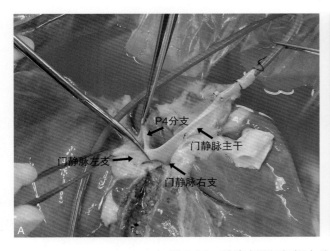
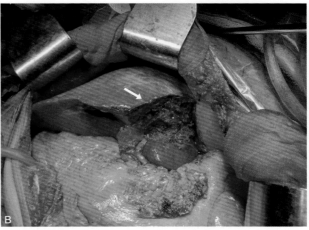

图 3-28　注意保留 P4 粗大分支以减少残留段Ⅳ缺血区域

A. 保留粗大的 P4 分支;B. 开放后,切缘几乎未见缺血线。

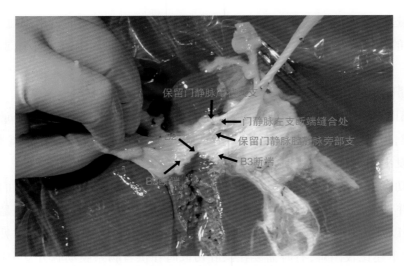

图 3-29　切断门静脉 Spiegel 支，保留门静脉腔静脉旁部支、
尾状突支，以减少尾状叶的缺血区域

流到肝中静脉的变异肝静脉需要重建。完全左 / 右半肝劈离式肝移植可以根据肝中静脉的归属分为带肝中静脉和不带肝中静脉的半肝移植，原则上不带肝中静脉的半肝需要重建肝静脉。不带肝中静脉的左半肝需要重建段Ⅳa 支和段Ⅳb 支；不带肝中静脉的右半肝需要重建段Ⅴ支和段Ⅷ支。完全右半肝劈离式肝移植时，对于优势型肝右静脉，如果肝中静脉汇入的段Ⅴ支和段Ⅷ支比较细小时，可以不带肝中静脉。对于肝中静脉 Neumann 分型Ⅰ型，由于肝中静脉对称分布为段Ⅷ支和段Ⅳa 支、段Ⅴ支和段Ⅳb 支，适合将肝中静脉从中间劈开，分别用动脉或静脉补片重建左、右半肝的肝中静脉，此方法的优势在于尽量保证最大功能肝体积，半肝的残缘缺血和淤血区域最小。

（张 彤　任钧楷　曾繁信）

参考文献

[1] CANTLIE J. On a new arrangement of the right and left lobes of the liver[J]. J Anat Physiol, 1897: 4-9.

[2] COUINAUD C. Le Foie-Etudes anatomiques et chirurgicales[M]. Paris, France: Masson, 1957.

[3] DELTENRE P, VALLA D C. Ischemic cholangiopathy[J]. Semin Liver Dis, 2008, 28(3): 235-246.

[4] NORTHOVER J, TERBLANCHE J. Bile duct blood supply. Its importance in human liver transplantation[J]. Transplantation, 1978, 26(1): 67-69.

[5] NORTHOVER J M, TERBLANCHE J. A new look at the arterial supply of the bile duct in man and its surgical implications[J]. Br J Surg, 1979, 66(6): 379-384.

[6] CHEN W J, YING D J, LIU Z J, et al. Analysis of the arterial supply of the extrahepatic bile ducts and its clinical significance[J]. Clin Anat, 1999, 12(4): 245-249.

[7] CHAIB E, FLIGELMAN KANAS A, HENRIQUE FERREIRA GALVÃO F, et al. Bile duct confluence: anatomic variations and its classification[J]. Surg Radiol Anat, 2014, 36(2): 105-109.

[8] 日本肝胆膵外科学会高度技能医制度委員会. 肝胆膵高難度外科手術[J]. 日本东京: 医学書院, 2010: 11-20.

[9] RENZ J F, EMOND J C, YERSIZ H, et al. Split-liver transplantation in the United States: outcomes of a national survey[J]. Ann Surg, 2004, 239(2): 172-181.

[10] CHAIB E, RIBEIRO MA J R, SAAD W A, et al. The main hepatic anatomic variations for the purpose of split-liver transplantation[J]. Transplant Proc, 2005, 37(2): 1063-1066.

[11] SAKAI H, OKUDA K, YASUNAGA M, et al. Reliability of hepatic artery configuration in 3D CT angiography compared with conventional angiography--special reference to living-related liver transplant donors[J]. Transpl Int, 2005, 18(5): 499-505.

[12] FUTARA G, ALI A, KINFU Y. Variations of the hepatic and cystic arteries among Ethiopians[J]. Ethiop Med J, 2001, 39(2): 133-142.

[13] WANG S, HE X, LI Z, et al. Characterization of the middle hepatic artery and its relevance to living donor liver transplantation[J]. Liver Transpl, 2010, 16(6): 736-741.

[14] PEREZ-SABORIDO B, PACHECO-SÁNCHEZ D, BARRERA REBOLLOA, et al. Incidence of hepatic artery variations in liver transplantation: does it really influence short- and long-term results?[J]. Transplant Proc, 2012, 44(9): 2606-2608.

[15] MICHELS N A. Newer anatomy of the liver and its variant blood supply and collateral circulation[J]. Am J Surg, 1966, 112(3): 337-347.

[16] HIATT J R, GABBAY J, BUSUTTIL R W. Surgical anatomy of the hepatic arteries in 1000 cases[J]. Ann Surg, 1994, 220(1): 50-52.

[17] VAROTTI G, GONDOLESI G E, GOLDMAN J, et al. Anatomic variations in right liver living donors[J]. J Am Coll Surg, 2004, 198(4): 577-582.

[18] YAN J, FENG H, WANG H, et al. Hepatic artery classification based on three-dimensional CT[J]. Br J Surg, 2020, 107(7): 906-916.

[19] LOPEZ-ANDUJAR R, MOYA A, MONTALVÁT E, et al. Lessons learned from anatomic variants of the hepatic artery in 1081 transplanted livers[J]. Liver Transpl, 2007, 13(10): 1401-1404.

[20] SUZUKI T, NAKAYASU A, KAWABE K, et al. Surgical significance of anatomic variations of the hepatic artery[J]. Am J Surg, 1971, 122(4): 505-512.

[21] ABDULLAH S S, MABRUT J Y, GARBIT V, et al. Anatomical variations of the hepatic artery: study of 932 cases in liver transplantation[J]. Surg Radiol Anat, 2006, 28(5): 468-473.

[22] LOSCHNER C, NAGEL S N, KAUSCHE S, et al. Hepatic arterial supply in 1297 CT-angiographies[J]. Rofo, 2015, 187(4): 276-282.

[23] SITARZ R, BERBECKA M, MIELKO J, et al. Awareness of hepatic arterial variants is required in surgical oncology decision making strategy: Case report and review of literature[J]. Oncol Lett, 2018, 15(5): 6251-6256.

[24] HASAN O, GRECO S, KENNEDY T, et al. Aberrant arc between the common hepatic artery and a replaced right hepatic artery resulting in misperfusion in a patient with a hepatic arterial infusion pump[J]. Surg Radiol Anat, 2019, 41(3): 355-358.

[25] NEMETH K, DESHPANDE R, MÁTHÉ Z, et al. Extrahepatic arteries of the human liver-anatomical variants and surgical relevancies[J]. Transpl Int, 2015, 28(10): 1216-1226.

[26] VENARA A, PITTET O, LU T L, et al. Aberrant right hepatic artery with a prepancreatic course visualized prior to pancreaticoduodenectomy[J]. J Gastrointest Surg, 2013, 17(5): 1024-1026.

[27] CHAMBERLAIN R S, EL-SEDFY A, RAJKUMAR D, et al. Aberrant hepatic arterial anatomy and the whipple procedure: lessons learned[J]. Am Surg, 2011, 77(5): 517-526.

[28] FERRAZ-NETO B H, MEIRA-FILHO S R, HIDALGO R, et al. Correlation between graft arterial anatomy and biliary complications after liver transplantation[J]. Transplant Proc, 2007, 39(8): 2514-2515.

[29] PALLISERA A, MORALES R, RAMIA J M, et al. Tricks and tips in pancreatoduodenectomy[J]. World J Gastrointest Oncol, 2014, 6(9): 344-350.

[30] RAMMOHAN A, ATHYANESAN J, PALANIAPPAN R, et al. Transpancreatic hepatomesenteric trunk complicating pancreaticoduodenectomy[J]. JOP, 2013, 14(6): 649-652.

[31] ISHIGAMI K, ZHANG Y, RAYHILL S, et al. Does variant hepatic artery anatomy in a liver transplant recipient increase the risk of hepatic artery complications after transplantation?[J]. AJR Am J Roentgenol, 2004, 183(6): 1577-1584.

[32] COVEY A M, BRODY L A, GETRAJDMAN G I, et al. Incidence, patterns, and clinical relevance of variant portal vein anatomy[J]. AJR Am J Roentgenol, 2004, 183: 1055-1064.

[33] CHENG Y F, HUANG T L, CHEN C L, et al. Anatomic dissociation between the intrahepatic bile duct and portal vein: Risk factors for left hepatectomy[J]. World J Surg, 1997, 21: 297-300.

[34] KOÇ Z, OĞUZKURT L, ULUSAN S. Portal vein variations: clinical implications and frequencies in routine abdominal multidetector CT[J]. Diagn Interv Radiol, 2007, 13(2): 75-80.

[35] SCHMIDT S, DEMARTINES N, SOLER L, et al. Portal vein normal anatomy and variants: implication for liver surgery and portal vein embolization[J]. Semin Intervent Radiol, 2008, 25(2): 86-91.

[36] NAKAMURA T, TANAKA K, KIUCHI T, et al. Anatomical variations and surgical strategies in right lobe living donor liver transplantation: lessons from 120 cases[J]. Transplantation, 2002, 73(12): 1896-1903.

[37] SUREKA B, PATIDAR Y, BANSAL K, et al. Portal vein variations in 1000 patients: surgical and radiological importance[J]. Br J Radiol, 2015, 88(1055): 20150326.

[38] 石崎陽一, 川崎誠治. 肝臓の手術に必要な臨床局所解剖[J]. 消化器外科, 2017, 40(5): 692-700.

[39] TANI K, SHINDOH J, AKAMATSU N, et al. Venous drainage map of the liver for complex hepatobiliary surgery and liver transplantation[J]. HPB(Oxford), 2016, 18(12): 1031-1038.

[40] YANG Y F, GUAN T W, XING X, et al. Correlation of clinical features with inferior right hepatic vein incidence: a three-dimensional reconstruction-based study[J]. Surg Radiol Anat, 2020, 42(12): 1459-1465.

[41] NEUMANN J O, THORN M, FISCHER L, et al. Branching patterns and drainage territories of the middle hepatic vein in computer-simulated right living-donor hepatectomies[J]. Am J Transplant, 2006, 6(6): 1407-1415.

[42] TANIAI N, MACHIDA T, YOSHIDA H, et al. Role of the anterior fissure vein in ventral or dorsal resection at Segment 8 of liver[J]. Eur J Surg Oncol, 2018, 44(5): 664-669.

[43] RYU M, CHO A. New liver anatomy: portal segmentation andthe drainage vein[M]. Berlin: Springer, 2009.

[44] NOUJAIM H M, MIRZA D F, MAYER D A, et al. Hepatic vein reconstruction in ex situ split-liver transplantation[J]. Transplantation, 2002, 74(7): 1018-1021.

[45] XU W L, LI C H, DUAN W D, et al. Three-dimensional computed tomography scan analysis of anatomical variations

in the hepatic veins [J]. Int Surg, 2021, 105 (1/2/3): 2-9.

[46] KOBAYASHI K, HASEGAWA K, KOKUDO T, et al. Extended segmentectomy Ⅱ to left hepatic vein: Importance of preserving umbilical fissure vein to avoid congestion of segment Ⅲ [J]. J Am Coll Surg, 2017, 225 (3): e5-e11.

[47] HJORTSJO C H. The topography of the intrahepatic duct systems [J]. Acta Anat (Basel), 1951, 11 (4): 599-615.

[48] 幕内雅敏, 高山忠利. 肝脏外科要点与盲点 [M]. 董家鸿, 译. 2 版. 北京: 人民卫生出版社, 2010.

第四章 供者和供肝的选择和评估

我国已经进入器官捐献时代,为开展劈离式肝移植提供了可能和机遇。近几年国内多家移植中心大力开展劈离式肝移植,通过一肝两用,使宝贵的肝源得到充分利用,在一定程度上缓解了供肝不足的矛盾。但是劈离式肝移植对术者技术和医疗团队的水平要求高,在劈离实施环节中的任何差错都可能导致围手术期并发症发生率增加和受者生存质量下降,并可能将一个优质供肝转化为两个边缘性供肝。供肝质量的优劣,直接关系到劈离式肝移植受者手术的成功率和预后,但是目前对可供劈离的供者和供肝的质量评估没有形成统一的标准和规范,结合国内外文献和笔者单中心的经验,本章对劈离式肝移植的供者和供肝的选择和评估标准总结如下。

第一节 供 者 评 估

对捐献供者进行及时、准确的功能评估和质量维护是评估供肝是否可供劈离,并获得较好移植效果的重要前提。实施劈离式肝移植必须对供者进行严格筛查,最大化保障两例受者的生命安全。相比全肝捐献供者的评估标准,劈离式肝移植的评估标准更加严格,最大化保障两部分劈离式供肝的质量和两例受者的生命安全。评估内容包括:年龄、体质量指数(body mass index, BMI)、感染、重症监护治疗病房(intensive care unit, ICU)停留时间、心脏停搏或心肺复苏史、血管活性药物和血钠水平。

一、年龄

年龄是供者选择和供肝质量评估标准的重要因素。供者年龄大,肝脏因结构功能及生理病理存在老年性改变,容易出现脂肪变性、肝纤维化,导致受者发生并发症的风险越高;而年龄过小的小儿肝脏体积过小,管道发育不良,管腔细小,增加手术潜在的风险,也不宜作为劈离式肝移植的供肝。随着临床实践和技术的发展,移植供肝供者年龄的标准也不断拓宽。

随着器官捐献时代的来临,许多儿童或婴幼儿因疾病、外伤等死亡而捐献的肝脏成为儿童肝移植供肝的主要器官来源之一。西方移植中心认为,年龄 8 个月以上的婴儿供肝可以用于小儿肝移植供肝,并且在临床运用中取得了较好的成果。但目前国际上对于小儿供肝还没有统一的标准,也有将极低龄小儿供肝(年龄 <8 个月)用于儿童肝移植的个案报道。鉴于目前临床上使用极低龄供肝的疗效尚可,因此在我国现普遍认为出生后的婴儿肝脏在肝功能评估合格后可尝试用于移植,但需考虑受者个体情况,一般主张移植物受者体重比率(graft recipient weight ratio, GRWR)需大于 1.5%,最好超过 2%;除此之外,临床运用时需要严格筛选,所有低龄供者都需要进行全面评估所有潜在危险因素,尤其是供肝冷缺血时间及血流动力学分析。笔者中心 2014 年曾成功实施一例国内最小年龄(出生 25 日)供肝(100g)的全肝儿童肝移植,刷新了国内最小年龄器官捐献供肝肝移植的纪录(图 4-1)。

现在符合劈离标准的供肝很少,因此如何扩大范围将更多可供劈离的供肝用于儿童受者是十分有意义的,而儿童脑死亡器官捐献供肝与成人供肝相比存在潜在肝脏疾病的可能性较小,若用于劈离式肝

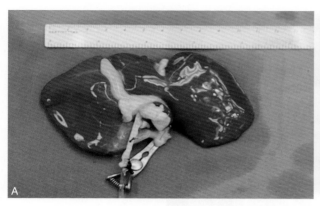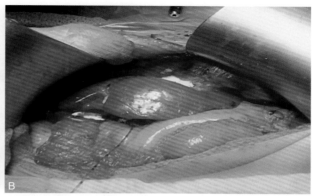

图 4-1 2014 年笔者中心完成 1 例 25 日新生儿供肝（100g）全肝肝移植
A. 供肝（脏面）；B. 移植后供肝。

移植将两部分肝脏均提供给儿童患者，可进一步缓解儿童供肝缺乏的问题。将儿童脑死亡器官捐献供肝用于劈离式肝移植可为两位年龄较小的儿童等待者提供年龄和体重相匹配的劈离式肝脏或许是增加儿童供肝来源的潜在措施。目前还没有明确的劈离式肝移植供者的最低年龄限制，Cescon 等研究表明将供者年龄小于 10 岁或体重低于 40kg 的供肝用于劈离式肝移植可取得与成人供肝劈离式肝移植相同的临床疗效，降低了可劈离供肝的年龄下限，可在一定程度上改善儿童等待者器官短缺的现状，然而使用此类供肝的远期预后还需通过对受者的长期随访来行进一步评估。儿童供肝的劈离目前开展较少，2018 年笔者中心实施一例国内年龄最小儿童供肝（4 岁 8 个月）劈离式肝移植（图 4-2）。截至目前，国内报道的劈离供肝捐献者的最低年龄为 2.7 岁，远期预后尚需进一步观察。随着公民逝世后器官捐献的推广，许多儿童或婴幼儿捐献的肝脏成为儿童肝移植供肝的主要器官来源之一，也为更多的低龄儿童供肝劈离提供了机遇和挑战。

尝试运用老年（>60 岁）肝脏供者可以缓解供肝短缺的矛盾，也是临床肝移植的发展方向之一。与低龄小儿供肝不同，老年供肝可以广泛地用于成年患者的肝移植术。随着生活质量的提高、肝移植技术的成熟、围手术期管理技术的进步，手术对高龄供者的标准已逐渐放宽，供者年龄大于 60 岁不应是绝对禁忌。如果在控制其他危险因素的前提下，尽可能缩短冷缺血时间，老年供肝可在一定程度上谨慎地应用于临床。随着手术技术的提高及对疾病理解的加深，可以预见的是，未来老年供肝的年龄限制将进一步拓宽，但对于合并其他影响手术预后因素的情况，需要进一步详细评估手术风险。

综上所述，笔者建议劈离式肝移植成人供者年龄控制在 60 岁以下，年龄越大则需要更高的 GRWR；儿童供者的年龄建议控制在 4 岁以上，因儿童供肝的劈离目前开展较少，对于年龄的低限没有统一的共识，国内报道最低年龄为 2.7 岁，远期预后尚需进一步观察。

二、体质量指数

BMI 越高越容易出现脂肪肝、糖尿病、血管硬化，供者体重（>100kg）或 BMI（>30kg/m²）过高是增加移植失败率和死亡率的高危因素。供者 BMI 应 <26kg/m²，BMI 介于 26~30kg/m² 时，应进一步通过快速冷冻病理检查明确肝脂肪变性的类型和程度再综合判定。

三、感染

供者来源感染（donor-derived infection，DDI）引发移植安全性问题，越来越受到移植医师的关注。应通过详细询问病史、全面的临床评估和必要的实验室筛查，评估 DDI 风险，权衡利弊。供者处于 ICU 监护状

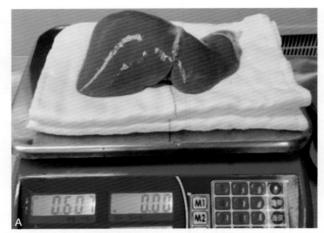

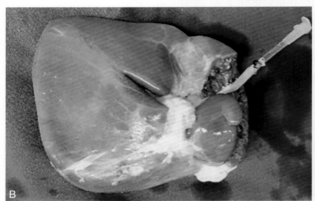
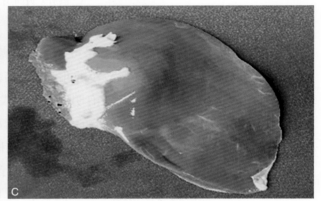

图 4-2　2018 年笔者中心完成 1 例国内年龄最小儿童供肝（4 岁 8 个月）劈离式肝移植
A. 供肝（膈面）；B. 左半肝；C. 右半肝。

态，其潜在感染的风险要大于活体供器官捐献。器官获取手术时，病原体可能移行入血，肺脏或者肠管的意外损伤也可增加细菌感染的风险，以及器官保存转运交接过程中也可能导致污染。此外，供者保存液是移植后感染的潜在感染源。笔者中心在供肝修整前后常规留取器官保存液进行细菌培养和药物敏感试验，并且在后台修整供肝时向 1 000ml UW 液里加入注射用亚胺培南西司他丁钠 1g（泰能）和注射用替加环素 50mg（泰格）（"双泰方案"）进行经门静脉的供肝灌注，有效降低受者 DDI 的风险（图 4-3）。

笔者建议，在供肝获取前，对供者进行全面的临床评估和实验室筛查；在供者捐献前，行血培养（包括需氧菌、厌氧菌和真菌）、脑脊液培养、尿培养、痰培养及其他可能存在感染的腔道和体液的细菌培养；供肝获取后，对器官保存液也要进行细菌培养，尤其是多重耐药菌的检测。

四、重症监护治疗病房停留时间

供者在 ICU 停留时间越长，各种侵袭性操作越多，潜在院内多重耐药菌的感染风险就越高，ICU 停留时间（有呼吸机支持）应小于 5 日，ICU 停留时间大于 5 日考虑为"边缘性供肝"，需要做更仔细的评估。

五、心脏停搏或心肺复苏史

心脏停搏或有心肺复苏史的供者易出现低血压状态，组织器官低灌注，可增加移植术后胆道缺血、移植肝无功能的发生率，甚至增加受者死亡率。供肝获取前，要求供者生命体征平稳，无心脏停搏史或心肺复苏史。积极有效心肺复苏后生命体征维持稳定至少 12 小时，肝功能指标明显改善达到标准者，可谨慎地选择性运用。

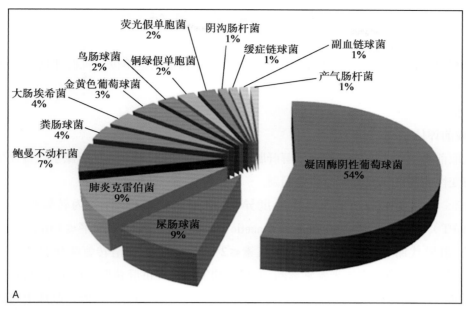

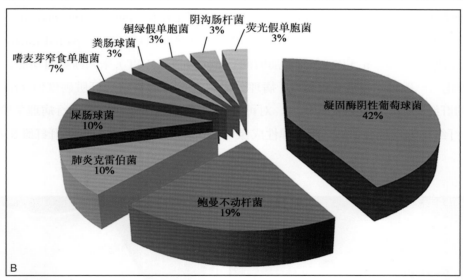

图 4-3　2018 年笔者中心供肝灌注前、后保存液细菌培养数量及构成比
A. 灌注前:89 株;B. 灌注后:31 株。

六、血管活性药物

当收缩压低于 80mmHg(1mmHg=0.133kPa)时,器官将会出现灌注不足,发生热缺血损伤,大剂量的血管活性药物导致微循环灌注障碍和组织器官功能受损,可出现早期移植物功能障碍。建议供者血流动力学维持稳定,收缩压 >100mmHg,中心静脉压 >10mmH₂O(1mmH₂O=0.098kPa)。无须使用血管活性药物或少量维持;多巴胺≤5μg/(kg·min),多巴酚丁胺≤10μg/(kg·min)。

七、血钠水平

高钠血症引起细胞肿胀、渗透压增高,导致细胞再灌注时损伤,影响移植物功能并增加移植物无功能的风险。一般来说,供者的血清钠水平应 <160mmol/L,血清钠水平在 160~170mmol/L 的供者应在器官获取中判断肝脏质地,必要时结合肝穿刺快速冷冻病理检查判定供肝质量后谨慎使用。

第二节 供肝评估

劈离式肝移植术需要将供肝劈分为两个独立的功能学和解剖学单位。供肝评估内容包括功能学评估和解剖学评估。

一、功能学评估

（一）获取前评估

供肝在获取前可以通过实验室检查了解肝脏功能和凝血功能，以及通过影像学检查评估供肝有无肝纤维化和脂肪变性的程度以及有无占位等问题。

1. 肝功能 一般要求肝功能正常或轻度异常［肝细胞受损检测：谷丙转氨酶（glutamic-pyruvic transaminase，GPT）、谷草转氨酶（glutamic-oxaloacetic transaminase，GOT）水平≤3倍正常值或高于3倍但有下降趋势；肝脏代谢功能检测：血清总胆红素≤2倍正常值］。血清转氨酶和胆红素短暂升高的供者，临床上需要结合患者病史进一步鉴别诊断，如果肝功能指标在供肝获取前逐步恢复，可以谨慎使用。

2. 凝血功能 一般要求凝血功能正常。凝血功能体现了肝脏的合成功能。临床上可通过检测凝血六项，包括凝血酶原时间（prothrombin time，PT）、国际标准化比值（international normalized ratio，INR）、凝血酶原活动度（prothrombin activity，PA）、活化部分凝血活酶时间（activated partial thromboplastin time，APTT）、纤维蛋白原（fibrinogen，FIB）和凝血酶时间（thrombin time，TT），来判断凝血功能。

3. 肝纤维化 一般要求供肝无纤维化（病理分级S0），超声弹性成像肝脏硬度值<7kPa。一般情况下，任何程度的肝纤维化均不建议作为供肝。对可疑病例，需获得肝组织标本进行病理学检查，也可通过无创超声对肝纤维化程度进行评估。超声弹性成像可得到肝硬度值，间接反映供肝纤维化和水肿变性程度（图4-4）。

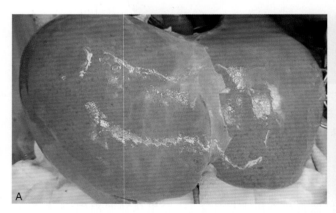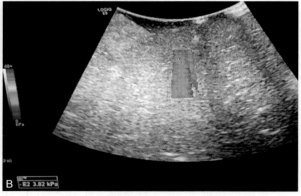

图4-4 可疑肝纤维化的供肝超声弹性成像示肝硬度值为10kPa，放弃劈离，行全肝移植
A. 供肝（膈面）；B. 供肝超声。

4. 脂肪变性 肝脂肪变性在高龄、肥胖、血脂异常、有代谢性疾病或糖尿病病史的供者更常见。脂肪变性供肝更容易受到缺血再灌注损伤的影响。大泡性脂肪变性是原发性移植物无功能（primary graft nonfunction，PNF）或移植失败的一个危险因素。小泡性脂肪变性为主的肝脏受到的缺血再灌注损伤较小，其移植存活率与非脂肪肝未见显著性差异。笔者通过超声、CT、器官获取时视诊和病理学检查评估

脂肪变性的程度。病理学检查可获得准确的脂肪变性比例,并区分小泡性或大泡性脂肪变性,仍是判断供肝脂肪变性类型和程度的金标准。超声造影(contrast-enhanced ultrasound,CEUS)具有血池示踪剂作用,对脂肪变性程度的判断起辅助作用(图4-5)。

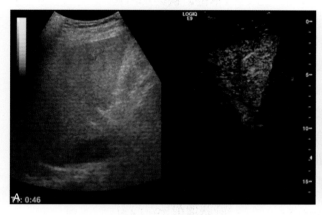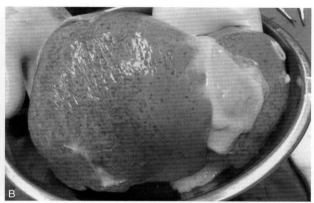

图4-5　供者38岁,脑出血;超声示肝实质密集、明亮;超声造影示肝实质不均匀低增强。病理检查结果为大泡性及小泡性脂肪变性(约20%)、点状坏死、部分门管区稍扩大,纤维组织轻度增生。经综合评估后,供肝弃用。
A. 供肝超声造影;B. 供肝(膈面)。

　　拟劈离的供肝应无大泡性脂肪变性,小泡性脂肪变性≤10%,同时超声剪切波弹性成像(<7kPa)。供者 BMI>26kg/m² 时,可行肝冷冻活检明确脂肪变性的类型和程度。在以上标准的前提下,可根据实际情况酌情拓宽小泡性脂肪变性的标准。一旦决定使用,应多方配合,尽可能减少冷缺血时间。

　　5. ABO 和 Rh 血型　通常来说,符合 ABO 血型系统通常是移植手术的必要条件(ABO 血型相容性原则见表4-1),Rh 血型系统在肝移植中一般不做要求。但肝脏是一种免疫特惠性器官,对抗体介导的排斥反应具有一定的耐受性,因此肝移植术后的排斥反应相比其他器官较弱。血型相合是器官移植手术的前提,对于 ABO 血型不合或 Rh 血型不合的肝移植,一般只有在供者缺乏却需要立即行肝移植术时才会纳入考虑范围。

表 4-1　肝移植中 ABO 血型相容性原则

供者血型	受者血型			
	A	B	O	AB
A	相容	不相容	不相容	相容
B	不相容	相容	不相容	相容
O	相容	相容	相容	相容
AB	不相容	不相容	不相容	相容

(二)获取中评估

　　完善地获取前评估后,获取过程中应以手术医师为主导进行进一步的术中评估,作为术前评估的重要补充。获取中供肝功能评估项目包括获取时的捐献类型,预估冷缺血时间、肝脏外观、颜色、质地、大小、灌注后形态、颜色及顺应性、未发现的肝损伤等。

1. 冷缺血时间　我国既往供肝多来源于心脏死亡供者,所以劈离式肝移植均采用体外劈离的方法。随着我国公民逝世后器官捐献的开展,对于脑死亡供者,尽可能创造条件采用在体原位劈离。对于只能采用体外劈离的供肝,尽量减少供肝冷缺血时间。冷缺血时间超过 12 小时与早期移植物功能不良、PNF 以及 14 日再移植的发生率增加有关。考虑可供劈离的供肝,预计总体冷缺血时间不超过 8 小时。

2. 肝脏质地　供肝包膜是否完整、表面是否光滑、边缘是否锐利,并且结合触摸手感初步判断有无肿块、纤维化和脂肪变性。同时需要在供者胸腔和腹腔中彻底检查是否存在肿瘤或其他异常病变,特别是结肠、胃、胰腺、食管及肺部。无法肉眼判定时,都需立即行病理学检测。拟劈离的肝脏应表面光滑、质地柔软、包膜完整、无肿块、无肝纤维化、无明显脂肪变性。

3. 灌注情况　供肝离体前,使用低温灌注液以合适的灌注压力充分灌注,要仔细观察供肝经低温灌注液灌注后的改变,如果发现灌注不充分,肝脏呈现花斑状或半肝不均匀的改变,要及时调整灌注管的位置及灌注压力,避免出现灌注不良导致的供肝的损害。肝脏经过充分灌注呈棕黄色、肿胀程度改善,质地变软,变成更小的楔形。

二、解剖学评估

劈离式肝移植手术需要劈分肝脏,在肝脏体积相对较小、小肝综合征风险较高的背景下,对肝脏劈离提出更高的解剖学要求。应对肝动脉、门静脉、肝静脉和胆道的解剖做出详尽的评估,对于不同劈离类型和供受者匹配做出脉管分割和重建的手术预案,避免出现因潜在解剖变异导致移植物解剖学上的重建困难或功能上的损坏。

（一）肝动脉

肝动脉尤其是肝左动脉变异最为常见,因而左外叶或左半肝供肝通常会出现 1~3 支肝动脉分支,一般超过 3 支者较为罕见。肝动脉的解剖变异发生率较高(24%~45%),合理精准地实施肝动脉劈离需要提前准确了解供者肝动脉的解剖结构类型,同时结合受者情况,确定合理的动脉分配方案。因此,术前影像学评估或术中动脉造影就显得十分重要。通常术前需行增强 CT 检查以明确动脉变异情况,术中需对肝胃韧带进行精细解剖,充分显示肝动脉分支情况,避免损伤变异肝动脉。随着显微外科技术的提高,常见的肝动脉变异不再是供肝劈离的禁忌证,但需通过术前影像学检查结合术中探查了解肝动脉解剖情况,以便在劈离和吻合重建之前做好手术预案。

（二）门静脉

相对肝动脉而言,门静脉的变异情况较少,但罕见的门静脉变异可能成为劈离式肝移植的禁忌证。术中超声可大致辨别门静脉走行,劈肝过程中如发现门静脉系统结构异常应及时中止,避免在解剖变异不明的情况下切断 Glisson 系统的粗大分支。

对于肝左外叶 / 右三叶劈离,京都大学门静脉分型 A、B、C 型通常可以进行,D、E 型门静脉原则上不建议行供肝劈离;对于左 / 右半肝劈离,A、B 型门静脉通常可以进行,C 型门静脉在可靠重建的基础上可谨慎实施,即使重建可行,也会增加术后风险,原则上不建议实施劈离,D、E 型门静脉原则上不建议行供肝劈离(图 4-6)。

（三）肝静脉

肝左静脉变异较多见。Ⅰ型(单主干型)和Ⅱ型(双主干型)均汇合成单支肝左静脉主干,Ⅲ型(放射型)肝左静脉根部较短,在劈离过程中可能会出现两支流出道,需根据两支静脉的距离行肝静脉整形(补片、搭桥等)。同时需要注意保护脐裂静脉和表浅肝静脉,尽可能保证其引流区域的回流。

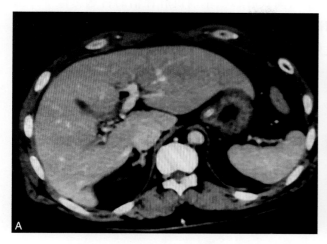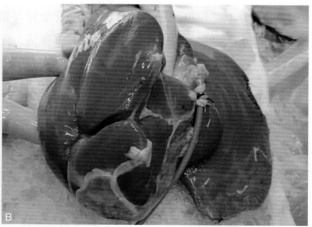

图 4-6　供肝门静脉右支海绵样变：右后叶萎缩变形，左半肝代偿增大，放弃劈离，行全肝移植
A. 供肝 CT 图像；B. 供肝（脏面）。

在确定劈离方式和离断平面时，利用肝静脉作为解剖标志具有重要意义。对于肝左外叶 / 右三叶劈离，应掌握肝左静脉的解剖特点及其与肝中静脉的汇合方式，注意段Ⅱ、段Ⅲ肝静脉单独汇入肝中静脉或下腔静脉的解剖变异，分离时应加以保护；对于左 / 右半肝劈离，应重点了解肝中静脉的解剖特点，注意肝中静脉的常见分支段Ⅴ、段Ⅷ肝静脉的走行情况，右半肝较粗大的段Ⅴ、段Ⅷ肝静脉需行血管搭桥处理。

（四）胆道

鉴于胆道变异情况多见，在进行肝实质劈离前，应第一时间了解胆道解剖情况。若进行在体劈离，则在手术时首先解剖胆总管，在胰腺上缘剪开胆总管进行直接造影；若进行体外劈离，则在修整供肝时先行经胆总管造影，以尽早明确胆道解剖情况。左半肝和右半肝肝内胆管常见的变异类型通常对供肝劈离无明显影响。胆道解剖异常不被视为供肝劈离的绝对禁忌证。应充分评估胆道，决定胆道分离和重建方式，避免出现复杂胆道吻合和创面细小胆管引起的胆漏。

（五）肝体积评估

CT 三维重建可以明确拟劈离的两部分供肝体积。利用肝体积计算公式也可粗略估算供肝体积。一般采用 GRWR 和标准肝体积（standard liver volume，SLV）作为供、受者匹配的基本标准。器官获取前对捐献者进行 CT 或 MRI 等检查以了解供肝体积面临很多障碍，而简便的床旁超声通过测量门静脉右支主干和左支主干的最大直径，按照公式预测左、右半肝的体积比例，能够很好地对肝脏体积进行术前预判，可以作为重要的辅助检查加以应用，如术前有影像学检查，采用 CT 三维重建软件计算肝脏体积，可获得相对准确的结果。术中对肝脏各部分体积、重量的评估最为准确。但供受者的系统分配工作往往需要在供肝获取前完成，因此，术前的经验性评估尤为重要。作为参考，一般左外叶体积约 250ml，右三叶约 1 100ml；左半肝约 400ml，右半肝 800~1 000ml。

（六）评估工具

评估工具主要是影像学检查，包括彩超、超声造影、CT 和术中造影，能够对供者的肝脏体积、解剖和功能进行精确评估，也可通过估算和简易便携设备进行评估，甚至可通过手绘大体血管解剖提供必要信息，以及可以在后台修整肝脏时再利用超声造影进行管道的解剖学评估。由于诸多条件限制，拟行肝脏劈离的供者很难在获取前进行 CT 检查,而超声就成了劈离式肝移植术前供肝评估的首选影像学方法(图 4-7),可了解供肝大小、脂肪变性、血管变异等情况,且通过剪切波弹性成像及超声造影,还可以对供肝的硬度及微循环灌注两方面做进一步的评估。此外,所有供肝劈离前的胆道造影也是必需的,以了解供肝胆道解剖情况和胆道离断准确位置,避免任何一侧胆道的损伤和形成多支胆道开口,增加手术难度和术后并发症发生率。

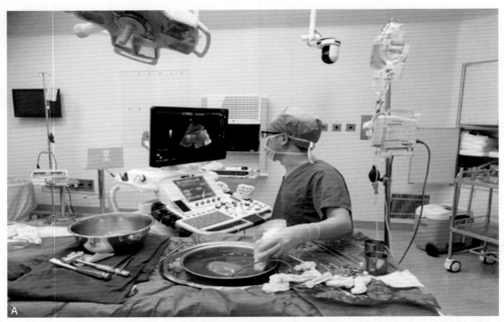

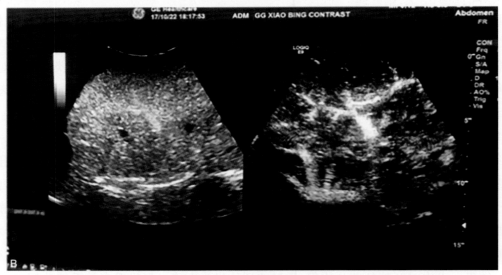

图 4-7　离体后超声造影的改进(经门静脉灌注声诺维)显示肝脏的灌注情况,
体外劈离前清晰显示肝左静脉及肝中静脉的分支情况
A. 供肝彩超操作图;B. 离体后超声造影图。

第三节　吲哚菁绿检测技术在供肝质量评估中的应用

一、吲哚菁绿清除试验在供肝获取前质量评估中的作用

我国目前器官捐献的数量无法满足等待肝移植手术的群体。边缘性供肝的使用比例升高与肝移植术后多种并发症发生率升高相关,同样与肝移植术后移植物失功或受者死亡有密切关系。现有的对移植肝功能及肝移植术早期预后的评价指标虽不算少但作用有限,找到一种可靠性高、能够在移植器官获取前对供肝质量或预后进行定量分析的指标十分重要。

吲哚菁绿(indocyanine green,ICG)清除试验已应用于肝脏功能的评估,吲哚菁绿15分钟滞留率(indocyanine green retention rate at 15min,ICG R15)及吲哚菁绿血浆清除率(plasma-disappearance rate of indocyanine green,PDR-ICG)(K值)是最常用最重要的两个参考指标。当ICG清除试验用于供者肝脏的评估时,应排除干扰检测结果的因素,如血流动力学不稳定、胆道梗阻等。此外,由于供者的情况随时可能出现变化,ICG清除试验应尽量在接近获取手术开始时再进行,以便最准确地反映供肝最新的即时的功能状态,笔者中心认为在获取前6小时内进行检测的结果是真实可靠的。

对供者进行ICG清除试验可有效评估供者情况,辅助肝移植医师对供肝条件进行判断,提早对供肝进行取舍。若供者PDR-ICG<10%,则代表供肝伴有纤维化而应当被弃用,其特异度高达100%,灵敏度可达37.5%;若弃用供者PDR-ICG<15%的肝脏,其特异度高达100%,灵敏度可达66.7%,这些供肝可能为纤维化或中重度脂肪变性。如果采用ICG R15作为评价指标,则当供者检测结果ICG R15≥11%时,肝移植受者术后3个月内移植物失功的可能性显著增高,因此应避免这类供肝的应用。若在供者获取术前掌握PDR-ICG的检测结果,则有助于在肝移植术前避免大量人力及物力的浪费,同时提高肝移植术后移植物存活率及患者的生存率。

二、吲哚菁绿荧光成像技术在供肝修整过程中的应用

由于供者肝脏在离体后已失去正常血流,ICG清除试验已无法应用于离体供肝的评估。但肝移植医师可通过向离体供肝的血管及胆管系统注射ICG,使肝脏的管道系统内布满ICG溶液,因而在移植供肝修整过程中,ICG荧光成像方法同样可以发挥重要作用。ICG荧光成像在供肝修整过程中的价值体现在:若供肝ICG荧光成像显示肝脏呈花斑状改变,则不适合进行劈离。若呈现点状荧光或荧光强度极低的情况,则证明供肝很可能存在局部灌注不良或微循环障碍,这种供肝应当弃用(图4-8)。

在移植肝劈离的过程中常遇到血管和胆管的特殊变异,血管变异情况多数可通过术前影像学检查获悉,但胆道由于无法通过造影剂显影,其变异情况无法提前预知。但利用ICG荧光成像可实时动态显示胆管情况,并指导劈离过程中胆管切断平面的位置,不仅有助于降低意外损伤胆管的发生率,还可减少劈离过程中胆道造影的时间和辐射损伤。

三、吲哚菁绿荧光成像技术在术中移植肝脏评估中的作用

对于肝移植受者来说,移植肝脏灌注是否充分是影响预后的重要因素,因此对灌注情况的监测十分重要。由于劈离式肝移植在移植肝实质劈离过程中更容易造成分支血管或交通血管的离断、结扎,且血栓形成对于移植物影响更大,因此采用ICG荧光成像对于劈离式肝移植受者移植物灌注情况的监测具有更为重要的意义。

ICG荧光成像技术是移植术中评估及预测移植物功能的可靠方式,但并未广泛应用于临床。目前研究证实,采用近红外荧光技术对移植肝脏进行术中评估,可根据荧光成像结果对移植术后移植物功能恢

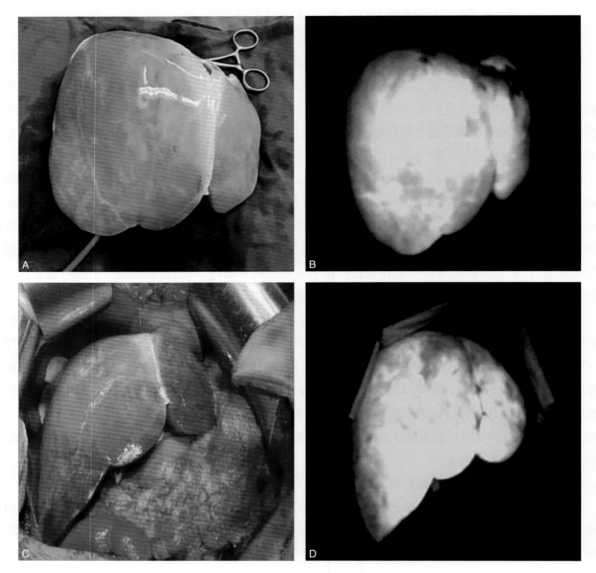

图 4-8　吲哚菁绿（ICG）荧光成像

呈花斑样改变,供肝灌注不均或脂肪肝,微循环障碍,最后放弃劈离,进行全肝移植。

A. 复流前供肝; B. 复流前供肝 ICG 荧光成像; C. 复流后供肝; D. 复流后供肝 ICG 荧光成像。

复情况进行预测。根据移植术中移植肝的荧光成像结果分为三种类型（图 4-9）。Ⅰ型: 均匀荧光。移植肝脏整体以相似的方式摄取 ICG,肝脏表面近红外荧光显示相对均匀。Ⅱ型: 部分无灌注区域。移植肝脏表现为大部分区域均匀摄取 ICG,而肝脏表面近红外荧光显示部分暗区,暗区周围为均匀荧光区域。Ⅲ型: 不均匀荧光。移植肝脏表现为斑驳不均匀荧光,提示 ICG 摄取不均匀,近红外荧光显示为在深色背景下的点状荧光。

　　ICG 荧光成像Ⅲ型预示移植受者术后更易发生原发性移植物功能不全（primary graft dysfunction, PGD）,这是因为 ICG 荧光强度是否均匀可以反映移植肝微循环情况,评估细胞摄取功能是否正常,进而发挥判断预后的作用。也就是说,不均匀的 ICG 摄取提示肝脏微循环障碍或肝细胞水平的损伤,进而导致术后肝功能恢复不良,更易进展为可逆 / 不可逆的移植物损伤。

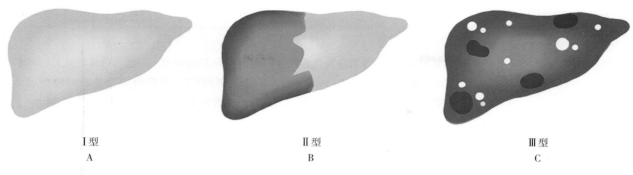

图 4-9　移植肝 ICG 荧光成像分型图示
A. 均匀荧光；B. 部分无灌注区域；C. 不均匀荧光。

第四节　劈离式肝移植供肝选择的标准和评估流程

劈离式肝移植中供肝质量的优劣,直接关系到受者手术的成功率和预后。评估适合劈离的供肝,选择合适的供肝进行劈离显得至关重要。为了防止劈离式肝移植手术术后受者发生严重并发症和延长受者的生存时间,必须要对劈离供肝进行严格评估,保证劈离供肝的质量,使宝贵的肝源得到最大使用。一般对拟进行劈离的供者评估筛选标准要高于全肝供者,对劈离的供肝应该进行严格的功能和解剖评估,保证供肝的质量和受者的安全,这对手术的成功至关重要。只有当患者及家属明确同意使用劈离式肝移植术,并完全知晓手术性质、相关风险和患者获益后,供肝评估才会开始。在整个评估过程中,对供者进行更加严谨的评估,并将相关情况反馈给术者。总体来说,实施劈离式肝移植必须对供者进行严格筛查,最大化保障两例受者的生命安全。供者基本评估标准同全肝捐献供者,但是更加严谨。

目前,劈离式肝移植供肝的选择标准主要包括以下几个方面:①供者年龄;②肝脏大体情况,是否存在脂肪变性及程度;③血管及胆道解剖情况;④器官获取前供者血流动力学情况;⑤实验室检查;⑥ICU住院时间;⑦升压药物使用情况;⑧预计冷缺血时间。文献中各中心采用的标准大致相同,只有某些具体指标稍有不同(表 4-2)。

表 4-2　不同移植中心劈离式肝移植供肝的选择标准

作者 / 单位及发表时间	标准
美国 UCLA, 1997	年龄 10~35 岁；使用小到中等剂量的升压药物[多巴胺 <15mg/(kg·min)]；同时满足除凝血外的肝功能指标不超过正常值的 3 倍,血钠低于 160mmol/L
美国 UCLA, 2000	稳定的血流动力学状态；年龄 <45 岁；除非万不得已,尽量避免使用的供者包括:血钠水平高于 155mmol/L,住院时间超过 5 日,有过心脏停搏史,或者接受 1 种以上升压药物治疗者；供者冷缺血时间最好控制在 6 小时内,不超过 10 小时；热缺血时间不应超过 45 分钟
Broering DC, 2002	年龄 <55 岁, ICU 住院时间小于 5 日；肝脂肪变性程度 <30%；γ- 谷氨酰转肽酶 <50U/L；谷丙转氨酶 <60U/L；血钠 <160mmol/L
纽约长老会医院器官移植组, 2002	年龄 10~45 岁；血流动力学稳定；重症监护病房(ICU)住院时间小于 5 日；血钠 <170mmol/L；肝功能指标 <5 倍正常值
Broering DC, 2005	体重 >70kg；年龄 <40 岁；ICU 住院时间小于 3 日；肝脂肪变性程度 <10%

续表

作者/单位及发表时间	标准
德国汉堡大学，2006	肝脏大体外观正常；肝脂肪变性程度<30%；血管和胆道解剖无不适合劈离的变异；年龄<50岁；血钠<160mmol/L，谷丙转氨酶及谷草转氨酶<2倍正常值；ICU住院时间小于5日；无腹部感染性外伤；儿茶酚胺类血管活性药物的使用量较小；冷缺血时间不超14小时
德国海德堡大学，2007	年龄10~55岁；血钠<170mmol/L；肝脂肪变性程度<20%；供肝切取过程中无低灌注情况
华盛顿大学医疗中心，2013	BMI<26kg/m²；年龄<35岁；无并发症；不适合进行劈离的供者包括：通过胆道造影发现胆道变异，段Ⅱ和/或段Ⅰ胆道起自肝右管；不正常的血管分布（如肝动脉多发右侧分支或门静脉左侧分支起自右前分支）
Lauterio A，2015	年龄<60岁；ICU住院时间小于5日；低收缩力支持[多巴胺≤5μg/(kg·min)，多巴酚丁胺≤10μg/(kg·min)，无肾上腺素或去甲肾上腺素]；肝功能接近正常
Hashimoto K，2016	年龄40~50岁；肝功能指标正常或轻度升高，如果没有其他危险因素，可以使用肝酶值较高的供肝劈离移植物
意大利米兰劈离式肝移植工作组，2016	年龄<55岁；无心脏停搏史；ICU住院时间小于5日，少量血管活性药物支持[多巴胺≤5mg/(kg·min)，多巴酚丁胺≤10mg/(kg·min)，无肾上腺素或去甲肾上腺素]，血钠≤155mmol/L；肝功能指标<2倍正常值，无肉眼可见的脂肪肝表现，肝脂肪变性程度<20%
青岛大学，2017	年龄<50岁，BMI<25kg/m²；血流动力学稳定（血压稳定、氧饱和度>95%、尿量>100ml/h）；无心肺复苏抢救过程，无须或只需低剂量升压药物维持循环；ICU住院时间小于5日；无明确感染存在；劈离前血红蛋白>100g/L，肝功能指标<3倍正常值，血钠<155mmol/L；无传染性疾病；超声提示肝脏质地、血流良好；无上腹部大手术史；在满足上述基本条件的前提下，术前肝穿刺活检证实无纤维化且脂肪变性程度<30%
英国伊丽莎白女王大学医院，2020	年龄<40岁；体重50~90kg；肝功能指标<2倍正常值；ICU住院时间小于5日；无脓毒症；儿茶酚胺类血管活性药物的使用量较小；肝脏大体外观正常

各移植中心的研究组根据自己的经验和分析给出的劈离式供肝选择标准各有不同。理想化的供者应该包括稳定的血流状态、较短的住院时间、正常的肝功能及没有肝病病史。理想状态的受者应该包括1例紧急需求患者和1例非紧急需求患者，同时患者的身体状态尚能接受肝移植，植入的肝脏大小与受者相匹配，不会导致PNF、小肝综合征等特有并发症。当然这些理想化的标准均没有具体量化，如何量化，尚需大量基础研究和临床研究。

我国的SLT供肝评估除借鉴国外标准外，还需要结合我国国情，在实践中摸索和总结。除了遵照前述成熟标准，也要结合临床具体情况进行合理取舍，严格把握供肝的取舍标准。笔者建议劈离式肝移植的供者和供肝评估流程如下。

首先，进行供者评估：①供者年龄4~60岁；②BMI≤26kg/m²；③无明确的感染；④ICU停留时间不超过5日；⑤血流动力学稳定；⑥无心肺复苏和心脏停搏史；⑦尽量不使用大量血管活性药物；⑧ABO血型相匹配；⑨血钠浓度不超过160mmol/L。如果符合上述标准，可以进行下一步的供肝获取前功能学评估：①肝功能无明显异常，GPT和GOT在正常值上限的3倍以内，总胆红素在正常值2倍以内；②无纤维化；③无或轻度脂肪肝（小泡性脂肪变性程度小于10%）。随后在供肝获取中进行进一步评估：①预估冷缺血时间≤10小时；②肝脏质地光滑柔软，灌注充分均匀。同时进行供肝的解剖学评估，借助影像学充分评估动脉、门静脉及胆道有无不适合劈离的特殊变异，做好手术预案。最后，对供受者匹配和选择做出评估：①成人受者的 GRWR 控制在 1.0%~1.2%，儿童受者的 GRWR 控制在 2%~4%；②移植肝体积（graft volume，GV）与受者标准肝体积（SLV）之比（GV/SLV）≥40%；③受者腹腔空间充足，脉管吻合位置合适（图 4-10）。

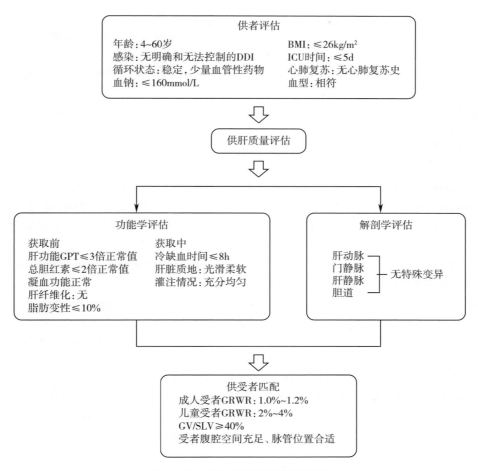

图 4-10 劈离式供肝评估流程图

劈离式肝移植技术日渐成熟，有望在不减少成人肝移植数量的同时有效扩大供者资源，让更多的儿童受者获益。相比于全肝移植，我国劈离式肝移植的比例有待进一步提升。建立合理有效、在临床实践中具有可操作性的劈离式肝移植供肝选择的标准，对提高劈离式肝移植的成功率以及促进我国 SLT 安全规范地稳步开展有十分重要的意义。此标准是当前临床实践工作的总结，所定标准相对严格，随着评估手段和手术技术的发展，需要不断更新和完善。

（傅斌生 冯啸）

参考文献

[1] ÖZEN J, BEIME J, BRINKERT F, et al. Short- and long-term results of liver transplantation according to age at transplant: a single-center experience of 351 children [J]. Transpl Int, 2021, 34 (7): 1251-1260.

[2] CESCON M, SPADA M, COLLEDAN M, et al. Split-liver transplantation with pediatric donors: a multicenter experience [J]. Transplantation, 2005, 79 (9): 1148-1153.

[3] GAO W, SONG Z, MA N, et al. Application of pediatric donors in split liver transplantation: is there an age limit? [J]. Am J Transplant, 2020, 20 (3): 817-824.

[4] HOOFNAGLE J H, LOMBARDERO M, ZETTERMAN R K, et al. Donor age and outcome of liver transplantation [J]. Hepatology, 1996, 24 (1): 89-96.

[5] 中华医学会外科学分会外科手术学学组,中华医学会外科学分会移植学组. 劈离式肝移植专家共识 [J]. 中华肝脏外科手术学电子杂志, 2020, 9 (5): 429-434.

[6] RANA A, HARDY M A, HALAZUN K J, et al. Survival outcomes following liver transplantation (SOFT) score: a novel method to predict patient survival following liver transplantation [J]. Am J Transplant, 2008, 8 (12): 2537-2546.

[7] 中华医学会器官移植学分会. 器官移植供者来源性感染诊疗技术规范 (2019 版) [J]. 器官移植, 2019, 10 (4): 369-375.

[8] ORIOL I, LLADÓ L, VILA M, et al. The etiology, incidence, and impact of preservation fluid contamination during liver transplantation [J]. PLoS One, 2016, 11 (8): e0160701.

[9] BROUGHAN T A, DOUZDJIAN V. Donor liver selection. The South-Eastern Organ Procurement Foundation Liver Committee [J]. Am Surg, 1998, 64 (8): 785-790.

[10] PLOEG R J, D'ALESSANDRO A M, KNECHTLE S J, et al. Risk factors for primary dysfunction after liver transplantation--a multivariate analysis [J]. Transplantation, 1993, 55 (4): 807-813.

[11] FURUKAWA H, TODO S, IMVENTARZA O, et al. Effect of cold ischemia time on the early outcome of human hepatic allografts preserved with UW solution [J]. Transplantation, 1991, 51 (5): 1000-1004.

[12] 赖彦华, 徐钰驹, 杨建荣. 劈离式肝移植技术及研究进展 [J]. 中国临床新医学, 2020, 13 (12): 1208-1212.

[13] CUENDE N, MIRANDA B, CAÑÓN J F, et al. Donor characteristics associated with liver graft survival [J]. Transplantation, 2005, 79 (10): 1445-1452.

[14] ASENCIO J M, CORTESE S, LÓPEZ BAENA J A, et al. Evaluation of plasma disappearance rate indocyanine green clearance as a predictor of liver graft rejection in donor brain death [J]. Transplant proc, 2020, 52 (5): 1472-1476.

[15] TANG Y, HAN M, CHEN M, et al. Donor indocyanine green clearance test predicts graft quality and early graft prognosis after liver transplantation [J]. Dig Dis Sci, 2017, 62 (11): 3212-3220.

[16] 张彤. 吲哚菁绿荧光成像在肝移植中的应用 [J]. 中华肝胆外科杂志, 2019, 25 (7): 543-545.

[17] KAWAGUCHI Y, AKAMATSU N, ISHIZAWA T, et al. Evaluation of hepatic perfusion in the liver graft using fluorescence imaging with indocyanine green [J]. Int J Surg Case Rep, 2015, 14: 149-151.

[18] LEVESQUE E, SALIBA F, BENHAMIDA S, et al. Plasma disappearance rate of indocyanine green: a tool to evaluate early graft outcome after liver transplantation [J]. Liver Transpl, 2009, 15 (10): 1358-1364.

[19] 吉斐, 韩明, 张志衡, 等. 吲哚菁绿清除试验在肝移植后肝功能评估中的价值 [J]. 中华器官移植杂志, 2016, 37 (3): 139-143.

[20] GOSS J A, YERSIZ H, SHACKLETON C R, et al. In situ splitting of cadaveric liver for transplantation [J]. Transplantation, 1997, 64 (6): 871-877.

[21] GHOBRIAL R M, YERSIZ H, FARMER D G, et al. Predictors of survival after in vivo split liver transplantation: analysis of 110 consecutive patients [J]. Ann Surg, 2000, 232 (3): 312-323.

[22] BROERING D C, HILLERT C, ROGIERS X. Technique of left lateral in situ splitting // ROGIERS X, BISMUTH H, BUSUTTIL R W, et al. Split Liver Transplantation [M]. Steinkopff Darmstadt: Springer, 2002: 88-95.

[23] EMOND J C, FREEMAN R B, Jr, RENZ J F, et al. Optimizing the use of donated cadaver livers: analysis and policy

development to increase the application of split-liver transplantation [J]. Liver Transpl, 2002, 8 (10): 863-872.

[24] BROERING D C, WILMS C, LENK C, et al. Technical refinements and results in full-right full-left splitting of the deceased donor liver [J]. Ann Surg, 2005, 242 (6): 802-812.

[25] WILMS C, WALTER J, KAPTEIN M, et al. Long-term outcome of split liver transplantation using right extended graft sin adulthood: a matched pair analysis [J]. Ann Surg, 2006, 244 (6): 865-872.

[26] MÜLLER S A, MEHRABI A, SCHMIED B M, et al. Partial liver transplantation-living donor liver transplantation and split liver transplantation [J]. Nephrol Dial Transplant, 2007, 22 (Suppl 8): 13-22.

[27] DOYLE M B, MAYNARD E, LIN Y, et al. Outcomes with split liver transplantation are equivalent to those with whole organ transplantation [J]. J Am Coll Surg, 2013, 217 (1): 102-112.

[28] LAUTERIO A, DI SANDRO S, CONCONE G, et al. Current status and perspectives in split liver transplantation [J]. World J Gastroenterol, 2015, 21 (39): 11003-11015.

[29] HASHIMOTO K, FUJIKI M, QUINTINI C, et al. Split liver transplantation in adults [J]. World J Gastroenterol, 2016, 22 (33): 7500-7506.

[30] LIU H, LI R, FU J, et al. Technical skills required in split liver transplantation [J]. Ann Transplant, 2016, 21: 408-415.

[31] 范宁, 李志强, 郭源, 等. 公民逝世后器官捐献原位劈离式肝移植单中心经验 [J]. 中华移植杂志（电子版）, 2017, 11 (4): 216-220.

[32] MABROUK MOURAD M, LIOSSIS C, KUMAR S, et al. Vasculobiliary complications following adult right lobe split liver transplantation from the perspective of reconstruction techniques [J]. Liver Transpl, 2015, 21 (1): 63-71.

[33] Operative Surgical Group Branch of Surgery of Chinese Medical Association, Transplantation Group Branch of Surgery of Chinese Medical Association. Chinese expert consensus on evaluation of donor and donor liver for split liver transplantation [J]. Liver Res, 2022, 6 (2): 59-65.

第五章　受者的选择与匹配

一个供肝经过初步评估被认为适合劈离,受者的选择即同时展开。由于劈离式肝移植(split liver transplantation,SLT)的特殊性,受者的选择和匹配尤为重要,完美的受者匹配很大程度上决定了患者的预后。很多情况下由于无法找到合适的受者,导致最终可供劈离的供肝未能行 SLT,而且由于一些不确定因素的存在,在供肝初评后,需要对每个移植物提供 1~2 例受者备选,以备在特殊情况下重新选择合适受者进行手术。因此开展 SLT 往往需要多中心的协调配合,扩大受者池,以达到完美的供受者匹配和充分的供肝利用。

一、受者的选择与匹配策略

(一)基于移植物受者体重比率(graft to recipient weight ratio,GRWR)的受者筛选

1. GRWR　在 SLT 中,要求成人受者 GRWR>1.2%,儿童受者 GRWR 为 2%~4%。参考活体肝移植,成人受者要求供肝 >40% 估计标准肝体积(estimated standard liver volume,ESLV)或 GRWR>0.8%。在临床实际操作过程中,为保证受者存活,要求 GRWR>1% 更为安全;而对于 SLT,供者经历创伤,供肝冷缺血时间长,且不存在供者安全的问题,因此要求更大的肝体积确保受者安全。一般肝脏劈离后,其中较大的右半肝给成人受者,较小的左外叶供肝或左半肝供肝移植给儿童。右侧供肝移植给成人受者时,通常能满足 GRWR>1.2%,可以更自由地选择受者,这种情况类似于使用全肝移植。而将左外叶供肝或左半肝移植物用于儿童受者时,应避免移植物与受者大小不匹配导致的并发症。左侧供肝不可过大:低龄儿童肝移植受者往往存在门静脉发育不良、门静脉细小、门静脉壁周围纤维化的情况,因此门静脉血供不足常常存在,若供肝过大会引起肝脏血供不足,门静脉流速缓慢,容易形成血栓及相关术后并发症导致移植物失功。左侧供肝也不可过小,需要保证足够的体积以维持正常的肝功能。如果受者是一个较大的儿童,儿童的代谢水平往往较成人高,则左外叶移植物可能不足以提供足够的肝脏质量。在这种情况下,必须使用左半肝移植物以便达到 GRWR>2.0%。

2. 肝脏体积 / 重量　在活体肝移植中,供者经过术前详细的评估,可以做到肝脏体积的影像学测算。但在 SLT 中,由于术前准备时间及条件的限制,往往未对供肝做非常详细的解剖学评估,完善的肝脏 CT 检查,对于手术的决策、受者的选择至关重要。影像学测得的是肝脏体积,而在移植时测得的是肝脏重量,最为经典的 GRWR 匹配也采用的是肝脏重量。肝脏体积和重量之间存在换算关系,一般认为是 1ml=1g,但肝脏密度波动范围较大,脂肪肝程度越重,则肝脏密度越低,有文献报道体积与重量的换算关系为 1.15~1.19ml=1g。因此在临床上用 CT 扫描测算的肝体积代替肝重量直接进行 GRWR 计算时,需要预估比与受者匹配的更大的供肝体积。若无法进行肝脏体积的影像学测算,运用公式根据供者身高、体重对其肝体积 / 重量进行粗略估算也是一种行之有效的方法。标准肝体积的计算公式众多,较为符合中国人的计算公式为:全肝体积(ml)=[11.5 ×(体重,kg)+334]。供者全肝重量及左右半肝重量也可以通过公式计算:全肝质量(g)=[245.57+17.92 ×(体重,kg)];右半肝质量(g)=[67.58+0.52 ×(全肝重量,g)],而左外叶约占全肝质量的 25%,运用这些公式可为提前筛选确定合适的受者提供参考依据。

（二）肝脏厚度匹配

对于成人受者来说,右半肝厚度的匹配范围较为自由,但在少数情况下也存在右半供肝过厚,受者前后径较小,进而引起肋弓压迫供肝导致肝脏缺血的情况。此时需要选择前后径适宜的受者,或对供肝进行右后叶部分减体积。左侧供肝往往用于儿童,同样不可过厚,以免造成儿童受者关腹困难或血管受压扭曲,而不得不采用补片帮助关腹或仅做皮肤缝合;同时还要注意供肝及受者第一、二肝门之间距离的匹配,若供肝过大,则导致门静脉吻合困难或角度不符合原解剖位置,引起入肝血流异常,进而产生移植失败的后果。在儿童受者的选择上,需要根据术前供者的影像学评估,获得左半肝的最大厚度和第一、二肝门间距数据,与受者腹腔前后径和相对应解剖位置进行匹配(图 5-1)。因此,供肝大小与受者的恰当配对对于实现 SLT 的良好预后至关重要。

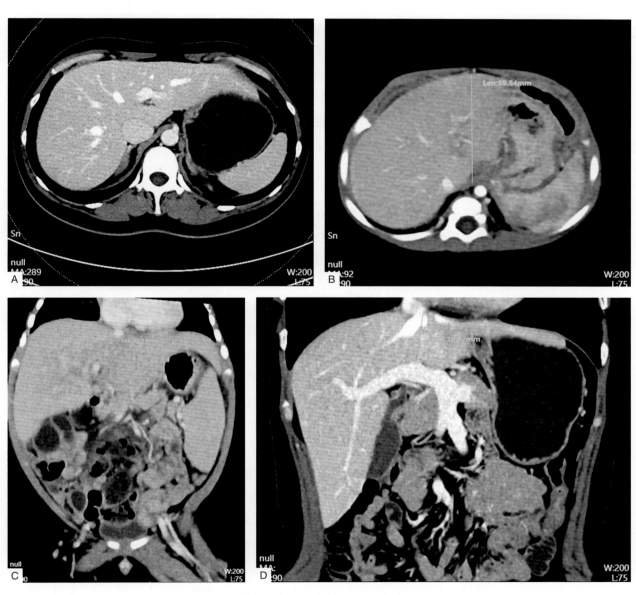

图 5-1　供肝厚度匹配和第一、二肝门间距匹配

A. 左外叶供肝厚度;B. 受者前后径;C. 供肝第一、二肝门间距;D. 受者第一、二肝门间距。

（三）低体重儿童受者

儿童肝移植受者常伴有代谢异常导致的发育迟缓,体重小于同龄正常儿童。儿童因常见原发病行肝移植治疗,在 1 岁以内完成的比例较高。因此常见低龄和低体重患儿在肝移植等待名单。一般来说,低龄儿童体重不可过小,一般要求体重 >6kg;欧洲肝肠移植协会回顾性分析了 2006—2014 年 1 500 例接受左外叶劈离式供肝的儿童肝移植受者,发现受者体重≤6kg 是肝移植术后发生移植物失功的独立危险因素。但随着抗凝治疗方案的完善,显微操作器械的改良及技术水平的提高,低体重患儿的移植物存活率有所升高。日本肝移植协会总结了目前例数最大的胆道闭锁儿童接受活体肝移植的经验,发现体重≤5kg 的受者移植物存活率(1 年存活率 85.1%,15 年存活率为 82.6%)与体重 >6kg 受者相当。因此,对于体重偏小的儿童受者,对左外叶供肝进行恰当的减体积手术,以达到合适的 GRWR 和厚度 / 腹腔前后径比,同样也能达到较好的预后。此外,利用出色的外科技术将单个肝段的供肝移植给体重 <6kg 的儿童受者,同样有着较好的生存预后。因此,若要对较低体重的患儿实施肝移植手术,需要高超的手术技巧和手术经验,同时也需要麻醉、围手术期 ICU 团队的支持作为安全保障。

根据笔者的经验,对于病情稳定的择期患儿,尽可能增加营养储备,在体重达到 6kg 以上后再择机手术比较理想,可以提高患儿对手术的耐受力,提供更好的血管发育条件,减少并发症。对于病情较重、急需行肝移植手术的患儿,体重应尽可能满足 >5kg,避免对体重为 4~5kg 的患儿行劈离式肝移植手术,因该体重下较难匹配到合适大小的供肝,术后营养不良、血管并发症发生率高,是影响预后的主要问题。

二、特殊情况下的受者选择和处理

（一）上腹部复杂手术史

对于既往有复杂手术病史的患者,在分离腹腔粘连、游离肝脏过程中需耗费大量时间,可能导致冷缺血时间延长以及其他不确定因素。特别是对于既往在第一、二肝门进行过手术操作的患者,如有多次胆道手术史、半肝切除手术史等的患者,病肝切除过程尤为复杂,不确定因素颇多。该类患者往往合并肝门管道周围炎症增生,肝门转位失去原有解剖位置和结构,在游离过程中除了广泛渗血,还有待吻合血管解剖不清带来的难题。若游离出的动脉不理想,需要搭桥,胆道需要胆肠吻合,将极大地延长 CIT 和手术总时间,增加手术的复杂性和不确定性。对于此类患者,行全肝移植的风险已大大提高,若行劈离式肝移植还涉及肝断面出血,术中出现广泛渗血可能导致难以纠正的凝血机制障碍和血流动力学紊乱;术后还将面临较小的肝移植物早期功能恢复相对延迟、血管并发症发生率高等问题。因此需要根据患者手术史的具体情况具体分析,一般作为劈离式肝移植的相对禁忌证,特别是第一、二肝门有管道离断手术史的患者应列入 SLT 禁忌。

（二）再次肝移植

再次肝移植是 SLT 的禁忌证,在一定程度上类似于上腹部复杂手术史,属于上述的特殊性情况。再次肝移植时,患者原有的第一、二肝门解剖结构已发生明显的改变,移植肝切除时,动脉、门静脉、腔静脉吻合口存在瘢痕,无法保证血管再次吻合的良好条件,若采用劈离式移植肝,会给原本复杂的血管重建增加更大的难度,也将大大增加术后各种并发症的发生率,进而产生不良预后。

（三）严重门静脉高压

严重门静脉高压会导致术后移植肝高灌注损伤和小肝综合征的发生。对于这类受者,术前需要谨慎评估门静脉高压的严重程度。可以通过增强 CT 及 MRI 了解受者的手术解剖特点,同时可以了解门体分流情况、门静脉血栓、脾静脉回流等情况。门静脉压力值、门静脉实际流量在新肝期将发生急剧变化,术前无法精准预测;一般只能通过影像学表现、脾脏大小、脾静脉直径、分流道情况大致判断门静脉高压的程度。此类患者是 SLT 的相对禁忌,但如果有一个较大的肝脏,使用较大质量的扩大的右三叶供肝也可能取得良好的疗效。正常人全肝与其自身体重计算 GRWR 约为 1.7%,因此,严重门静脉高压患者使用扩大的右三叶供肝,若 GRWR 能够达到 1.5% 以上也是可以考虑的。在术中新肝复流后,若发现门静脉压力过高 [肝静脉压力梯度(hepatic venous pressure gradient, HVPG)>15mmHg] 或流量过大 [>360ml/(min·100g)],可采取脾动脉结扎或脾切除的方式降低门静脉血流,甚至可采用术中门腔分流术;术后可采用特利加压素、奥曲肽等药物减少门静脉血流量,给肝再生创造时间窗口。

(四)严重门体分流

术后门体分流造成移植肝灌注不足,可能导致"第 7 天综合征"发生。目前,对于门体分流的处理仍存在争议。当受者具有较明显的自发门体分流时,由于体循环盗血现象的存在,该门体分流可能导致劈离的移植物灌注不足。但它也有助于降低门静脉压力,以更好地接受因门静脉高压而受损的小体积劈离移植物。对于此类患者,在术前无法判断具体的门静脉血流量情况,只能通过术中超声或血液流量监测仪(transit time flow measurement, TTFM)明确门静脉血流及肝脏灌注情况,以决定是否需凝闭腹膜后静脉丛或离断门体静脉分流交通支。一般认为,正常人肝脏门静脉血流量的中位数为 90ml/(min·100g),术中门静脉开放后血流量一般大于正常值,在术后逐渐下降并恢复到接近患者术前状态。笔者的经验是,若术中测得门静脉流量(portal vein flow, PVF)小于正常值,一般考虑 PVF 不足,需要对分流的血管行离断或凝闭(脾肾分流支、胃冠状静脉分流支,腹膜后静脉丛等分流支),复测 PVF 使其达到理想范围。

(五)危重症受者

对于危重症受者,原则上成人受者的终末期肝病模型(model for end-stage liver disease, MELD)和儿童终末期肝病模型(pediatric end-stage liver disease model, PELD model)评分应 <30 分。对于病情危重的患者,更短的冷缺血时间、更大的供肝质量,有利于更好的肝移植预后。因此,即使供肝质量良好,劈离式供肝也可能是禁忌证。相反,对于紧急状态下的儿童受者,无论如何都需要对成年人供肝进行减体积,因此在这种情况下需要对大多数供肝进行劈离。德国 Tuebingen 大学肝移植团队发现,即使 MELD 大于30 分,接受劈离式肝移植的受者 6 个月或 12 个月的生存率与全肝移植相当。笔者中心的经验是:对于高 MELD、PLED 评分的患者,做好术前精细化的评估,如果满足以下条件可考虑采取劈离式肝移植。成人受者:①无重度门静脉高压;②足够的右半肝移植物重量,GRWR 可达 1.5% 以上;③无复杂上腹部手术史,避免多余的渗血及管道吻合不利因素;④优质的脑死亡供者(donor of brain death, DBD)的供肝,可开展在体劈离,有效控制 CIT 时间。儿童受者也需满足以上条件,对于儿童来说供肝往往较大,需控制 GRWR 为 2%~4%,肝门肠吻合术(Kasai procedure)手术史并不会对肝移植手术造成较大影响。经过严格的条件筛选,高评分患者亦可实施劈离式肝移植手术,取得良好疗效。

(六)急诊肝移植受者

对于急诊肝移植受者,原则上选择全肝移植,若有儿童急诊受者时,往往很难在紧急情况下获得儿童全肝,而活体供者准备时间长,SLT 几乎是急诊儿童受者最有希望最快获取到的移植物。因此,对于优质供肝可选择行 SLT,同时匹配一位病情较轻的成人受者。

(杨 卿 蔡建业)

参考文献

[1] LEE W C, CHAN K M, CHOU H S, et al. Feasibility of split liver transplantation for 2 adults in themodel of end-stage liver disease era[J]. Ann Surg, 2013, 258（2）: 306-311.

[2] HASHIMOTO K, QUINTINI C, AUCEJO F N, et al. Splitliver transplantation using hemiliver graft in the MELD era: a single center experience in the United States[J]. Am J Transplant, 2014, 14（9）: 2072-2080.

[3] FAN S T, LO C M, LIU C L, et al. Safety of donors in live donor liver transplantation using right lobe grafts[J]. Arch Surg, 2000, 135（3）: 336-340.

[4] KIUCHI T, TANAKA K, ITO T, et al. Small-for-size graft in living donor liver transplantation: how far should we go?[J]. Liver Transpl, 2003, 9（9）: S29-S35.

[5] CHAN S C, LIU C L, LO C M, et al. Estimating liver weight of adults by body weight and gender[J]. World J Gastroenterol, 2006, 12（14）: 2217-2222.

[6] SHI Z R, YAN L N, LI B, et al. Evaluation of standard liver volume formulae for Chinese adults[J]. World J Gastroenterol, 2009, 28, 15（32）: 4062-4066.

[7] 郑树森. 肝移植[M]. 北京: 人民卫生出版社, 2001: 427.

[8] ANGELICO R, NARDI A, ADAM R, et al. Outcomes of left split graft transplantation in Europe: report from the European Liver Transplant Registry[J]. Transpl Int, 2018, 31（7）: 739-750.

[9] KASAHARA M, UMESHITA K, SAKAMOTO S, et al. Living donor liver transplantation for biliary atresia: an analysis of 2085 cases in the registry of the Japanese Liver Transplantation Society[J]. Am J Transplant, 2018, 18（3）: 659-668.

[10] KASAHARA M, SAKAMOTO S, FUKUDA A. Pediatric living-donor liver transplantation[J]. Semin Pediatr Surg, 2017; 26（4）: 224-232.

[11] KASAHARA M, VILLE DE GOYET J. Reducing left liver lobe grafts, more or less? Don't throw out the baby with the bath water[J]. Pediatr Transplant, 2015, 19（8）: 815-817.

[12] SAINZ-BARRIGA M, SCUDELLER L, COSTA M G, et al. Lack of a correlation between portal vein flow and pressure: toward a shared interpretation of hemodynamic stress governing inflow modulation in liver transplantation[J]. Liver Transpl, 2011, 17（7）: 836-848.

[13] SAINZ-BARRIGA M, REYNTJENS K, COSTA M G, et al. Prospective evaluation of intraoperative hemodynamics in liver transplantation with whole, partial and DCD grafts[J]. Am J Transplant, 2010, 10（8）: 1850-1860.

[14] BOLOGNESI M, SACERDOTI D, BOMBONATO G, et al. Change in portal flow after liver transplantation: effect on hepatic arterial resistance indices and role of spleen size[J]. Hepatology, 2002, 35（3）: 601-608.

[15] NADALIN S, SCHAFFER R, FRUEHAUF N. Split-liver transplantation in the high-MELD adult patient: are we being too cautious?[J]. Transpl Int, 2009, 22（7）: 702-706.

第六章　供肝劈离的方式和手术技巧

供肝劈离是劈离式肝移植（split liver transplantation，SLT）技术的核心环节之一，需要根据供肝的解剖特点以及受者的匹配情况选择正确且合适的劈离方式和劈离路径，以保证劈离后的供肝均具有独立的结构和功能，这亦是 SLT 成功的前提和保证。本章就供肝劈离中的诸多关键环节进行阐述。

一、常用外科器械在供肝劈离中的选择和应用

得益于现代肝脏外科技术的发展，对于供肝的劈离也可以借助肝脏外科的常用器械进行。但实际临床中，必须结合供者的呼吸和循环状态、供肝的质量（包括脂肪肝的程度、肝脏的肿胀程度等）、供肝的劈离方式（在体劈离或体外劈离）、是否合并心肺等其他脏器获取等来决定手术器械的选择。其目的在于快速、安全、高效地完成供肝劈离，避免劈离过程中导致供者和供肝的再次损伤，以及对其他拟捐献脏器的不良影响。当前肝脏外科中采用最多的离断肝脏器械以能量外科器械为主，包括高频电刀、高能双极电刀（百克钳）、结扎速血管闭合系统（LigaSure）、氩气刀、超声刀、超声吸引刀（cavitron ultrasonic surgical aspirator，CUSA）。同时，传统的钳夹法具有简便、快速的特点，在特定情况下如对于劈离肝脏的减体积仍然适用。

（一）超声刀

目前在普通肝脏外科施行肝实质离断过程中，超声刀是应用最广的能量器械。其优点在于超声刀断肝的创面整洁，产生的烟雾较少，手术视野清晰。对于肝实质内小于 3mm 的管道结构，可应用超声刀将其完全凝闭并切割离断，以达到离断肝实质并有效止血的目的。但缺点也同样明显，对于肝内管道的保护仍显粗糙，劈离中易由于温度过高误伤拟保留的肝内管道。在拟劈离的供肝中，少部分供肝存在轻度脂肪变性或各种原因导致的肝组织肿胀，其水分高、组织脆，在体劈离时即使是轻微地触碰也会引起出血，难以发挥超声刀的优势；而体外劈离时，由于肝组织的脆性，导致使用超声刀虽然易于离断肝脏，但是缺乏对血管、胆管组织等的确切凝闭，从而导致开放后离断肝脏创面出血较多的情况。因此，现阶段，笔者中心仅在部分优质供肝的在体劈离时建议使用超声刀，体外劈离时则不推荐使用该器械。

在体劈离时，使用超声刀还应该注意在离断肝实质的过程中应由浅入深、层层推进，尽量避免大块离断肝组织；保持创面清洁，及时吸净出血，切忌在血泊中使用超声刀。同时，为减少缺血再灌注损伤，供肝在体劈离过程中一般不施行第一肝门阻断，此时使用超声刀更容易出现断面的出血和渗血，更应该少量多次进行肝实质的离断，以减少术中出血，避免误伤肝内重要脉管结构，从而避免供肝重建困难甚至无法使用的情况发生。

（二）超声吸引刀

自美国于 1967 年首次将超声吸引探头运用于白内障摘除手术以来，CUSA 已广泛运用于多种外科手术，主要由超声振动、灌注和吸引三部分共同发挥作用。其中，空的钛管沿纵向振动，在接触肝组织时，薄壁组织被捣碎，肝组织被分离，细胞碎片经灌注的盐水冲洗后再经中空钛管吸去。同时，比较坚韧的组织（如血管、胆管）不易被震碎而保留下来，即利用超声波振荡把组织粉碎、乳化，再经负压吸除而达到切除病变组织的目的。

CUSA 的特点：①组织的选择性效应，提供了安全和容易的乳化和粉碎作用，并吸入固体组织和脂肪颗粒；②保护了弹性血管和神经组织；③相对于电烧和激光治疗，超声吸引器只对周围组织造成极小的损伤或变形。

鉴于 CUSA 断肝的特点，目前笔者中心把 CUSA 联合双极电凝作为在体和体外劈离的主要器械（图 6-1），其主要优点包括：①CUSA 断肝解剖清晰，可以快速分离肝内的大血管和胆管，这对于部分由于病情危重而无法行 CT 增强扫描等精准影像学评估的供肝劈离尤为重要；利用 CUSA 结合双极电凝进行离体供肝劈离时，可以精细地解剖出肝内少见的血管，如肝静脉变异（段Ⅲ肝静脉单独汇入肝中静脉），避免了对血管壁的损伤，有利于供肝植入时的血管重建（图 6-2、图 6-3）；②利用 CUSA 断肝可以非常仔细地解剖出细小的血管，并使用双极电凝镊或钛夹进行夹闭，可以显著减少供肝复流后断面的出血，这对于减少术前已经存在严重凝血功能障碍受者的手术出血量至关重要；③由于热损伤小，CUSA 切肝最大限度地保留了残肝的肝功能，确保精准切肝；④CUSA 断肝不需要阻断肝脏血管，从而减轻了肝脏的缺血和再灌注损伤（视频 1）。

视频 1 CUSA+双极电凝离体离断肝实质

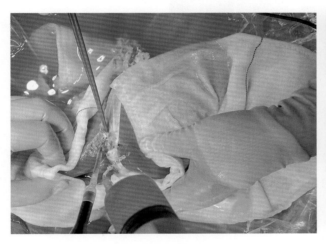

图 6-1 CUSA 联合双极电凝实施供肝体外劈离

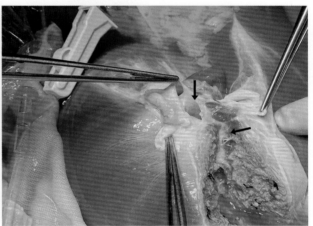

图 6-2 肝静脉的分支走行

黑色长箭头示肝中静脉开口，黑色短箭头示段Ⅲ肝静脉汇入肝中静脉

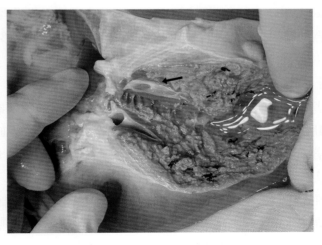

图 6-3 段Ⅲ肝静脉的解剖与离断

黑色箭头示段Ⅲ肝静脉离断后开口

（三）LigaSure

LigaSure 血管闭合系统是应用实时反馈技术和智能主机技术，输出高频电能，结合血管钳口压力，使人体组织中的胶原蛋白和纤维蛋白溶解变性，血管壁熔合形成一透明带，产生永久性管腔闭合。LigaSure 血管闭合系统应用在肝脏手术中，具有较好的切割能力和令人满意的止血效果，且在临床手术处理血管方面显现出独特的优越性，亦适合在腔镜下使用。起初，笔者中心在进行在体和体外肝脏劈离时，选用了 LigaSure 作为劈离工具（图 6-4）。对于在体劈离，LigaSure 血管闭合系统基本可以满足临床需要，可以较为安全地分离肝脏，手术切面的止血效果也较好，但对肝内脉管的精细显露和保护则不及 CUSA。但 LigaSure 应用于体外劈离时，效果却不甚满意，虽然劈离肝实质的速度很快，但是脉管组织的封闭效果较差，新肝开放后切面出血较多，故而不建议体外劈离肝脏时选用 LigaSure 作为劈离工具。

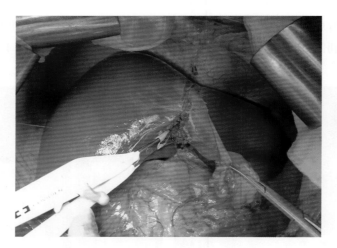

图 6-4　LigaSure 在肝脏在体劈离中的应用

（四）直线切割闭合器

直线切割闭合器断肝快速、有效且安全，常配合超声刀或者其他断肝器械使用。对于单纯肝实质的分离，使用超声刀等其他器械分离到第一肝门以及第二肝门的管道结构时即可使用直线切割闭合器，能较大面积地切割离断肝段血管，加快离断肝实质的速度，缩短手术时间，减轻对肝脏的损伤。然而，由于在活体肝移植（living donor liver transplantation，LDLT）和 SLT 中需要对供受者血管和胆道进行分离、保护及重建，直线切割闭合器的精细程度尚未达到临床要求，因此目前的应用较少。

（五）其他断肝器械

其他断肝器械还包括 Harbib 4X 射频止血切割器、螺旋水刀等。

Harbib 4X 射频止血切割器是一种比较安全的实体器官切除手术的辅助器械，具有简便、快捷的特点。特别是在微创腹腔镜肝脏手术中，射频技术的优势明显，除粗大的动静脉血管及胆道外，其他组织无须烦琐的止血过程，这显著地提高了手术的安全性。但因 Harbib 4X 射频止血切割器不能用于肝内的解剖，在劈离式肝移植的肝实质离断中还无法使用。

螺旋水刀于 1990 年在德国首次使用，其通过特有的压力发生系统精确控制水压，使水流通过高压导管到达喷嘴，形成细小的高压水束。在高压水流的作用下，人体组织结构可出现膨胀，较短的实质性组织在低压下即可被分解，血管、胆管、淋巴管及神经等可以不受损伤地保留或另行处理。该器械的优点有以下几个方面：①失血少；②无热效应产生，对血管、胆管及神经无明显副损伤；③切割线平整且鲜明；④精确控制水压可精确控制切割深度;⑤抽吸功能可使术野清晰。鉴于这些特点可以满足精细劈离肝实质的要求,有此器械的单位可以考虑使用。

（六）劈离式肝移植中应用外科能量器械的优缺点

优点:①以超声刀为代表的能量器械,可以同时发挥切割和止血功能,使上述操作同步进行,可以简化手术流程、缩短手术时间,也可以克服显露空间不足而导致操作受限的不足;②能量器械的高效分离及止血功能使肝实质离断时管道解剖清晰、创面渗血少,无须阻断入肝血流即可控制出血,更有利于对肝脏的精准离断。

缺点:①由于能量器械是将电能或超声能转化成热能后发挥作用,在对目标组织进行分离或止血时可能会对周围组织产生电损伤或热灼伤。②创面焦痂脱落会引起再出血或迟发性胆漏。在肝离断过程中,如果超声刀或 LigaSure 咬合不良,能量激发后可能会出现因管道闭合不佳或撕裂引起的出血,此种风险在 SLT 开放后始终存在。③长时间地激发能量器械会导致热量积蓄,或能量器械刚停止工作时离开视野,都可能造成邻近脏器的热灼烧,术者在术中需注意并尽量规避上述风险。对不确切的焦痂止血或胆道闭合,需进一步缝扎。由于肝创面一般不予缝合,因此仔细检查创面潜在的胆漏至关重要,可采用干净纱布压迫或经胆囊管注射亚甲蓝观察创面有无胆漏,也可以采用经胆管注气的方法检查有无胆漏。

二、劈离方式

供肝劈离方式主要有两种。一种是经典劈离方式,即将供肝分割为左外叶供肝（段Ⅱ~段Ⅲ）和附有腔静脉的扩大右叶供肝（段Ⅰ、段Ⅳ~段Ⅷ）两部分,分别移植给儿童受者和成人受者,此方法技术成熟且已基本得到认可。另一种是完全的左、右半肝劈离方式。此外,当右后叶具有独立的肝门 Glisson 系统时,也可以行扩大的左三叶和右后叶劈离。

（一）经典供肝劈离方式

1. 超肝门方式　经典的超肝门劈离方式的肝实质劈离线为沿镰状韧带至静脉韧带平面进行分离,一般情况下旁开镰状韧带右侧 1cm（图 6-5）。由于段Ⅳ的血供通常来自左侧供肝,所以在早期劈离时经常需要切除段Ⅳ。但在后期的临床实践中发现这种处理方法并没有临床意义。在笔者中心完成的经典 SLT 中,缺少入肝血流的段Ⅳ肝脏在术后通常会逐渐萎缩变小（图 6-6）,尚未发现术后感染或形成大块坏死及肝脓肿的病例。所以实际操作中,笔者中心不推荐在完成劈离后再行单独的段Ⅳ切除。将段Ⅳ保留在右侧供肝可以减小肝脏的劈分面积,减少出血,缩短手术时间。

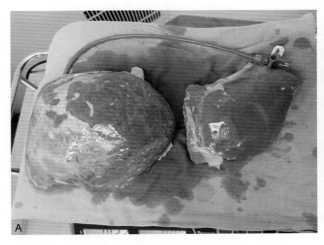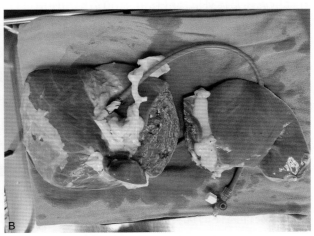

图 6-5　经典劈离式肝移植超肝门体外劈离
A. 膈面观,劈离平面旁开镰状韧带约 1cm；B. 脏面观,劈离平面旁开镰状韧带约 1cm。

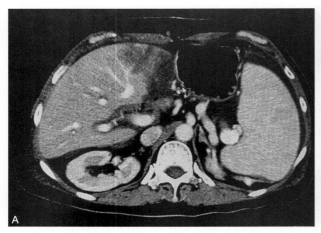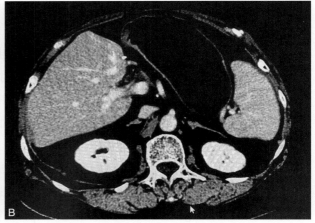

图 6-6　经典劈离式肝移植术后 CT 结果

A. 术后 1 周 CT 结果显示段Ⅳ缺血灶明显；B. 术后 8 个月 CT 结果显示段Ⅳ萎缩变小。

肝左静脉和肝左管通常保留在左侧供肝。在体劈离的技术细节与 LDLT 相似，一般在肝中静脉和下腔静脉的交界处分离肝左静脉，劈离后要及时缝合肝中静脉的缺口，以保持肝中静脉的通畅。

肝动脉的变异较多，主要根据其具体的解剖结构和供受者的匹配情况来制订分离方案。使用超肝门劈离方式时，往往将肝中动脉保留在左外叶供肝。因门静脉的左支比右支长，且易从肝中游离，通常将门静脉左支保留在左侧供肝。但在有些情况下，门静脉的主干亦可保留于左侧供肝。

沿镰状韧带分离肝脏的超肝门方法具有两个优势：①在劈离过程中只需细致地区分由左半肝矢状部发出到段Ⅳ的血供和胆管，即可避免因误伤肝门板区内的门静脉、肝动脉和胆管系统而导致手术难度增加，甚至劈离失败。②当左外叶供肝体积过小或儿童受者体重偏大时，可通过向右移动肝实质分离线，直接在段Ⅳ内分离即可保留足量的段Ⅳ，从而增加左外叶肝移植物的体积，而无须改变术式。因此，与跨肝门方式相比，可以根据受者体重更好地调整肝移植物的重量。

2. 跨肝门方式　跨肝门劈离方式的优势是可更多地保留段Ⅳ动脉以及门静脉进入段Ⅳ的细小分支，有助于减轻段Ⅳ的缺血程度。该方式的切割平面更接近镰状韧带，同时由于是真正的胆管侧支横断，理论上不必进行胆道造影检查，除非需要检测极少见的段Ⅱ和段Ⅲ胆管的远端汇合。而在临床实践中，考虑到无论是在体劈离还是体外劈离肝移植，胆道造影均便捷可行，因此笔者中心还是推荐常规行胆道造影检查。

在肝十二指肠韧带左侧仔细分离出肝门静脉左支和肝左动脉，并向上游离至其只供应左外叶为止。紧接着横断供应段Ⅳ的门静脉分支，即切断 Rex 隐窝（门静脉左支垂直段）前部可能存在的肝桥，顺着肝圆韧带和 Rex 隐窝的右侧，显露腹膜层，此时可见段Ⅳ小的门静脉分支，可以对部分分支进行保留。同时注意保留段Ⅳ的小动脉（图 6-7），其往往正好走行于这些分支和肝门板之间。在完成上述步骤后，打开左侧肝门板，为确保门静脉左支的足够长度，必须嵌夹并切断 1~2 支通向段Ⅰ的门静脉分支，防止门静脉左支在横断左侧肝门板时受到损伤。此时，在 SLT 体外劈离过程中可同时横断肝左、右动脉和门静脉左、右支。根据血管的实际解剖结构和受者的具体要求，决定需要横断血管的具体位置。

就分离肝静脉而言，在体劈离中，可用血管吊带悬吊肝左静脉以利于显露分离；而在体外劈离时，可以充分发挥离体的优势，将肝左静脉连同部分腔静脉壁一起保留在左外叶供肝，这样可以有效地扩大肝左静脉开口直径，降低 SLT 术后肝静脉并发症的发生率。同时，为防止静脉口径狭窄，需要用一块静脉补片修补肝上下腔静脉的缺损（图 6-8）。在极少数的病例中，段Ⅲ肝静脉会直接回流入肝中静脉，这种

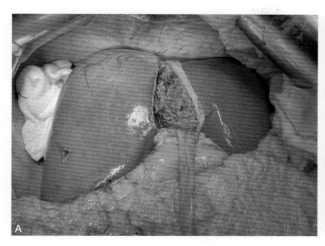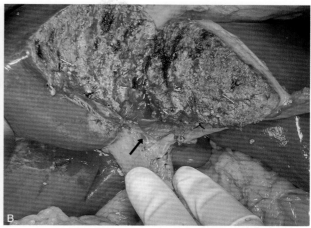

图 6-7　经典劈离式肝移植经肝门劈离方式

A. 肝实质切割线紧邻镰状韧带；B. 肝中动脉保留于右三叶（黑色箭头示肝中动脉）。

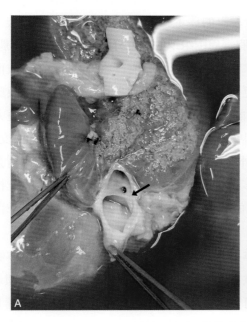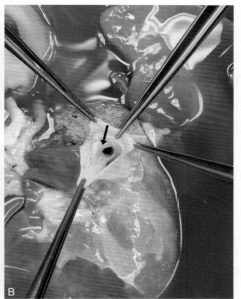

图 6-8　肝左静脉离断及血管缺口修补

A. 在肝左静脉离断后，肝上下腔静脉血管缺口（黑色箭头所示）；B. 静脉补片修补重建肝上下腔静脉缺口（黑色箭头示静脉补片）。

情况下，进行肝实质切割时就要将其切断，并通过供者髂血管进行吻合重建。此外，在 SLT 劈离过程中，必须保证段Ⅳ的静脉回流，避免肝淤血坏死，这要求术者对脐裂静脉的分配和取舍也必须予以关注。

（二）完全的左右半肝劈离方式

完全的左、右半肝劈离肝移植方式将供肝分为左半供肝（段Ⅰ～段Ⅳ）和右半供肝（段Ⅴ～段Ⅷ）。当然，段Ⅰ也可以根据受者的体重情况分配于右半肝。这种劈离方式可用于体重匹配的 2 例成人患者或者 1 例成人和 1 例青少年患者；而在儿童供肝中此种方式也可用于体重匹配的 2 例儿童患者。

在离体完全劈离左、右半供肝时，应根据肝中静脉解剖特点和走行来决定劈离肝平面，保证左、右半供肝回流通畅。对于肝中静脉的分配，可采用肝中静脉完全劈离给左、右半供肝的方式，也可将肝中静脉主干保留于左半供肝,对右半供肝段Ⅴ、段Ⅷ肝中静脉分支进行重建。临床上需根据供、受者不同情况,选择不同的供肝劈离方式(详见本章五、肝脏的血管分割与整形策略)。

三、在体劈离和体外劈离技术

按照肝实质劈离的时机,可以分为在体劈离和体外劈离两种手术方式。在体劈离又可以有两种手术思路(详见本章六、在体供肝劈离技术要点),需要结合术者的习惯、技术水平、器械、手术室的配合程度等来实施。

近年来,通过笔者中心大量在体劈离手术实践和相关文献报道发现,与体外劈离相比,在体劈离具有以下优势:①在体劈离是在循环稳定的脑死亡供者体内进行,能直观地观察供肝血管和胆道系统的情况,及时发现存在解剖变异的血管。②整个劈离过程中无须阻断入肝血流,显著缩短了供肝冷缺血时间。③可以直接观察肝脏劈离后各段的血流供应及静脉回流情况,更合理地分配供肝血管。④在体劈离时,肝断面止血更确切,明显减少了供肝开放后创面出血,降低了术后腹腔出血的发生率。⑤术后原发性移植物无功能(primary graft nonfunction,PNF)的发生率低,在体劈离既缩短了供肝的冷缺血时间,又避免了体外劈离时供肝频繁脱离冷保存液造成的局部升温而损伤供肝,有效地保障了移植肝的功能恢复。⑥胆道并发症明显减少,一方面是由于在体劈离术中能确切地区分段Ⅳ的迷走胆管,防止术后胆漏的发生;另一方面是因为在体劈离过程中紧贴肝断面剪断胆管,避免了对胆管周围组织的过度分离,较好地保护了胆道血供。

由于在体劈离流程复杂,对供者所在医院、手术室及供者家属等配合度的要求较高,故而存在一定的局限性:①在体劈离通常耗时1.0~1.5小时甚至更长,这就需要与切取角膜、肾脏、心脏及肺脏等其他器官的移植医师互相配合,避免损伤其他器官的功能;供者呼吸循环不稳定时,则需要变更方法先按常规方式切取供肝后,再进行体外劈离。②劈离过程中若发现供肝存在复杂的血管或胆管的变异,会明显增加劈离时间时,需要及时放弃在体劈离,改为体外劈离将会使术程更简单。③在体劈离会在一定程度上增加脑死亡供者所在医院的医疗负担,如延长手术房间的使用时间,需要提供麻醉监护医生和配合护士等。④由于耗时较长,可能会导致供者家属的不合作或误解等情绪,甚至影响整个器官捐献的过程。

在体劈离和体外劈离技术在肝实质分割的具体操作上存在明显区别。如前所述,在体劈离时肝实质的分割更接近于普通肝胆外科的操作,可以根据供者所在医院手术室的条件和术者的习惯进行器械的选择和离断。尽管有单位报道在进行体外劈离时,可直接使用锋利的刀片对肝实质进行快速且简单地切割,其目的是快速获得平整的切面,但由于肝内解剖变异的复杂性,此种方式过于粗糙。笔者中心经过对各种断肝器械和方式进行实践对比后,目前把CUSA联合双极电凝作为体外劈离肝实质的主要方式,可以达到快速、精准、确切止血和防止术后胆漏的效果。

劈离过程结束时应称量双侧移植物的重量,描述其确切的解剖结构,必须同时获取足够的供者血管,包括双侧的髂血管、部分下腔静脉、胸主动脉(不获取心肺时)等,以备血管重建。

四、肝脏胆道的分割策略

由于胆道变异的发生率高,因此在进行肝实质劈离手术前,首先应该对胆道的解剖情况进行详细且准确的评估。若实施在体劈离术式,则应在手术时首先解剖胆总管,在胰腺上缘剪开胆总管进行直接胆道造影,不需要像实施LDLT时行经胆囊管造影(视频2)。若选择体外劈离方式,应该在修整供肝时先行经胆总管造影,尽早明确胆道解剖情况,以决定胆道分离和重建的方式。引流右半肝的胆管汇入肝左管较为常见,右后支汇入肝左管者占22%,右前支汇入肝左管者占6%(图6-9、图6-10),上述情况在精准分离供

视频2　在体劈离——经胆总管胆道造影

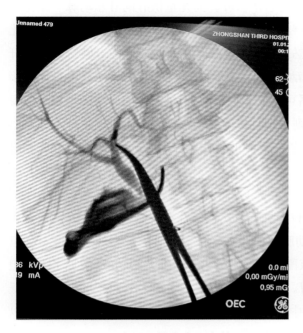
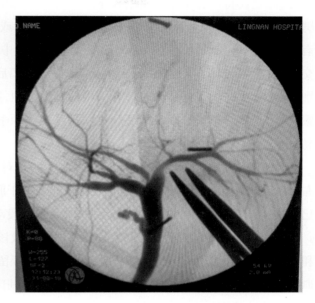

图 6-9　右后肝管发自肝左管
血管钳尖端为胆道离断的位置。

图 6-10　右前肝管发自肝左管

肝胆道的情况下并非肝脏劈离的禁忌证，需在胆道造影时确定准确的胆道离断位置，最后离断前再经胆道探子确定平面，并注意避免对胆道周围组织的过多游离，以保护胆管周围血管丛（视频 3）。胆道分割的主要原则为，在明确及裸化可供离断的胆管位置后加以离断，以保证两侧移植肝胆汁的充分引流，同时尽量避免复杂的多支胆管重建。

视频 3　体外劈离——
肝左管离断

　　早期供肝劈离时，为获取较长的左外叶胆管，会过度解剖胆道系统，导致术后胆道并发症。约有15% 的段Ⅱ、段Ⅲ胆管汇合部超过镰状韧带平面，开口于门静脉左支的右侧，意味着左外叶的肝断面上会出现两处胆管开口。这种情况下，若肝断面上两处胆管开口相距较近，可通过整形将二者合并为一处；若两处胆管开口相距较远，供肝植入时需分别与空肠吻合。此外，部分段Ⅳ的迷走胆管横跨脐裂处引流段Ⅱ、段Ⅲ少部分的胆汁，这种变异在供肝劈离时往往被忽视，也是术后发生胆漏的常见原因之一，在劈离过程中仔细辨别并且妥善结扎上述小胆管可降低术后胆漏的发生率。

五、肝脏血管的分割与整形策略

　　SLT 中对供肝血管和胆管的分离及分配需要综合考虑劈离后两侧供肝血供、胆道的相对完整性以及对手术重建难易程度的影响，避免增加术后技术相关并发症的发生。

（一）肝动脉的分割和整形策略

　　随着显微外科技术的不断提高，常见的肝动脉变异不再是供肝劈离的禁忌证，有时甚至有利于供肝的劈离，如供肝存在替代肝右动脉或替代肝左动脉时。但必须强调通过术前影像学检查结合术中探查来了解肝动脉的解剖情况，以便在肝脏劈离和肝动脉吻合重建之前做好手术预案（视频 4）。

视频 4　体外劈离——
肝动脉和门静脉离断

　　由于肝动脉存在不同程度的变异，因此，SLT 的肝动脉劈离方式首先取决于动脉分型,其次根据动脉直径的大小,将动脉主干分配给血管直径小、重建难度大的一侧。成人右半供肝多移植给成人患者,为使动脉直径匹配,常将动脉主干保留给右半供肝。而儿童供肝的肝左动脉一般比较细小,因此建议将动脉主干保留给左半肝。肝中动脉主要用于供应左半供肝特别是左内叶的血供,因此在劈离时通常将肝中动脉和肝左动脉保留于左外叶或左半供肝。若肝中动脉发自肝左动脉,则可在肝固有动脉发出肝左动脉的起始部离断后直接吻合肝中动脉和肝左动脉的共干;若两者无共干且无直接的交通支存在(在术中吻合好肝左动脉后或供肝劈离后可用肝素钠溶液,检测肝中动脉反流情况),需要分别吻合 2 支动脉。对于 Michels 分型中的其他类型,则根据具体的肝动脉变异类型来决定分割和整形的策略,如起自肠系膜上动脉的替代肝右动脉或来源于胃左动脉的替代肝左动脉,上述动脉的分配相对容易。

10%~15% 的肝左动脉发自胃左动脉,这一变异对于经典 SLT 而言应该是有利的,因为这种情况下肝左动脉无论是直径还是长度均适合吻合重建。关于肝中动脉的取舍,既往有观点认为由于在劈离过程中已损失了部分的门静脉段Ⅳ分支,完好地保留该段动脉血供对减轻该段肝脏的缺血坏死程度至关重要。也有研究认为,单独保留段Ⅳ的动脉供血会导致该段肝脏的胆道仍有胆汁分泌功能,增加了术后胆漏和胆汁瘤发生的概率,因此并不主张动脉血供的保留。笔者中心的病例数据显示,由于肝内存在广泛的血管交通支,保留肝中动脉并非劈离的必要要求。肝中动脉仅在施行完全左、右半供肝时需要重建,以确保段Ⅳ的功能恢复;而在经典 SLT 时,则无须进行常规保留重建。

动脉吻合时,应尽可能地利用动脉分叉修剪成血管袖片进行吻合,可降低动脉吻合口狭窄、血栓形成等并发症的发生率。在受者的吻合动脉选择上,对于成人或大龄儿童受者,主要利用肝左、右动脉分叉处或者肝固有动脉与胃十二指肠动脉分叉处形成扩大的共同开口来进行动脉吻合。对于低龄儿童受者,则是利用肝左或肝右动脉进行吻合。由于左外叶供肝只保留肝左动脉,无法利用动脉分叉形成血管袖片进行吻合,推荐在高倍放大镜(3.2 倍以上)或显微镜下行动脉的精细吻合。

肝动脉直径小于 2mm 是儿童受者肝移植术后肝动脉血栓形成的重要危险因素,因此,除采用前述的分割策略外,亦可以根据胆囊动脉与肝右动脉的关系及肝左动脉与胃右动脉的位置关系来尽可能地扩大吻合动脉的口径。笔者中心在施行右半肝亲属 LDLT 时曾利用粗大的胆囊动脉与肝右动脉汇合处扩大吻合口径进行吻合,效果良好。也可利用胃右动脉与肝左动脉共干的解剖特点,将二者共干处劈开从而有效地扩大吻合口径,降低肝左动脉栓塞的发生风险。

(二)肝门静脉的分割和整形策略

相对肝动脉而言,肝门静脉的变异情况较少,但罕见的肝门静脉变异如门静脉左支先天性缺如等可能会是 SLT 的禁忌证。门静脉分割的主要原则是:①发现存在一侧供肝劈离后会影响另一侧肝脏血供的门静脉解剖变异的供肝不宜进行劈离;②合理选择门静脉离断位置,避免离断后任意一侧供肝出现门静脉重建难度大的情况,如劈离后出现多支门静脉开口的情况。这种原则把握的目的是缩短冷缺血时间、降低门静脉重建难度并进而减少术后相关并发症的发生。

与肝动脉相比,肝门静脉的分配较为简单,其经典方式一般将肝门静脉主干保留于右三叶供肝,左外叶供肝仅保留肝门静脉左支,离断时需要注意与肝门静脉主干保持一定距离;需要注意保护尾状叶和门静脉段Ⅳ分支,有利于段Ⅳ血供的部分留存(图 6-11),在缝闭门静脉主干上缺口时,一般采用 5-0 Prolene 线单层连续缝合,注意生长因子的预留,避免门静脉收缩变窄(视频 5)。行完全左、右半供肝劈离时,需结合受者的门静脉特点进行分配,根据供、受者的门静脉长度、直径匹配程度、重建难易程度来决定门静脉主干是保留于左半供肝还是右半供肝。

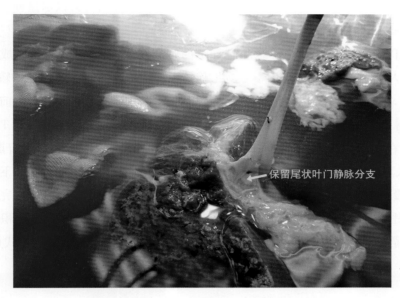

保留尾状叶门静脉分支

图 6-11 门静脉左支离断后
箭头处为保留尾状叶和门静脉段Ⅳ分支于右三叶肝脏。

此外，门静脉残端和肝左管残端关闭后，应继续将门静脉和胆道后方的肝门板予以细致连续缝合，因其内有通向段Ⅳ或尾状叶的门静脉和胆管分支，若不加以处理，易导致开放后出血或术后胆漏（视频 6）。

在儿童 SLT 中，当原发疾病为胆道闭锁时，极易出现门静脉发育不良情况，此时往往在重建门静脉时需要切除狭窄段的门静脉，采用供肝的静脉予以置换重建门静脉系统，此时可以在修肝时将门静脉左支予以重建延长，以备受者手术时使用（视频 7）。

视频 5 右三叶供肝
门静脉左支断端关闭

视频 6 右三叶供肝
断面肝门板缝合

视频 7 门静脉左支
搭桥术（后台）

（三）肝静脉的分割和整形策略

SLT 在确定劈离方式和离断平面时，肝静脉作为解剖的标志具有重要意义。在左外叶 + 右三叶 SLT 中，应掌握肝左静脉的解剖特点及其与肝中静脉的汇合方式，注意是否出现段Ⅱ、段Ⅲ肝静脉单独汇入肝中静脉或下腔静脉的解剖变异，分离时应加以保护。此外，还需要关注脐裂静脉的走行特点，根据拟切除的平面将脐裂静脉保留于左外叶或右三叶。对于完全的左、右半供肝 SLT，应重点了解肝中静脉的解剖特点，并掌握段Ⅳ、段Ⅴ和段Ⅷ肝静脉的直径和汇入肝中静脉的方式。

经典劈离方式中，右三叶供肝保留肝中、肝右静脉及腔静脉主干，左外叶保留肝左静脉。肝左静脉离断后，将左侧肝上下腔静脉出现的缺口利用供者髂静脉补片修补后，使得右三叶可以得到完整的腔静脉，吻合时可采用改良背驮式或经典式肝移植，同全肝流出道吻合方式（视频 8）。一般情况下，段Ⅱ、段Ⅲ肝静脉形成共干后再汇入下腔静脉。但在极少数情况下，段Ⅱ肝静脉并不与段Ⅲ肝静脉汇合形成肝左静

视频 8 右三叶供肝
腔静脉缺口修补

脉,而是各自直接汇入下腔静脉(见图 6-3)。此时,需要将切缘略向右移,以尽量使段Ⅱ、段Ⅲ各自入口的肝静脉可修整为唯一的静脉流出道。

　　完全左、右半肝劈离方式中,肝中静脉和腔静脉的归属视供、受者情况而定。成人左、右半供肝劈离主要用于 2 例成人受者,儿童供肝则用于 2 例儿童受者。若所选择的受者体重均较小,右半供肝基本能满足 GRWR 的需求,而左半供肝往往面临 GRWR 相对不足的问题。笔者中心目前在完全左、右半肝劈离时,对于肝静脉和腔静脉采用了三种劈离和重建方式:①与成人右半供肝 LDLT 相似,将肝中静脉主干和腔静脉保留在左半供肝,而将段Ⅴ、段Ⅷ肝静脉分支保留于右半供肝,以进行血管整形后的重建(图 6-12);②与成人左半供肝 LDLT 相似,将肝中、肝左静脉归于左半供肝,肝右静脉和下腔静脉则保留于右半供肝,利用段Ⅴ、段Ⅷ肝静脉分支进行血管整形后重建于下腔静脉(图 6-13);③采用完全劈离肝中静脉的方式,可最大化地保留左、右半供肝离断平面处肝静脉的回流,获得更多的功能性肝体积。肝中静脉完全劈离后,可采用供者髂静脉或动脉血管重建两侧肝中静脉,一般体外劈离时可采用此种方式(视频 9、视频 10)。

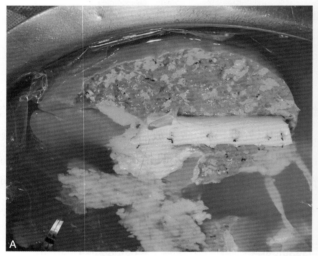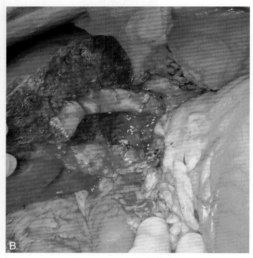

图 6-12　段Ⅴ、段Ⅷ肝静脉供者胸主动脉重建

A. 段Ⅴ、段Ⅷ肝静脉供者胸主动脉重建;B. 右半供肝用于段Ⅴ、段Ⅷ肝静脉重建的胸主动脉吻合于受者肝左、中静脉开口。

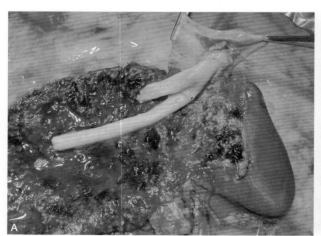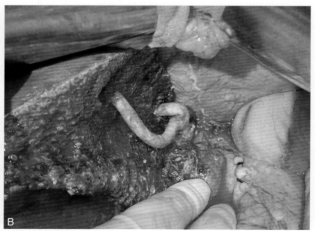

图 6-13　段Ⅴ、段Ⅷ肝静脉供者髂动脉重建

A. 段Ⅴ、段Ⅷ肝静脉利用髂动脉重建于供肝下腔静脉缺损处;B 右半供肝开放后段Ⅴ、段Ⅷ肝静脉充盈饱满、回流通畅。

视频 9 体外劈离——
肝中静脉正中劈分

视频 10 体外劈离——肝中
静脉正中劈离后重建

完全半肝劈离式肝移植时,保留下腔静脉的一侧供肝可采用改良背驮式或经典式重建流出道,未保留下腔静脉的一侧供肝采用背驮式重建流出道(图 6-14,视频 11)。

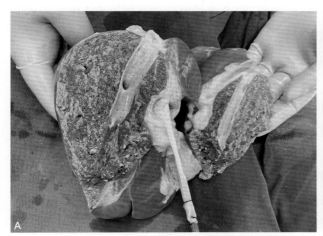

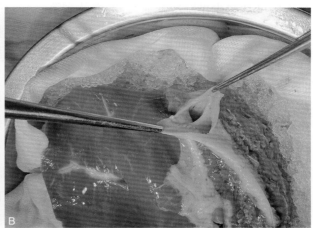

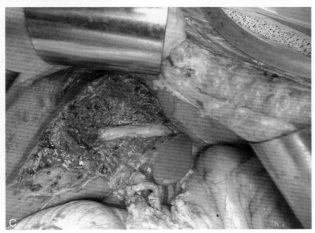

图 6-14 完全左、右半肝体外劈离

A. 完全左、右半肝体外劈离,肝中静脉正中劈分;B. 左半肝肝中静脉利用同一供者髂静脉修补重建,同法重建右半肝肝中静脉;C. 右半肝利用髂静脉修补重建,开放血流后,血管充盈饱满,回流满意。

此外,关于下腔静脉的归属问题,有学者认为可保留于左半供肝,但当肝短静脉较为粗大时,则最好保留于右半供肝。也可纵向切开下腔静脉,左、右半肝各保留一部分的静脉袖片,分别与受者下腔静脉相吻合。但是,如果受者是两例成人患者,为获取足够体积的左半供肝,通常需要将肝中静脉保留于左半供肝,此时下腔静脉则被保留于右半供肝。

视频 11 完全半肝移植开放后肝静脉回流通畅

六、在体供肝劈离技术要点

在体供肝劈离技术要求供者必须是具有心跳的脑死亡供者,在体劈离是在保证供者血流动力学稳定的情况下进行的,劈离时需有监护人员密切监测供者的生命体征变化,并注意对拟同期获取的心脏、肺脏、肾脏等器官的保护。在体劈离的手术策划有两种思路可供临床医师选择:①遵循 LDLT 获取原则,先行获取左外叶、左半供肝或右半供肝,将取下的肝脏进行离体灌注修整;余下的右三叶、右半供肝或左半供肝则需进行在体灌注,与腹腔内拟获取的肾脏、小肠或胰腺等器官整体灌注切取。②发挥劈离肝移植的特点和优势,完成主要肝断面的劈离,简单分离第一、二肝门后进行在体灌注获取供者肝脏,台下分离、修整血管及胆管。对于此种手术方式,笔者习惯在体离断胆管,以更好地在体缝合胆管周围滋养血管,在完成胆道的分割离断后,随即进行在体灌注获取供者肝脏,台下仅进行血管分割。第一种手术方式可以最大限度地减少供肝冷缺血时间,并达到第一肝门的精准解剖,但术者需要达到可以开展 LDLT 手术的技术水平,避免劈离过程中误伤供肝任一侧的主要脉管结构导致供肝无法使用的情况。第二种手术方式则对术者的手术技术要求较低,并可以在后台更好地进行两侧肝脏的血管分割和整形。

（一）经典劈离术式的在体劈离方式

首先应强调,无论是经典术式还是完全左、右半供肝的劈离术式,进腹后均应首先分离并控制肾下段腹主动脉、肠系膜上静脉及下腔静脉,以备在劈离过程中若出现供者循环、呼吸障碍等不稳定情况时可以快速插管进行灌注获取供肝。

术者切除胆囊,并经胆总管下端切开行胆道造影,明确肝左管或肝右管准确的离断位置。采用经典劈离术式时,先切断镰状韧带,显露第二肝门,游离肝左静脉的肝外部分,避免对肝中静脉造成损伤,并确保其回流通畅。极少数情况下,段Ⅱ、段Ⅲ各自具有独立的腔静脉入口,辨明这种异常解剖可避免对血管的误伤。

游离门静脉左支至脐裂侧面,结扎其支配的段Ⅰ、段Ⅳ分支,而来源于门静脉分叉处或主干处支配段Ⅰ、段Ⅳ的分支则应予以保存。沿镰状韧带右侧 1.0cm（左段Ⅱ、段Ⅲ与段Ⅳ交界处）使用电刀或 CUSA 分离肝实质至脐裂上方 1.0cm 处,结扎左、右半肝断面的穿支小血管（包括肝中静脉至段Ⅱ、段Ⅲ的分支）及小胆管。紧贴左半肝断面离断残余肝实质,显露肝左管断面,按预先胆道造影时标记的位置离断肝左管,对此处两侧断面的胆管滋养动脉出血需要使用 7-0 Prolene 线缝扎止血,避免电刀烧灼。继之以6-0 PDS 缝线连续缝合关闭肝总管上肝左管离断后的胆管残端。其后分别离断肝左动脉、门静脉左支和肝左静脉后,将左外叶供肝取出行体外经门静脉灌注。台上继续缝合关闭门静脉残端和肝动脉残端,下腔静脉上肝左静脉离断后留下的残端暂以血管阻断钳夹闭,不予缝合,留待右三叶体内灌注时打开,更有益于灌注液的流出。

（二）完全左、右半肝供肝的在体劈离

该术式对肾下段腹主动脉、肠系膜上静脉及下腔静脉等的控制与前相同,利用胆道造影来确定胆道离断位置。第二肝门游离肝左、肝中静脉的肝外部,大多数情况下肝左、肝中静脉汇成同一共干;而两者分别汇入下腔静脉则是少数,这种情况下需将肝左、肝中静脉修整成共同开口。

在第一肝门处解剖肝左动脉、肝门静脉左支及肝左管全长至肝圆韧带水平,以暂时阻断肝左动脉、肝门静脉左支或肝右动脉、肝门静脉右支来确定肝实质的分割线。按照 LDLT 方法,先行取下左半肝或右半肝进行离体灌注,余肝则在体灌注并整块获取。以先行切取左半供肝为例,利用超声刀或 CUSA 切开肝实质,结扎肝断面的穿支血管和小胆管。紧贴肝中静脉右侧切断肝中静脉较大分支（直径大于 5mm）,保留静脉袖片于肝右叶,缝扎左叶断端;在第一肝门肝板处断面锐性切断肝左管,残端处理同前经典方式 SLT；在门静脉分叉处离断门静脉左支；在肝固有动脉起始处切断肝左动脉和肝中动脉，并保留肝右动脉、肝固有动脉及腹腔干袖片于肝右叶；而肝中、肝左静脉在其与下腔静脉汇入口处切断，并保留下腔静脉于肝右叶。取下左半供肝后行离体灌注修整。体内的右半肝则与经典术式相同，在体灌注后获取。

七、体外肝脏劈离技术要点

首先需要按照常规供肝获取方法来切取全肝，供肝必须携带尽可能长的血管袖片，同时应该切取供者的髂总或髂外动、静脉段以备血管吻合重建之需。获取供肝全肝后，将其置于 4℃灌注液内保存。进行供肝劈离前，需先用金属探子探查肝动脉、胆道等情况，以初步了解有无明显的解剖变异情况。在开始肝脏分离前，行肝动脉、胆道造影，详细了解供肝的解剖结构，确定供肝是否符合劈离指征。鉴于肝动脉的情况可以使用金属探子探查来明确，因此笔者中心已较少使用肝动脉造影，但由于肝内胆道经常存在复杂变异，胆道造影仍是必需。

体外劈离术式对供肝血管及胆管的分割与重建原则与在体劈离术式基本一致。其优势是：①降低对供者所在医院手术室的要求，供肝体外分离可以在受者手术室完成；②在体外更容易对供肝进行完整的解剖学评价，并可以在直视下根据血管口径、解剖特点进行劈分和重建。与此同时，体外劈离术式也相应地会对肝移植造成不利影响，最主要的影响是全程手术时间增加，以及冷缺血时间延长加重了移植物保存性损伤，致术后早期肝移植物功能不良或原发性移植物无功能的发生率升高。此外，体外劈离后肝实质创面胆漏或出血的风险相应增加。因此，体外劈离术式对供者和供肝的选择标准应更加严格，且在受者方面也应选择术前状况良好的择期病例。

（易述红　唐　晖）

参考文献

［1］SAVLID M, STRAND A H, JANSSON A, et al. Transection of the liver parenchyma with an ultrasound dissector or a stapler device: results of a randomized clinical study［J］. World J Surg, 2013, 37（4）: 799-805.

［2］BODZIN A S, LEIBY B E, RAMIREZ C G, et al. Liver resection using cavitron ultrasonic surgical aspirator（CUSA）versus harmonic scalpel: A retrospective cohort study［J］. Int J Surg, 2014, 12（5）: 500-503.

［3］IKEDA M, HASEGAWA K, SANO K, et al. The vessel sealing system（LigaSure）in hepatic resection: a randomized controlled trial［J］. Ann Surg, 2009, 250（2）: 199-203.

［4］李立. Habib4X 射频止血切割器在肝切除术中的应用价值［J］. 中华肝脏外科手术学电子杂志, 2013, 2（2）: 101-104.

［5］王东, 朱继业, 栗光明, 等. 螺旋水刀在复杂肝脏切除手术中的应用［J］. 中华普通外科杂志, 2010, 25（10）: 818-821.

［6］陈亚进, 陈捷. 能量外科器械在肝脏手术中的应用［J］. 中华肝脏外科手术学电子杂志, 2015, 4（1）: 9-12.

［7］RONALD D W B, GORAN B G K. 肝移植［M］. 夏强, 译. 3 版. 上海: 上海科学技术出版社, 2019.

［8］中华医学会外科学分会外科手术学学组, 中华医学会外科学分会移植学组. 劈离式肝移植专家共识［J］. 中华肝脏外科手术学电子杂志, 2020, 9（5）: 429-434.

［9］STAPLETON G N, HICKMAN R, TERBLANCHE J. Blood supply of the right and left hepatic ducts［J］. Br J Surg, 1998, 85（2）: 202-207.

［10］REICHERT P R, RENZ J F, D'ALBUQUERQUE L A, et al. Surgical anatomy of the left lateral segment as applied to living-donor and split-liver transplantation: A clinicopathologic study［J］. Ann Surg, 2000, 232（5）: 658-664.

［11］BUSUTTIL R W, GOSS J A. Split liver transplantation［J］. Ann Surg, 1999, 229（3）: 313-321.

［12］CHAIB E, BERTEVELLO P, SAAD W A, et al. The main hepatic anatomic variations for the purpose of split-liver transplantation［J］. Hepatogastroenterology, 2007, 54（75）: 688-692.

［13］NUNEZ A, GOODPASTOR S E, GOSS J A, et al. Surgical anatomy of the hepatic arteries in 1000 cases［J］. Ann Surg, 1994, 220（1）: 50-52.

［14］NUNEZ A, GOODPASTOR S E, GOSS J A, et al. Enlargement of the cadaveric-liver donor pool using in-situ split-liver transplantation despite complex hepatic arterial anatomy［J］. Transplantation, 2003, 76（7）: 1134-1136.

［15］易述红, 张彤, 傅斌生, 等. 儿童器官捐献供肝行劈离式肝移植的肝动脉分割与重建［J］. 中华器官移植杂志, 2019, 40（7）: 392-395.

［16］ANDORNO E, GENZONE A, MORELLI N, et al. One liver for two adults: In situ split liver transplantation for two adult recipients［J］. Transplant Proc, 2001, 33（1/2）: 1420-1422.

［17］ASENI P, DE FEO T M, DE CARLIS L, et al. A prospective policy development to increase split-liver transplantation for 2 adult recipients: results of a 12-year multicenter collaborative study［J］. Ann Surg, 2014, 259（1）: 157-165.

［18］Colledan M, Andorno E, Segalin A, et al. A new splitting technique for liver grafts［J］. Lancet, 1999, 353（9166）: 1763.

［19］COLLEDAN M, ANDORNO E, SEGALIN A, et al. Alternative split liver technique: The equal size split［J］. Transplant Proc, 2001, 33（1/2）: 1335-1336.

［20］LIU H, LI R, FU J, et al. Technical skills required in split liver transplantation［J］. Ann Transplant, 2016, 21: 408-415.

［21］CHUNG Y K, HWANG S, AHN C S, et al. Fates of retained hepatic segment Ⅳ and its prognostic impact in adult split liver transplantation using an extended right liver graft［J］. Ann Surg Treat Res, 2021, 101（1）: 37-48.

第七章　受者手术

在受者手术方面,劈离式肝移植和传统肝移植一样,分为病肝切除和供肝植入两大步骤。在实际操作中,劈离式肝移植和普通的全肝移植又有很大的不同。一方面,劈离式肝移植受者手术更加强调统一的手术策划,需要根据拟移植的劈离的部分肝脏的解剖情况来处理受者的病肝切除,包括对出入肝脏的血管和胆管的分离、保护和取舍,以更好地与拟移植肝脏匹配重建,减少手术操作的难度和术后并发症的发生。另一方面,由于肝移植术已经成为治疗终末期肝病的成熟且有效的方法,大量具有复杂病史的肝病患者接受肝移植手术,也增加了手术的难度。复杂情况下的病肝切除,更是决定劈离式肝移植手术能否成功的关键一环。

第一节　经典劈离式肝移植受者手术

施行经典劈离式肝移植手术时,受者主要为成人和低龄儿童。关于成人受者的选择,有观点认为,应尽量避免有复杂腹部手术史的病例,但随着技术的不断进步,从笔者中心的经验来看,对于右三叶供肝的经典劈离式肝移植,受者的选择和全肝移植并无明显不同。而儿童受者由于仅接受左外叶供肝,一般都是体重小于 20kg、年龄在 3 岁以内的低龄儿童。

一、成人受者手术

（一）病肝切除

选取肋骨下三指"人"字形切口切开腹壁,行全肝切除术。首先,游离肝的膈面,松解左右三角韧带,显露肝裸区,然后游离肝的脏面,为了避免损伤周围组织,应使用电刀尽量紧贴肝包膜层次游离肝脏;其次,从肝门部游离门静脉和肝动脉,对于患有肝良性疾病的受者,为了保留较长的肝动脉和门静脉,尽量向肝内游离,在肝左、右动脉及门静脉分叉处以远离断血管、结扎远端;离断肝短静脉,保留完整的肝后下腔静脉,切除病肝。

笔者中心一般情况下行改良背驮式原位肝移植,病肝切除时保留受者的肝后下腔静脉,在某些情况下,如果受者无法保留肝后下腔静脉（如肿瘤侵及或肝后严密粘连无法分离）,则行经典原位肝移植术,保留的供肝下腔静脉与受者的肝上下腔静脉和肝下下腔静脉行端端吻合。

（二）复杂的病肝切除

1. 有多次上腹部手术史的受者病肝切除　随着现代肝脏外科治疗手段的不断提高,相当一部分最终接受肝移植的受者经历了多种治疗手段,如肝癌患者病肝的反复切除、多次的射频消融、介入和放射治疗等,肝内胆管结石患者的多次肝切除和多次胆肠吻合术史,门静脉高压患者的分流或断流手术史等。这些治疗手段使患者腹腔内有不同程度的粘连以及肝脏解剖结构的改变如第一、二肝门的转位,在此基础上如果合并严重的门静脉高压、凝血功能障碍等基础病变,则病肝的切除常常极为困难,分离过程中大出血风险极高,显著增加了肝移植手术的难度。在处理此类受者的病肝切除时,强调先行第一肝门的解剖游离,并且在游离途径上先行经段Ⅵ进行肝脏游离,将右半结肠、十二指肠与肝脏的粘连完全分开,达到第一肝门和肝下下腔静脉的右侧(图7-1),由此处分别离断肝动脉和胆总管,完全显露门静脉。此后再进行肝周韧带和第二肝门的游离,接近第二肝门时,应特别注意手法的轻柔,找准下腔静脉的间隙,避免盲目搬动导致肝静脉的撕裂而造成大出血的发生。

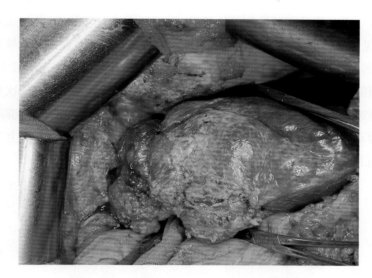

图7-1　肝周严重粘连,游离段Ⅵ,进入第一肝门

2. 合并门静脉血栓的受者病肝切除　　妥善处理门静脉血栓是肝移植手术的关键步骤,在目前常用的门静脉血栓 Yerdel 分级中,除了最严重的Ⅳ级应谨慎行肝移植术,其余情况均可行门静脉血栓切除术。笔者中心行门静脉血栓切除术的具体手术要点为:应在门静脉切断后、病肝切除前行门静脉血栓切除。具体的血栓切除术为:首先,充分游离受者的门静脉至胰腺上缘,门静脉阻断钳应该尽量钳夹于血栓根部,这样有利于完整切除血栓;其次,助手可借助血管镊悬起门静脉的断端,术者右手持血管钳沿血栓与静脉壁间隙钝性分离血栓,分离至门静脉钳阻断平面后,术者左手拇指和示指在胰腺前后方控制门静脉血流,松开门静脉阻断钳,继续向下钝性分离血栓直至完整剥除(视频12)。为了防止无肝期间门静脉血流阻断造成新的血栓形成,可稍打开门静脉阻断钳,用肝素液注入受者门静脉近端,在处理置入过TIPS支架的病例时,若支架在门静脉内位置过低,亦可以采用此种方法取出支架(视频13)。

视频12　受者门静脉
血栓取出术

视频13　受者 TIPS 支
架取出

(三)巨大多囊肝及肝巨大血管瘤等肝脏巨大良性肿物的受者病肝切除

多囊性肝病是一种罕见的常染色体显性遗传性进行性疾病,在巨大肝囊肿的病例中(图7-2),晚期患者可能会出现腹痛、肝大、下腔静脉受压、厌食、囊肿感染、呼吸困难等症状,最终可导致肝衰竭。在这类病例中,囊肿开窗术及肝切除术均无明显效果,因此,肝移植成为目前最有效的治疗方法。由于巨大肝囊肿引起的肝脏严重肿大,术野显露困难,再加上多数患者合并多囊肾及肝衰竭,以及既往手术史造成的粘连,有大出血风险,因此受者病肝的切除难度较大。一般首先游离左右肝韧带,离断肝左三角韧带。打开左右半肝之间行多处囊肿开窗减压,为了防止周围重要组织的损伤,可残留部分囊壁。再分开左、右半肝并将肝向上翻起,从而显露第一肝门,分别结扎离断肝固有动脉、门静脉主干及胆总管。有报道提出,由于巨大的病灶使肝后血管无法显露,因此,在行部分囊肿开窗减压后,随后阻断门静脉和下腔静脉,先行左半肝切除术,然后分离肝静脉和肝后侧肝短静脉,继续行右半肝切除术,最终成功实施受者病肝的切除。肝血管瘤是最常见的良性肝实体瘤,主要由海绵状血管瘤组成。笔者中心陈规划教授在一例巨大的肝海绵状血管瘤的病例报告中指出,由于肿瘤巨大且与周围组织粘连严重,为了减少失血量,先解剖游离肝十二指肠韧带,控制第一肝门,入肝血流阻断后,可缩小血管瘤,便于游离,再依次处理第二肝门及游离肝下下腔静脉,然后迅速显露并切除病肝。近几年,笔者中心在处理巨大肝脏的切除时,均采用类似前入路切肝方法,其手术要点在于如何在不能充分游离右半肝的情况下,安全地将肝上下腔静脉解剖出来并能完全阻断,在此基础上方可行全肝血流阻断,前入路切除病肝。

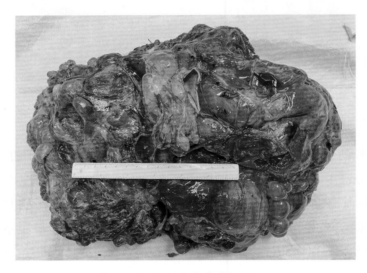

图 7-2 巨大多囊肝

(四)右三叶供肝植入

成人受者右三叶供肝植入时,血管吻合顺序依次为肝静脉/腔静脉、门静脉和肝动脉。

1. 肝静脉/腔静脉重建 经典劈离方式中,左外叶供肝保留肝左静脉,左侧腔静脉上的肝左静脉离断后的缺口用供者髂静脉补片修补或者有时可直接缝合缺口,得到完整的腔静脉,由于右三叶供肝保留肝中、肝右静脉及完整的肝后下腔静脉,因此肝静脉/腔静脉的重建方式与全肝植入无明显差别,吻合时可采用改良背驮式(图7-3)或经典式,同全肝流出道吻合方式。其他少见情况,当供者腔静脉无法完整保留于右三叶,仅有肝中和肝右静脉用于重建时,应根据供者肝静脉的解剖形态和供者肝段的数目来选择肝静脉与受者腔静脉吻合的部位,此时在行受者全肝切除时,要尽量保留肝静脉的残端,以便于吻合。

2. 门静脉重建 经典劈离方式中门静脉的分配较简单,一般将门静脉主干保留于右三叶供肝,左外叶供肝仅保留门静脉左支,离断时要注意与门静脉主干保持一定距离(详见第六章),避免门静脉离断处由于缝合修补造成主干的狭窄或扭曲成角。重建时成人右三叶采用与全肝移植一样的门静脉主干吻合方式。

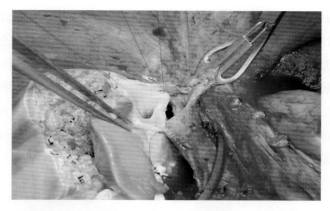

图 7-3　劈离式右三叶供肝改良背驮式腔静脉吻合

3. 肝动脉重建　成人右三叶的肝动脉重建时,一般使用供肝肝总动脉与受者动脉重建,与全肝移植并无明显不同。

二、儿童受者手术

(一)儿童受者病肝切除术

儿童病肝的切除要点包括:①肝动脉的高位分离、保护和离断;②门静脉的高位分离、保护和离断,以及门静脉发育情况的评估,为后续供肝植入确定门静脉重建方案;③腹部手术(特别是胆道闭锁患儿既往的肝门肠吻合术)后腹腔粘连的分离、胆支空肠的分离和保护。

(二)左外叶供肝植入

1. 肝左静脉重建　常见的流出道重建有以下几种方式:①供肝肝左静脉与受者肝左、中静脉之共干或肝左、中、右静脉之共干端侧吻合;②缝合受者肝静脉共同开口,在肝后下腔静脉前壁或偏左侧壁另做切口,与供肝肝左静脉吻合;③改良背驮式三角吻合法,也是笔者中心儿童左外叶肝移植最常使用的方法,即保留受者肝后下腔静脉后,剪开 3 支肝静脉之间的间隔血管壁,沿下腔静脉前壁正中剪开呈倒三角形备用,同时将供肝的肝左静脉后壁做一纵向切口直至肝左静脉入肝处形成三角形(图 7-4),以便与受者下腔静脉上的吻合口相对应。供受者之间的三角吻合可通过 5-0 可吸收单股 PDS 线连续缝合完成,亦可用 5-0 Prolene 线间断缝合。

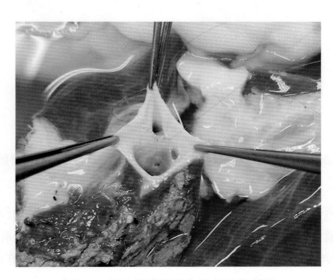

图 7-4　肝左静脉修整为三角形备重建

2. 门静脉重建　低龄儿童特别是胆道闭锁患儿的门静脉往往发育不良,口径纤细并且管壁僵硬、缺乏弹性,因此门静脉重建是低龄儿童肝移植手术的难点和要点。吻合方式包括:①将受者门静脉的左右分支处修剪成喇叭状,与供肝门静脉左支直接吻合(图7-5);②对门静脉主干发育不良者,切除主干直至肠系膜上和脾静脉汇合上方,采用供者静脉间搭桥的方式将供肝门静脉左支与该汇合处吻合(图7-6)。供者的髂静脉、卵巢静脉、肠系膜下静脉、肾静脉以远端下腔静脉以及受者的髂外静脉均可用于做间置血管来弥补门静脉长度的不足。在缝线的选择上笔者中心多采用6-0或7-0单股可吸收PDS缝线连续吻合,打结时注意生长因子的预留。

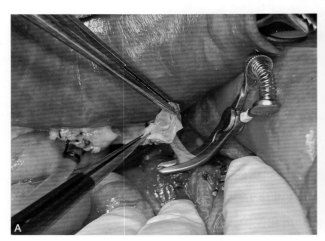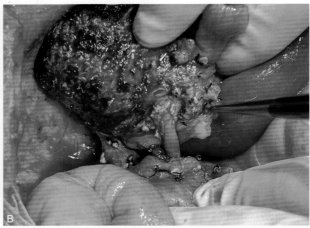

图7-5　左外叶儿童肝移植时,利用儿童受者门静脉左右支扩大吻合口径
A. 修剪门静脉左右支成喇叭口状;B. 门静脉吻合完成。

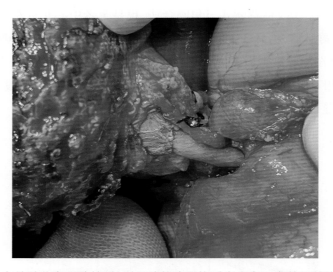

图7-6　左外叶儿童肝移植时,利用髂静脉置换受者发育不良的门静脉并重建

3. 肝动脉重建　左外叶供肝肝移植术中,肝动脉的重建同样重要。如果肝左动脉直径小且长度短,一旦吻合失败出现栓塞就会导致急性移植肝缺血坏死,或肝管缺血引发的一系列并发症。目前为了保障肝动脉吻合的成功,笔者中心采用3.2倍放大镜或显微血管吻合技术,通常用8-0 Prolene线间断吻合。为了避免术后的血栓形成,术中需要应用肝素抗凝,避免输注血浆、冷沉淀等凝血物质,并严格止血,防止

术后腹腔出血、血肿形成等,以免增加术后感染的发生概率。

代谢性肝病患儿肝动脉较细,而胆道闭锁患儿则由于门静脉发育不好、肝动脉代偿性增粗。为了预防术后狭窄和血栓形成,选择粗大的动脉分支或主干进行肝动脉吻合。尽量选择与供肝动脉直径相同的受者肝动脉主干或分支。受者可供选择的血管有肝右动脉、肝中动脉、肝左动脉及肝固有动脉,这些动脉需要在病肝切除的同时予以细致分离及保留备用。在血管分叉处,采用分支补片技术可以大大增加吻合口的直径。如果供肝和受者的动脉管径仍有差异,可将小口径血管修建成斜面、劈开吻合。左外叶供肝段如果有两个或以上肝动脉开口,且每一分支动脉均细小时,可以考虑将供肝肝固有动脉主干保留于左外叶,以利于动脉只有一个吻合口进行重建。此外,在罕见的情况导致受者肝动脉及相关分支无法用于重建时,选择受者胃网膜右动脉用于动脉重建也是一种替代方案。

尽管肝实质内动脉有交通支,但是为了提高手术的安全性,有两支主要肝左动脉时,一般均要与受者肝动脉做吻合(图7-7)。

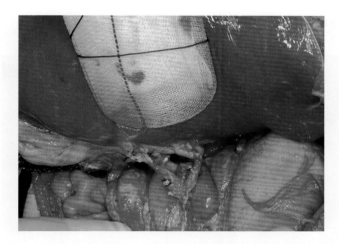

图 7-7　左外叶劈离式肝移植时,双支肝左动脉均进行重建

4. 胆管吻合重建　若供受者双方的胆管均粗大且足够长,能确保吻合口无张力,而且供肝质量较高,此时胆管的重建宜采用胆总管与胆总管的端端吻合,一般可用 6-0 或 7-0 单股可吸收 PDS 缝线间断或连续缝合。若儿童肝移植受者的原发疾病为胆道闭锁或其他胆道疾病,以供肝胆总管或肝左管与受者空肠行肝管空肠 Roux-en-Y 吻合术。

5. 儿童受者手术时需要关注的问题　在左外叶供肝肝移植术中,着重要注意供肝的正确摆放和供受者血管口径吻合的问题。供肝位置的正确摆放对于预防流出道梗阻、门静脉扭曲及关腹时腹壁压迫等并发症很重要。笔者中心采用前述的改良背驮式肝静脉重建方式、门静脉置换重建方式、肝动脉的显微吻合技术等,有效降低了血管并发症的发生率,提高了手术疗效。

第二节　完全左、右半肝劈离的受者肝移植手术

完全左、右半肝劈离方式将供肝分为左半肝(段Ⅰ~段Ⅳ)和右半肝(段Ⅴ~段Ⅷ)。这种劈离方式可用于体重匹配的两例成人患者或一例成人和一例大龄儿童患者。儿童供肝行此种方式也可用于体重匹配的两例儿童患者。劈离左、右半肝时,应严格根据肝中静脉走行和解剖特点来决定劈离平面,保证左、

右半肝的回流通畅。在肝中静脉的分配上,可采用肝中静脉完全劈离给左、右半肝的方式,也可将肝中静脉主干保留于左半肝,而对右半肝段Ⅴ、段Ⅷ肝中静脉分支进行重建。根据供、受者情况选择不同的供肝劈离方式,无论使用何种方式,考虑到右半肝常常具有更多粗大的右后下静脉,为保护这些静脉以利于右半肝的回流,笔者中心常规将肝后下腔静脉保留于右半肝。

一、左半肝供肝植入术

受者全肝切除术基本与前述经典劈离式肝移植类似。

由于左半肝肝移植多见于儿童肝移植,通常不含有下腔静脉,其供肝植入与原位背驮式肝移植相近,详细方法如下。

（一）肝静脉的重建

供肝为左半肝时,由于肝中和肝左静脉一般距离较近,可以较容易地把二者整形重建为一个开口,并修整为三角形进行改良背驮式肝移植术式,施行肝中静脉正中劈分重建的左半肝也可以把重建的肝中和肝左静脉修整为三角形,进行改良背驮式肝移植术式（图7-8）。极少情况下,肝中静脉距离肝左静脉较远时,另做下腔静脉切口行肝中静脉与下腔静脉的端侧吻合。

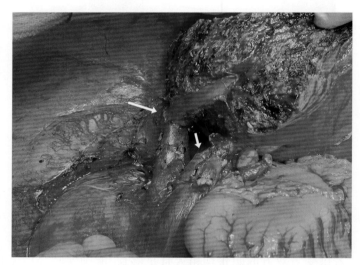

图 7-8　完全半肝劈离,左半肝植入

左半肝的肝左和肝中静脉整形为共同开口,改良背驮式吻合于受者下腔静脉（白色长箭头示肝静脉吻合口）;供肝门静脉左支与受者门静脉主干端端吻合（白色短箭头示门静脉吻合口）。

（二）门静脉重建

左半肝的门静脉重建方式取决于劈离肝脏时门静脉的分割方式,若门静脉主干保留于左半肝,则可以和全肝移植一样与受者门静脉主干吻合,若左半肝仅保留门静脉左支,则可以根据门静脉口径选择与受者门静脉左支或主干吻合（图7-9）。

（三）肝动脉重建

肝动脉多在放大镜或手术显微镜下吻合。有少数病例需吻合2支动脉。恢复肝动脉血流后,移植肝色泽变得鲜艳,且胆管周围会有出血,行彩色超声检查和记录肝动脉血流情况,便于日后比较。

（四）胆道重建

供肝为左半肝时,肝左管直径多为3~4mm,长度极为有限,因此行肝管-胆管端端吻合时需考虑相关条件,谨慎选择。受者又多为已施行过肝门肠吻合术（Kasai手术）的胆道闭锁患儿,因此也只有行胆

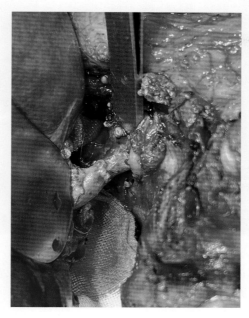

图 7-9　劈离式左半肝肝移植,门静脉左支与受者门静脉主干重建

管空肠吻合的条件。若原有肠襻长度足够以保证吻合无张力,血供尚良好,且确定通畅性无问题,可利用原有肠襻行胆肠吻合。若胆管较粗大,可考虑行胆管端端吻合重建胆道通畅性。

（五）肝固定和腹腔引流设置

左半肝移植,关腹前需妥善固定移植肝,一般将移植肝的镰状韧带或圆韧带缝合至受者上腹前壁或膈,防止移植肝扭转进入右膈下腔隙。放置腹腔引流管 2 根,一般分别安置在右膈下和肝下方,分别于右腹壁戳孔引出并固定。

二、右半肝供肝植入术

（一）肝静脉的重建

在完全半肝的劈离式肝移植中,笔者中心一般将下腔静脉保留于右半肝,因此右半肝移植时可以采用经典或者改良背驮式移植,其技术要点在于肝中静脉的分割和重建方式（详见第六章五、肝脏血管的分割与整形策略）,重建后保证静脉的回流通畅是移植肝功能恢复的重要保证（视频 14）。

视频 14　右半肝供肝腔静脉吻合

（二）门静脉重建

右半肝的门静脉重建方式也取决于劈离肝脏时门静脉的分割方式,笔者中心一般是将门静脉主干保留于右半肝,可以和全肝移植一样与受者门静脉主干吻合,同样应该注意生长因子的预留（图 7-10,视频 15）。

（三）肝动脉重建

因肝右动脉的口径一般较肝左动脉粗大,无论肝固有动脉的主干保留于左半肝还是右半肝,其动脉的重建难度均小于左半肝。

（四）胆道重建

供肝为右半肝时,笔者中心一般也将胆总管保留于右半肝,此时的胆道重建方式和全肝移植并无差异,根据供受者的情况综合确定重建方式。右半肝胆道并发症的发生多见于将胆总管保留于左半肝,而

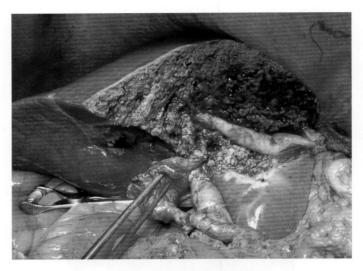

图 7-10　完全半肝劈离，右半肝植入

肝中静脉正中劈分重建后，采用改良背驮式肝移植术式，重建的肝
中静脉回流通畅，门静脉采用供受者主干端端吻合。

视频 15　右半肝供肝
门静脉吻合及供肝
复流

右半肝使用肝右管进行胆道重建时，由于肝右管右前、右后支的共干较短，或者没用共干，分别开口于胆总管，多支开口相应增加了胆肠吻合的手术难度。另有少见的解剖变异会导致右半肝有 3~4 支胆管开口。因此，笔者中心在胆道评估和重建时始终强调胆道造影的重要性，通过高质量的胆道造影来发现胆道变异、确定胆道准确离断位置，尽量避免右半肝出现两支或多支开口情况。此外，在胆道血供保护方面仍应避免对胆道周围组织的过度游离，以防缺血坏死。当然采用胆总管保留于右半肝可以有效防止此类并发症发生。

（五）肝固定和腹腔引流设置

右半肝肝移植中，移植肝扭转的概率不高，一般无须再行固定。

无论哪种劈离方式，劈离式肝移植供肝植入完成后，均应该强调利用多种影像学手段进行供肝血流和功能的监测，笔者中心目前在供肝开放后即进行门静脉血流监测（Medistim MIraQ Vascular 系统），明确门静脉的流量是否过高或过低，及早发现供肝是否存在高灌注或灌注不足的情况，及时调整入肝的门静脉血流量。同时在动脉开放后再行肝动脉血流监测，了解动脉血流量情况、门静脉 / 肝动脉流量比率等，并与术中彩色超声进行比较，使移植的劈离肝脏有满意的动静脉血流，确保移植肝功能的正常运转。

（杨　扬　易述红）

参考文献

［1］韦金铭,易述红.肝移植困难受体肝病切除的处理策略［J］.肝胆外科杂志,2021,29（1）:3-5.

［2］YERDEL M A, GUNSON B, MIRZA D, et al. Portal vein thrombosis in adults undergoing liver transplantation: risk factors, screening, management, and outcome［J］. Transplantation, 2000, 69（9）: 1873-1881.

［3］陆敏强,陈规划,杨扬,等.肝移植围手术期门静脉血栓的处理［J］.中国实用外科杂志,2005,25（1）:42-43.

［4］JIANG W W, ZHANG F, PU L Y, et al. Liver transplantation for polycystic liver with massive hepatomegaly: A case report［J］. World J Gastroenterol, 2009, 15（40）: 5112-5113.

［5］陈规划,陆敏强,朱晓峰,等.原位肝移植治疗肝脏巨大海绵状血管瘤［J］.中华器官移植杂志,1999,20（2）:71-72.

［6］KNIEPEISS D, STIEGLER P, TALAKIC E, et al. Anterior approach for hepatectomy before piggyback liver transplantation in giant polycystic liver disease［J］. Liver Transpl, 2020, 26（12）: 1662-1664.

［7］中华医学会外科学分会外科手术学学组,中华医学会外科学分会移植学组.劈离式肝移植专家共识［J］.中华肝脏外科手术学电子杂志,2020,9（5）:429-434.

［8］中华医学会外科学分会外科手术学学组,中华医学会外科学分会移植学组.劈离式肝移植供体及供肝评估专家共识［J］.中华肝脏外科手术学电子杂志,2022,11（2）:133-138.

［9］易述红,张彤,傅斌生,等.儿童器官捐献供肝行劈离式肝移植的肝动脉分割与重建［J］.中华器官移植杂志,2019,40（7）:392-395.

［10］ASENI P, DE FEO T M, DE CARLIS L, et al. A prospective policy development to increase split-liver transplantation for 2 adult recipients: results of a 12-year multicenter collaborative study［J］. Ann Surg, 2014, 259（1）: 157-165.

［11］HASHIMOTO K, QUINTINI C, AUCEJO F N, et al. Split liver transplantation using hemiliver graft in the MELD era: a single center experience in the United States［J］. Am J Transplant, 2014, 14（9）: 2072-2080.

［12］VIGANO L, LAURENT A, TAYAR C, et al. Outcomes in adult recipients of right-sided liver grafts in split-liver procedures［J］. HPB（Oxford）, 2010, 12（3）: 195-203.

第八章　劈离式肝移植手术室管理

劈离式肝移植将一个完整的供肝劈离为两个或多个具有独立解剖和功能的移植物,分别移植给两个或多个受者,是缓解我国终末期肝病患者肝移植供肝肝源紧张,特别是儿童肝移植肝源紧张的有效手段。劈离式肝移植涉及多台手术,手术难度大、管理烦琐,手术的顺利开展不仅依赖于手术医师娴熟的手术操作,而且对手术室管理亦有着非常高的要求。本章从人员管理、术前准备、术中的手术配合,以及不同手术阶段移植患者的体温管理、输血输液的护理等方面对劈离式肝移植手术室管理进行详尽的阐述。

一、人员管理

近年来,国内肝移植专科迅速发展,对手术室护理的专业技术有了更高的要求。除活体供肝移植外,供者器官获取的时间常常不能固定,肝移植手术时间也随之变化,要求手术室在接到器官移植通知之后,立即安排人员就位。结合手术室人力资源情况,移植中心可成立手术室肝移植专科护理组,并根据手术类别分为成人肝移植、儿童肝移植、活体供肝移植及劈离式肝移植四个亚专科护理组,通过专科组的建设与培训,培养具有较高业务水平和专长的肝移植专科手术室护士,能较好地解决肝移植手术护理问题并指导其他手术室护士开展相关工作,使手术室肝移植护理工作向更加精细化、专业化的方向发展。

(一)准入

基于自愿原则,由科室定期组织具有一定年资的护士进行"肝移植专科护理小组准入考核",包括理论考核及专科操作考核,综合移植科医师针对手术室护士的个人满意度调查问卷结果以及护长与专科组长的评价,择优组建肝移植专科护理小组。

理论考核内容:手术室护理专科知识、肝移植手术专科知识、配合流程等。专科操作考核内容:手术室电外科设备、肝移植专科设备、肝移植专科手术摆台等手术相关的护理操作。其中理论考核占比40%,操作考核占比40%,临床评价占比20%。

(二)培训

基于护理部及手术室《护理人员培训考核制度》,制订详细的专科组培训计划,目的在于紧跟肝移植专科发展步伐,不断提高手术室护理队伍的综合素质,确保护理质量,全面提升护理专业水平。培训内容包括:结合临床新技术进行的患者安全护理、移植手术新进展、专科设备的操作使用等,并定期组织专科组工作汇报、专家讲座等。培训形式包括多媒体教学、操作示范、护理病例讨论、个案分享,以及基于网络技术进行的线上教学等。

(三)工作要求

1. 热爱移植专科组工作,具有高度的工作责任心及团队协作精神。

2. 身体健康,能够适应高强度、紧张的工作。

3. 遵守手术室各项规章制度,熟悉相关护理操作规程。

4. 掌握肝移植专科常见手术的洗手和巡回配合工作。

5. 掌握基本的急救技能,能配合医师完成危重症患者的抢救工作,具有病情观察和应急处理能力。

6. 善于总结,每月参与组长组织的组内专科手术工作总结,针对月内出现的移植组相关护理问题进行讨论、整改。

（四）工作分工

移植中心肝移植手术护理排班常规安排 3 人一组,其中一名洗手护士,一名主巡回护士及一名副巡回护士。劈离式肝移植时,需由两台受者肝移植手术的两名副巡回护士完成供肝劈离的配合工作,分别担任供肝劈离手术的巡回及洗手护士。二人待供肝劈离结束后继续参与肝移植手术护理工作。同时,其余护士负责受者手术间的各项准备工作。

肝移植术中两名巡回护士分工如下。

1. 主巡回护士负责手术间的器械、设备及抢救物品的准备,并检查其性能是否完好;负责手术物品的清点;术中的物品供应、添加及登记;关注手术进展,统筹指挥抢救;原则上主巡回护士不得离开手术间。

2. 副巡回护士负责供肝的交接、供肝修整的配合以及与病区护士做好患者的各项交接工作;手术过程中的取血工作;对术中的各种管路进行管理及术后的交接;术中如有需要,负责与患者家属及会诊专科的联系沟通;如发生抢救,负责抢救工作的记录与总结、术中使用药物的管理及记录;术毕将患者送至监护室,完成患者的病情、皮肤、管路、物品等的交接。

3. 两名护士在各司其职的前提下相互合作,由主巡回护士统筹安排人员配备工作。当发生抢救时,及时汇报,保证人员充足。术后手术间的整理及收费的工作应由两人共同完成。

二、术前准备

劈离式肝移植需要在尽可能完整保留所需血管、胆管的前提下将所需肝段尽量完整分离,以获得可以独立工作的劈离式供肝,故相较于传统的全肝移植,劈离式肝移植对于供肝的选择更为严苛,对于供肝的修整也有着严格的要求。公民逝世后捐献供肝劈离手术分为在体劈离和体外劈离两种方式。无论采用哪种方式进行劈离,手术室在接到供肝劈离通知之后,需尽快完成手术相关的各项准备工作,以便供肝到达后尽早对其进行修整工作。强大的护理队伍、明确的工作分工和良好的护理配合可以大大地缩短供肝劈离用时,进而减少供肝的冷缺血时间,为受者的良好预后创造有利条件。

（一）设备准备

劈离式肝移植包括供肝劈离手术及两台受者肝移植手术。目前笔者中心开展的劈离式肝移植手术中,成人捐献者供肝劈离常分配给 GRWR 适合的 1 例成人受者及 1 例小儿受者,儿童捐献者供肝劈离常分配给 GRWR 适合的两例儿童受者。供肝劈离手术的步骤包括供肝的准备、劈离可行性的评估、第二肝门分离、肝实质分割、第三肝门分离、第一肝门分离以及肝断面处理。手术室常规需要准备三个层流手术间,其中两间用于肝移植手术,一间放射手术间用于供肝劈离。

两个劈离受者手术间同全肝移植手术间准备,常用及备用的仪器有能量平台、输液加温仪、水毯式医用控温仪、充气式加温仪、血管流量计系统、B 超机、自体血液回收机、除颤仪等。需要注意的是,针对婴幼儿受者的肝移植手术床的准备,除了常规的保温设备,还需备有柔软而有支撑的肩部体位垫,将患儿肩部稍垫高,头部自然后仰,以适应其头大、颈短、肩背薄、喉头位置高的生理特点,方便对患儿进行气管插管及深静脉穿刺等操作。

供肝劈离手术间提前开启层流洁净系统,调节室温至 20℃,低温环境更适合供肝在冷缺血期的保存。供肝劈离的常用设备有:CUSA、双极电凝、能量平台、移动 X 线机、修肝台、称重台、输液架等。基于标准化管理体系,笔者制作了劈离式肝移植护理准备卡片,对供肝劈离手术间的设备摆放位置亦做了相关规定(图 8-1),以最大限度地提高工作效率。

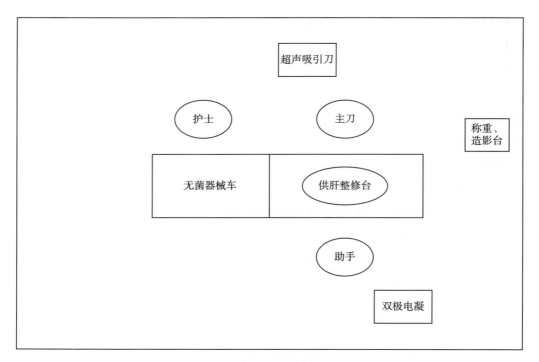

图 8-1　供肝劈离手术间布置

1. 血管流量仪系统　该系统基于超声传输记录技术,通过对血管内血液流量的测量,对移植手术过程中血管的吻合进行指导和控制。使用前根据需要测量的血管管径来选择合适的探头型号,一般来说,肝动脉使用 2~4mm 探头,门静脉使用 6~12mm 探头。

2. 自体血液回收机　通过机器的负压吸收装置,将术中出血收集到储血器,在吸引过程中与适量抗凝剂混合,经多层过滤后再利用高速离心的血液回收罐把细胞分离出来,把废液、破碎细胞及有害成分分流到废液袋中,用生理盐水对血细胞进行清洗、净化和浓缩,最后再把纯净、浓缩的血细胞保存在血液袋中,回输给患者。在非肿瘤患者肝移植术中使用自体血液回输,不仅能很大限度地缓解血源紧张的问题,也规避了输注异体血液的风险。血液回收时混入的抗凝剂配制方法:(笔者中心参考)2.5% 输血用枸橼酸钠注射液 1.25g 加入 0.9% 氯化钠注射液 1 000ml。手术开始前连接手术台上吸引器及回收储血罐进行血液回收。由于无肝期供肝需要灌注冲洗供肝内的高钾保存液,在此阶段建议暂不回收术野血液,避免过多钾离子入血造成不良反应。

3. CUSA　其工作原理是利用超声波产生瞬时冲击加速度、微声流及声空化,将要切除的组织粉碎,再经冲洗液与切除组织碎屑混合乳化后经手柄上的吸引装置吸除。通过 CUSA 的震荡切割、乳化与吸引功能,在供肝劈离手术过程中能够为医师提供良好的控制性和精准度,减少或避免肝组织及血管的损伤。负责供肝劈离手术的护士要提前安装、连接好设备并开机检查,确保器械运转正常。

4. 移动 X 线机　其工作原理是通过影像增强器在显示器屏幕上直接显示被检查部位的 X 线图像。在供肝劈离手术中使用移动 X 线机主要用于配合造影剂进行胆道造影,明确肝左、右管的走行。术中需用一次性无菌保护套对 X 线机球管做好无菌保护,并在 X 线机上方铺置一个可经 X 线透视的无菌台,方便供肝置于台上进行造影。

5. 修肝台　笔者中心使用的修肝台为一 80cm × 120cm 大小长方形不锈钢台车,中央设有一直径40cm 圆形镂空(图 8-2)。中央设空的位置,用于放置直径大小与之相应的修肝盆。这种设计使得供肝修整时器官位置略低于周围高度,方便手术医师操作。供肝劈离时,修肝台底盆中放置约5 000ml无菌冰水混合物,盆口用双层透明的一次性无菌保护套完全覆盖并固定(图8-3),供肝置于保护套上方进行修整、劈离,方便医师操作的同时,也便于观察底盆内的冰水状态,及时添加冰块,保证供肝的低温环境。

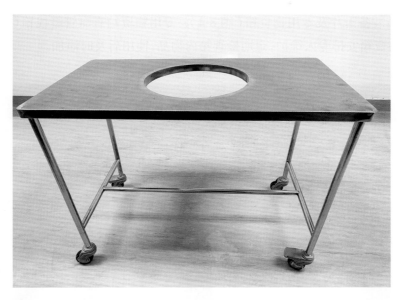

图 8-2　修肝台

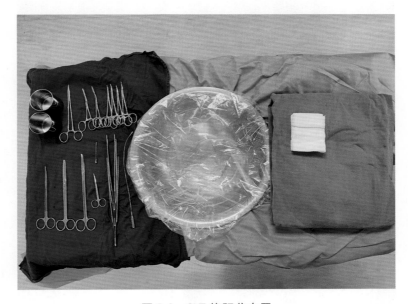

图 8-3　SLT 修肝盆布置

6. 能量平台　利用实时反馈技术和智能主机技术,输出高频电能结合血管钳口压力,使人体组织的胶原蛋白和纤维蛋白溶解变性,血管壁融合形成透明带,产生永久性管腔闭合,保证止血的可靠性。优秀的 LigaSure 闭合技术能够在闭合血管的同时,大大减少对周围组织的热损伤。

7. 除颤仪　将一定强度的电流通过心脏,使得心脏全部或绝大多数心肌纤维在瞬间全部去极化,心脏短暂停搏后,窦房结或其他自律性高的起搏点重新主导心脏节律。肝移植术中备用除颤仪主要用于新肝开放早期可能发生严重心律失常甚至心搏骤停的急救。

(二)物品准备

劈离式肝移植涉及 3 台手术,手术器械物品准备繁多,为能在最短时间内做好术前准备,克服手术物品准备不全、耗时过长的问题,笔者中心结合肝移植手术护理常规,分别设置了供肝劈离、成人肝移植及儿童肝移植手术物品准备卡片及专用物资箱(图 8-4)。专用物资箱有血管缝线箱(图 8-5)、常用药箱和供肝分离用物箱。物资箱安排专人维护,定期检查箱内物品,使用后及时添加。

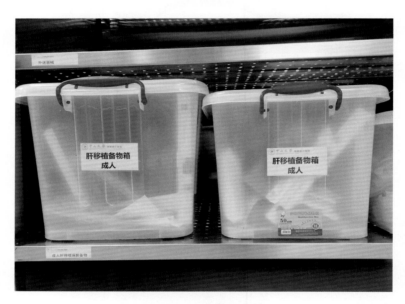

图 8-4 肝移植物资箱

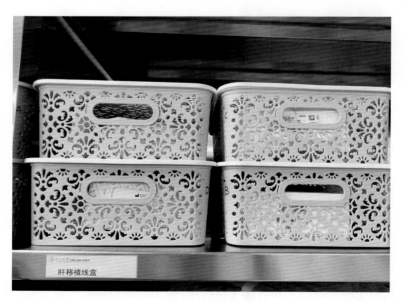

图 8-5 血管缝线箱

供肝劈离使用的一般器械及物品包括：修肝仪，供肝分离器械，血管阻断器械（图 8-6），小规格血管、胆道探条（图 8-7），CUSA，LigaSure 器械，双极镊，连发施夹器和钉夹，一次性输血器，三通接头，各型号注射器，手术膜，各型号丝线，单腔导尿管等。此外，需为供肝劈离准备的药物有：器官保存液、肝素钠注射液、放射用造影剂。笔者中心常用的器官保存液为 UW 液，灌注前，遵医嘱向 UW 液内加入广谱抗生素，达到预防性抗感染的目的。

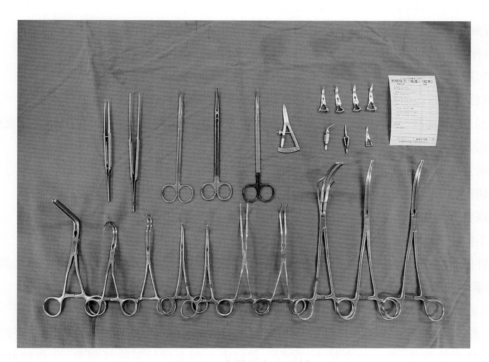

图 8-6　血管阻断用器械

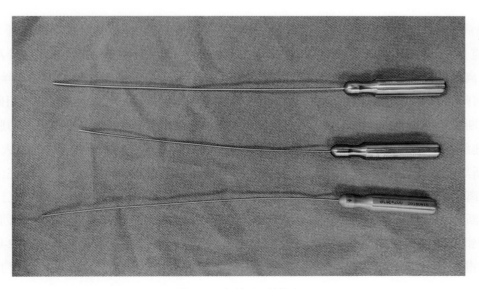

图 8-7　血管、胆道探条

三、供肝劈离配合

1. 手术室洗手护士备齐手术所需用物，按需添加，提前 15~30 分钟上台，完成器械台的摆放以及 CUSA 的安装检测，与巡回护士共同查清器械并记录。

2. 按要求准备修肝台、X 线机和无菌称重台。

3. 遵医嘱配制抗菌药物加入灌注液，并连接无菌输血管至操作台。

4. 用 20ml 注射器抽取放射用造影剂备用。

5. 供肝到达后，巡回护士与手术医师配合，小心取出冰壶内的供肝。

6. 配合操作者对供肝进行修整，递 3-0、4-0 丝线结扎静脉分支。

7. 初步分离显露肝动脉，结合超声造影判断血管是否适合行肝脏劈离。

8. 经胆总管插管注射造影剂行胆道造影，确认肝左、右管汇合部解剖关系。

9. 标记肝脏劈离线，沿标记线分割供肝，劈离过程中使用连发钛夹对左、右半肝交通支进行精细处理，分离肝实质主要使用 CUSA，便于显露管道。

10. 递血管缝线进行供肝血管重建，准确记录缝针数目。

11. 密切配合医师操作，及时添加物品，并关注盆中冰块是否充足。

12. 将修整好的血管放置于盛有灌注液的小杯中妥善保管。

13. 洗手护士术中仔细清点缝针及敷料，做到心中有数，术毕与巡回护士共同清点。

14. 供肝修整完毕，经核对后转移至对应受者手术间，注意转运安全及转运过程中的无菌保护。

四、肝移植手术洗手护士配合

1. 常规消毒铺巾后配合开腹　①上腹部双侧肋弓下缘取"∧"形切口，腹膜上切开一小口后，给一助医师湿夹纱并用长血管镊隔开铁吸头吸取腹水，进入腹腔；②递两把中弯钳夹住肝圆韧带，递组织剪离断，0 号丝线绑扎，继续分离粘连，在"∧"切口中点向上延伸至胸骨剑突；③松解肝脏表面粘连后，用 8×24 角针穿 0 号丝线固定，共缝 3 针；④上全方位拉钩充分显露术野，注意切口部位用夹纱保护。

2. 游离病肝　①游离左外叶，递大直角钳、长弯钳、长组织剪，将左侧冠状韧带打开，0 号丝线结扎；②递大直角钳、长弯钳夹左三角韧带，递组织剪离断，0 号丝线结扎；③游离肝肾韧带及胆囊周围，小直角钳游离切断胆囊管，递助手分离钳，组织剪离断后，2-0 丝线结扎病肝侧，2-0、3-0 丝线结扎受者侧；④主刀医师从右侧温斯洛孔探入手指做钝性分离，打开肝胃韧带薄弱点，两把长弯钳阻断肝左动脉，递组织剪离断，2-0 丝线结扎，显露门静脉左支左侧壁；⑤递两把长弯钳，将门静脉前壁的胆总管、肝右动脉阻断，递组织剪离断，先用 0 号丝线绑扎受者侧，递 3-0 血管缝线缝扎病肝侧；⑥递大直角钳及长弯钳，分束断离肝胃韧带，2-0 丝线结扎；⑦递长弯钳分束结扎门静脉周围组织，门静脉完全游离显露，等待阻断游离第二肝门，用小直角钳、分离钳及组织剪断离肝左、右、中静脉，3-0 丝线绑扎；⑧递长弯钳及组织剪离断右侧冠状韧带、右侧三角韧带，0 号丝线绑扎，游离显露肝脏裸区；⑨打开肝脏右侧上面，递两把长弯钳及组织剪游离右下方肾上腺，游离下腔静脉韧带（又称 Makuuchi 韧带），2-0 丝线绑扎；⑩用小直角钳及分离钳分离门静脉下端，黑色组织剪离断后，2-0 丝线结扎多余组织，使门静脉显露更充分。

3. 门静脉阻断　①递主刀医师门静脉钳阻断门静脉远端，给一助医师长弯钳阻断病肝近端门静脉，递主刀医师长组织剪，离断门静脉，长弯钳一侧用 0 号丝线绑扎；②递主刀及一助医师各一分离钳，分离结扎腔静脉周围的血管丛及肝短静脉。

4. 下腔静脉阻断 ①递肝后钳,阻断肝脏下方的下腔静脉;②递肝上钳,阻断肝脏上方的下腔静脉;③连续递长弯钳阻断血管,并用组织剪离断,直到病肝完全分离。

5. 下腔静脉吻合 ①递长组织剪、血管镊,修整受者腔静脉吻合端;②把包好冰屑的夹纱平铺在术野旁,供肝置于冰屑上方;③递长组织剪、血管镊,沿供肝腔静脉后壁从上往下做纵向切口,同时剪除其两侧的少许静脉壁,制成一三角形的大吻合口,用肝素液(配粗短冲水针头)冲洗吻合口。

6. 门静脉吻合 ①为防止门静脉血栓形成,一般在缝合前稍微松开门静脉钳,放掉吻合口的少许血液;②递精细组织剪给主刀医师,将门静脉剪开一半,递 5-0 血管缝线,两端均用针持夹针,依次递给主刀医师,穿过供肝及受者的门静脉并打结,递胶钳夹住线尾;③递精细剪、圈镊给主刀医师,将剩下的一半门静脉离断,再递 5-0 血管缝线,两端均用针持夹针,依次递给主刀医师进行吻合;④吻合时递肝素液置入门静脉进行灌注排气。

7. 开放肝上下腔静脉、门静脉 ①准备足量约 50℃温热生理盐水为肝脏复温;②检查各个吻合口是否有渗血,必要时予以补针。

8. 肝动脉吻合 ①递小直角、分离钳及组织剪分离并离断受者动脉旁组织,3-0 丝线结扎,分离显露出肝左、右动脉;②递动脉剪,将左、右动脉修剪为同一个出口;③递组织剪修剪供肝动脉,缝合前递肝素液注射动脉管腔以抗凝;④递 7-0 血管缝线开始缝合:先缝合动脉前壁,前壁缝合完毕,递小直角钳,在动脉下方把缝线从左侧勾过右侧,递精细针持进行动脉后壁的缝合;⑤缝合完毕,在准备肝动脉开放前,递肝素液注射动脉管腔。

9. 胆道吻合 ①递无损伤血管夹夹闭胆管,游离出胆管;②递小直角钳及分离钳,分离显露受者胆管,递精细组织剪把肝总管及胆囊管修剪为一个出口,递胆道探条探查胆管;③用小直角钳扩张胆总管口,递 6-0 可吸收单股缝线进行胆总管端端吻合。

10. 术毕 检查各吻合口情况及血管流量状态无异常,放置引流管后即可关腹。关腹前仔细清点手术台上所有物品,严防手术物品遗留体腔。

11. 儿童肝移植配合 笔者中心儿童肝移植手术配合在流程上与成人肝移植无差异,在血管缝线的选择上,在缝合门静脉、腔静脉以及胆管或胆肠吻合时,选用可吸收的单股缝线,更符合儿童的生理发育特征。

五、体温管理

体温是人体的四大生命体征之一,当体温保持在 36~37℃时,人体代谢及功能方能正常运行。低体温是指人体核心体温低于 36.0℃,是最常见的手术并发症之一。

肝移植术被认为是目前治疗终末期肝病最有效的手段。因肝病患者基础代谢差、术前禁食禁饮、精神紧张,加之术中麻醉药物抑制机体体温调节、体腔暴露使机体辐射散热增加、手术时间长、手术间的低温环境、移植供肝低温灌注等因素,肝移植患者术中常容易并发低体温。术中低体温的发生,会引起患者心血管、内分泌、中枢神经等系统功能紊乱,且对机体凝血功能、药物代谢、手术部位感染风险等均有一定影响,严重时威胁患者生命。笔者中心对肝移植围手术期患者采用以下复合保温措施,对于防范患者术中低体温的发生有良好的效果。

1. 关注患者转运及等候手术期间的保温,使用预热的覆盖物进行保暖(图 8-8)。

2. 设定个性化的室温。患者入室前至手术开始前调节手术间室温至 26℃,并在手术床铺上水毯机、充气式加温仪等加温设备预热床单。根据手术不同时段的实际情况适当调节室温。

3. 术中置入鼻温探头或使用有温度反馈的漂浮导管进行持续体温监测。

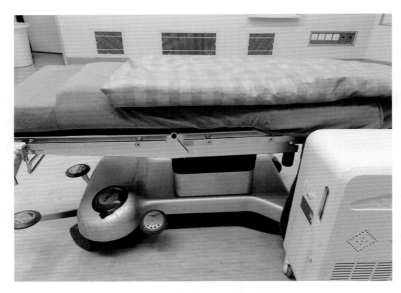

图 8-8　肝移植手术床预热准备

4. 在各项麻醉和护理操作过程中,应尽量减少不必要的身体暴露,操作完毕及时覆盖棉被或充气式加温毯予以保暖。

5. 对于婴幼儿患者,因其体表面积相对较大,散热更快,除使用加温设备外,在术前使用柔软的有一定厚度的一次性棉垫包裹四肢(图 8-9)。包裹的棉垫在为患儿保暖的同时,亦可为其提供皮肤防护,避免各因素导致的压力性皮肤损伤。

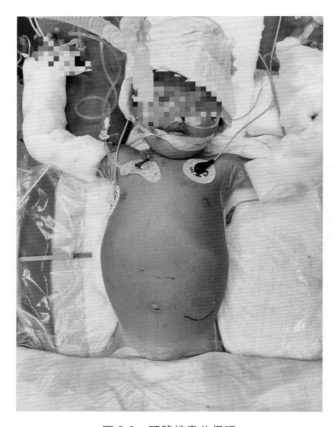

图 8-9　肝移植患儿保暖

6. 床单的干燥也是温度保护的重要因素。为避免腹水及术中冲洗液渗湿床单,在术野消毒前,使用裁剪后的手术薄膜沿患者腋后线水平粘贴于患者躯干两侧皮肤及手术床面,沿患者耻骨水平粘贴于下腹部皮肤及覆盖物上方。

7. 静脉输注的液体加温。加温后静脉输液袋的使用应按照静脉输液原则执行。

8. 术中冲洗液要视情况加温或不加温使用。除无肝期外,手术台上所使用的冲洗液必须加热至38~40℃后使用。而无肝期因供肝需要低温环境而不得使用加温的冲洗液。为保证复流前供肝低温,笔者中心在无肝期血管缝合期间,向供肝间断喷洒冰生理盐水。

9. 关注患者围手术期体温变化趋势,尤其是体温调节中枢发育尚不完全的婴儿。在无肝前期,若患者体温高于正常水平而停用了加温设备,在无肝期要关注体温下降趋势并及时调整,这与无肝期供肝的低温灌注有关。

10. 手术结束前提前与重症监护病房沟通,按需准备保温设备;转运过程注意患者的保暖。

11. 实施体温保护措施的同时,也需密切关注局部皮肤温度,如充气式保温毯的进气口部位、使用单极电刀时负极板粘贴部位等。

六、输血输液的护理

终末期肝病患者术前机体的各项功能已发生明显异常,而术中由于手术时间长、无肝期下腔静脉及门静脉阻断、可能出现的腹腔内组织粘连等因素,使得术中液体管理较其他腹部手术更为复杂。而小儿患者因受病情影响,术前营养状态不佳、生长发育滞后,围手术期的液体管理不当可引起更多问题,甚至危及生命。

笔者中心根据肝移植患者手术不同时间段进行输血输液管理,阐述如下。

(一)麻醉前输血输液管理

1. 建立外周静脉通路 右上肢建立外周静脉通路 1 条,用于麻醉诱导。左上肢给予麻醉医师建立动脉监测。不建议在双下肢建立静脉通路用于术中输液,因为在切除病肝、解剖并阻断肝上下腔静脉及门静脉时,下腔静脉回流受阻,下肢静脉淤血,容易引起患者静脉血栓形成、血压下降等问题。

2. 液体准备 晶体液如生理盐水、葡萄糖氯化钠溶液、复方电解质溶液等,碳酸氢钠 250~500ml、甘露醇 250~500ml,可根据需要在 500ml 晶体液中加入 20%~25% 白蛋白 50ml。

3. 物品准备 20G 留置针、一次性无菌旋塞 5 个、输血管 1 条。

4. 血制品准备 术前应备足量的血液制品,如浓缩红细胞、新鲜冰冻血浆(fresh frozen plasma,FFP)、冷沉淀等。

(二)无肝前期输血输液管理

1. 协助麻醉医师建立深静脉通路 常于患者右侧颈内静脉及锁骨下静脉各建立 1 条输液通路。

2. 液体准备 参见麻醉前输血输液管理。

3. 物品准备 深静脉导管、一次性无菌旋塞 10~15 个、输血管 2 条、输液通路标签贴 4 个(便于识别,避免药物混入血制品中,并防范药物间的配伍禁忌)。

4. 器械准备 中心静脉穿刺包 2 个、小垫枕 1 个(深静脉置管时垫于患者肩下)。

5. 设备准备 B 超机、自体血液回收机、输液加温仪、快速输血系统。

此期液体管理需要关注以下事项:①巡回护士准确记录术中吸出的腹水量,用以指导白蛋白的输注;对于大量腹水患者,每放 1 000ml 腹水建议输入白蛋白 10g 或以上;②根据血气分析及血栓弹力图检测结果,对有凝血功能障碍者应及时补充 FFP、冷沉淀、纤维蛋白原、凝血酶原复合物等;对有血小板减少者,及时输入血小板;③术前需要使用的抗生素、质子泵抑制剂、糖皮质激素等药物,谨遵医嘱执行。

（三）无肝期输血输液管理

综合患者血气分析、血栓弹力图检测结果及术中出血情况,此期以维持性输液为主,巡回护士需严密观察,保持各输液通路通畅,为新肝开放做好准备。此期根据患者需要遵医嘱使用乙型肝炎人免疫球蛋白。

（四）新肝期输血输液管理

新肝血管开放 5 分钟内由于大量血管活性物质的释放可引起严重的循环障碍、酸碱失衡及电解质紊乱,如无发生大出血,应以纠正凝血功能为主,限制液体输注总量,以免引起中心静脉压过高,导致移植肝肿胀。此期液体以输血及 FFP 为主。新肝期血流动力学的波动约在 15 分钟内恢复正常。新肝后期循环稳定后,根据出血量、尿量、中心静脉压的情况,改善凝血功能及低蛋白血症。巡回护士应关注手术进展,遵医嘱及时给予鱼精蛋白、质子泵抑制剂、糖皮质激素、免疫抑制剂等药物。

劈离式肝移植手术护理工作烦冗,手术室护士在术中应密切关注并记录患者液体输注量、腹水量、出血量、尿量等情况,并及时与麻醉医师沟通用药及输液调整的情况,为肝移植患者围手术期安全保驾护航。

（罗　慧　周　颖）

参考文献

[1] 易述红,杨扬,易慧敏,等.劈离式肝移植在儿童肝移植中的临床应用[J].中华器官移植杂志,2019,40(1): 22-25.

[2] 中国研究型医院学会加速康复外科专业委员会.儿童肝移植围手术期管理专家共识[J].中华外科杂志,2021, 59(3):179-191.

[3] 黑子清.肝脏移植麻醉学[M].广州:中山大学出版社,2006.

[4] 中华人民共和国卫生部.临床输血技术规范[J].中国医院,2000,4(6):335-336.

第九章　劈离式肝移植麻醉管理

单中心开展的劈离式肝移植（split liver transplantation, SLT）涉及两个受者同时手术, 而经典的 SLT 为成人和儿童共享一个供肝, 因同时涉及成人和儿童肝移植麻醉管理, 相对于普通肝移植麻醉管理有许多特殊性, 例如: 儿童受者凝血管理策略（新肝期避免凝血物质输注, 防止血管吻合后血栓形成）、液体限制（SLT 受者肝脏体积较小, 术中需要精确管理液体输注, 防止中心静脉压过高导致肝脏肿胀）。同时也有共性部分, 同样需要进行精细化的液体、血流动力学、凝血及温度等多个模块的围手术期管理。本章就 SLT 的术前到术中麻醉管理及调控策略、围手术期器官保护策略、SLT 儿童受者管理特点等问题进行探讨和阐述。

第一节　麻醉前评估

一、供肝的评估

供肝质量的好坏、供肝冷缺血时间的长短直接影响新肝肝功能的恢复, 影响围手术期麻醉的决策和处理, 具体评估内容见第四章; 作为麻醉医师, 应该在受者手术开始前详细了解供肝的评估情况及冷缺血时间。

二、受者的评估

（一）全身状况评估

1. 营养和生长发育情况　术前评估患者的身高、体重和体质量指数（body mass index, BMI）, 并根据上臂围和肱三头肌皮褶厚度, 评估患者术前是否存在营养不良。胆汁淤积性肝病患儿常伴胆汁酸排泄障碍导致的脂溶性维生素吸收障碍, 通常引起患儿佝偻病、骨折、凝血功能障碍等并发症。

2. 术后并发症和死亡的风险　根据患儿术前生活状况, 评估肝移植术后并发症和死亡的风险, 由低到高依次为: 在家生活、住院依赖、入住 ICU 和机械通气治疗。

（二）肝病严重程度评估

术前对患者进行准确的肝功能评估, 有利于判断肝移植术的紧迫性, 评估和预测患者围手术期的风险以及制订合理有效的术前治疗方案。传统的 Child-Pugh 分级标准亦适用于成人受者和儿童受者的肝功能评估。但是对于劈离式肝移植受者肝功能的评估, 建议对年龄 ≥12 岁的儿童和成人使用终末期肝病模型（model for end-stage liver disease, MELD）评分, 对年龄 <12 岁的儿童使用儿童终末期肝病模型（pediatric end-stage liver disease model, PELD model）评分, MELD 和 PELD 评分越高, 预后越差, 建议受者术前评估 MELD 或 PELD 评分 <30 分, 尽量不高于 33 分。

1. MELD 评分　该评分采用 2002 年美国器官共享网/全美器官获取和移植（Organ Procurement and Transplantation Network, OPTN）提供的公式: $R=0.957 \times \ln(肌酐, mg/dl) + 0.378 \times \ln(胆红素, mg/dl) + 1.120 \times \ln(INR) + 0.643 \times (病因: 胆汁淤积性和酒精性肝硬化为 0, 其他原因为 1)$, 其中国际标准化比值

（international normalized ratio，INR）INR=（患者凝血酶原时间 / 正常人平均凝血酶原时间）ISI，ISI 为国际敏感度指数。

2. PELD 评分　　PELD=0.480 × ln（胆红素，mg/dl）+1.857 × ln（INR）−0.687 × ln（白蛋白，g/dl）+0.436 × 年龄得分 +0.667 × 生长停滞。

（三）术前心血管系统的评估

结合术前病史、体格检查、心电图和超声心动图、心肌酶谱，甚至冠状动脉 CTA 和冠状动脉造影等检查，对成人或儿童肝移植受者做出全面的评估。排除术前合并严重心脏畸形、特异性心肌病、肝硬化性心肌病或者严重的冠状动脉病变等。需要行肝移植术的终末期患者血流动力学特征为心脏指数（cardiac index，CI）增加和外周血管阻力（peripheral vascular resistance，PVR）降低的高动力循环状态。机体的交感神经活性增强和儿茶酚胺水平升高，甚至长期慢性肝病患者合并肝硬化性心肌病，表现为心血管系统对应激的反应能力降低，心肌的变力性和变时性异常，心室收缩和舒张功能不全，QT 间期延长及心肌的电机械偶联异常等。对于合并严重心血管疾病的患者，术前应组织多学科团队会诊，决定是否需要先行内科治疗、心脏畸形矫正术或同期行心肝联合移植。

（四）呼吸系统的评估

终末期肝病中，呼吸系统是最容易发生并发症的系统之一，所以需要进行呼吸系统评估。包括：①术前评估患者是否存在大量腹水和肝脾大所致的高腹压，高腹压会限制患者的膈肌活动和腹式呼吸，甚至导致缺氧，在麻醉诱导后会显著缩短无通气安全时限；②患者术前是否存在肝肺综合征（hepatopulmonary syndrome，HPS），因为肺内动静脉扩张所致肺内分流增加，通气 / 血流比值失衡，导致低氧血症；③患者术前是否合并呼吸道感染和气道高反应性等，甚至合并肺炎、肺不张、呼吸衰竭和肺源性心脏病，对于合并感染者，围手术期应该进行积极的抗感染和对症治疗；④患者术前是否存在门脉性高压型肺动脉高压（portopulmonary hypertension，POPH），合并轻度 POPH（25~35mmHg）的患儿，围手术期风险并没有显著增加，而合并中度（35~45mmHg）和重度（>45mmHg）POPH 的患儿，围手术期死亡率显著增加。而平均肺动脉压（mean pulmonary arterial pressure，MPAP）>50mmHg 通常被视为肝移植的禁忌证。

（五）中枢神经系统的评估

术前应严密监测和评估患者的精神状态和体征，避免使用镇静药，以防忽视肝性脑病的发生，针对重度肝性脑病出现脑水肿和脑疝的情况，需要气管插管保证通气，并及时降低颅内压。另外，术前需要结合神经系统检查、血氨水平、脑电图和头颅 CT、MRI 等，评估患者是否存在影响移植预后的不可逆性脑损伤。

（六）肾功能的评估

终末期肝病患者术前存在肾功能不全的情况非常常见。采用血清肌酐水平、半胱氨酸蛋白酶抑制剂 C 和肾小球滤过率等指标综合评估肾功能。患者术前肾功能不全与肾前性氮质血症、急性肾小管坏死、肝肾综合征（hepatorenal syndrome，HRS）等常见病因有关，合并遗传代谢性肝病的患儿常合并特异性肾功能损害。

术前合并肾衰竭的患者，可能需要在术前或围手术期接受连续性肾脏替代治疗（continuous renal replacement therapy，CRRT），部分患者甚至需要接受肝肾联合移植。

（七）血液系统的评估

终末期肝病患者术前常常合并出凝血异常，在合并急性肝衰竭的患者中尤为明显，这类患者的血小板数量减少、功能减退,凝血因子和纤溶相关物质减少。而慢性终末期肝病合并门静脉高压症及脾功能亢进的患者,往往合并不同程度的贫血、血小板减少和凝血功能障碍。围手术期实验室检查指标如凝血酶原时间(prothrombin time,PT)、活化部分凝血活酶时间(activated partial thromboplastin time,APTT)和纤维蛋白原(fibrinogen)等可出现异常。围手术期需要提前备好浓缩红细胞、新鲜冰冻血浆、单采血小板、人纤维蛋白原和凝血酶原复合物,以降低围手术期出血的风险。但多数肝硬化患儿因凝血和抗凝血的再平衡,可表现为凝血功能障碍与高凝状态并存。

(八)代谢功能的评估

终末期肝病患者术前容易出现代谢功能紊乱,如低血糖、高氨血症、低钾或高钾血症、低钠血症、低钙血症、低镁血症、代谢性酸中毒或代谢性碱中毒等,术前及时给予纠正。

先天性甲基丙二酸血症、丙酸血症患儿在继发感染、手术创伤和疼痛应激时易发生急性代谢危象,表现为低血糖、代谢性酸中毒、高乳酸血症、惊厥和昏迷,围手术期应请多学科专家会诊和制订个体化的诊疗方案。

第二节　术中监测概述

SLT 术麻醉期间情况变化快,应严密监测。麻醉医师应结合患者的病情、手术需求以及供肝质量等选择个体化的监测方案。常规监测项目包括心电图、有创血压、脉搏血氧饱和度、中心静脉压(central venous pressure,CVP)、尿量、呼气末二氧化碳、体温、气道压、吸入氧浓度、吸入及呼出麻醉药浓度等。此外,还需定期进行血气分析、出凝血功能监测。有条件者还可监测心排血量、肺动脉压、肌肉松弛程度,进行经食管超声心动图检查(trans-esophageal echocardiography,TEE)及多普勒肝血流成像等。

一、血流动力学监测

SLT 的受者大多数是终末期肝病患者,很大部分是儿童,围手术期常常发生严重的血流动力学改变。无肝期下腔静脉和门静脉被阻断,来自内脏和下肢的静脉血回流受阻,回心血量骤降;在新肝期下肢淤积的血液回流,酸性物质和毒性物质进入循环,都会导致患者循环系统剧烈波动。麻醉医师需要及时发现血流动力学变化并及时进行处理,因此,需要全面、动态地对患者的血流动力学情况进行监测。

1. 血压　血压的形成与心排血量(cardiac output,CO)、血容量、外周血管阻力、血管壁弹性及血液黏稠度等因素相关,是反映后负荷、心肌氧耗与做功及外周循环的指标之一。血压的高低可衡量循环功能,但不是唯一的指标。由于无创血压不能持续反映血压的变化,在肝移植术中不采用无创测压的方法。

直接动脉压监测不仅可获得动脉压的数值,还可通过观察动脉压的波形来评估血容量。在正压通气的情况下,如果收缩压下降超过 7.5kPa,常提示血容量减少 10%,这一指标甚至较 CVP 更为敏感。

SLT 围手术期有创动脉监测的穿刺部位主要是桡动脉,替代部位可选择肱动脉、腋动脉。足背动脉和股动脉不建议作为肝移植手术连续有创动脉压力监测的穿刺部位。对儿童患者可以选用短套管针(1 岁以内患儿可选 24G)置管,由于肝移植术患者大多凝血功能较差,推荐使用超声引导以提高穿刺成功率。

2. 中心静脉压　CVP 主要反映右心室前负荷,其高低与血容量、静脉压力和右心功能相关。CVP 是 SLT 的常规监测项目,而且是必须连续监测的项目之一。中心静脉穿刺首选右颈内静脉,并尽量选择双腔或多腔导管,以方便补液以及监测CVP。对于儿童患者,可根据置入部位和患儿年龄、体重选择中心静脉导管的尺寸,置管深度:①患儿身高≤100cm,置管深度(cm)=身高(cm)/10-1;②身高>100cm,置管深度(cm)=身高(cm)/10-2。

3. **肺动脉压监测** 肺动脉漂浮导管并非常规监测项目,但合并严重先天性心脏病或肺动脉高压时应考虑放置。由于患儿心腔小、心壁薄、复合畸形多,血流动力学多不稳定,应谨慎操作、加强监测,避免严重并发症的发生。通过肺动脉漂浮导管可以判断患者是否合并肺动脉高压和程度,指导降低肺动脉压力的药物的使用,确定对肺动脉压力影响最低的机械通气参数,判断再灌注综合征,以及指导围手术期容量治疗等。

漂浮导管的置入多采用颈内静脉、锁骨下静脉穿刺法,以右颈内静脉穿刺最常见。主要监测指标如下。

(1)右心房压(right atrial pressure, RAP):正常值为1~6mmHg,升高常见于右心衰竭、三尖瓣狭窄或关闭不全、缩窄性心包炎、心包积液、肺动脉高压等。当血容量不足时,RAP降低。

(2)肺动脉压(pulmonary artery pressure, PAP):肺动脉收缩压正常值为18~30mmHg,舒张压正常值为6~12mmHg,平均值为10~18mmHg。肺动脉压增高常见于左心衰竭、二尖瓣狭窄或关闭不全、肺源性心脏病、左向右分流的先天性心脏病、肺栓塞和原发性肺动脉高压等。血容量不足和肺动脉口狭窄时,PAP降低。

(3)肺动脉楔压(pulmonary arterial wedge pressure, PAWP):漂浮导管气囊充气阻塞导管所在肺动脉分支后测得的左心房逆向压力,反映左心房前负荷。正常值为5~16mmHg,升高见于左心衰竭、心源性休克、二尖瓣狭窄、二尖瓣关闭不全、左心室顺应性下降和血容量过多等;当血容量不足时,PAWP降低。

(4)通过漂浮导管可测得多项基础数据:包括每搏量、心搏指数、左心室做功指数、右心室做功指数、外周血管阻力、肺血管阻力等。

4. **心排血量** 心排血量是反映心脏泵功能的主要指标,受心肌收缩力、心率、前负荷和后负荷等因素的影响。目前临床上常用的心排血量监测有Swan-Ganz持续心排量监测、FloTrac-Vigileo系统、PRAM/MostCare系统、脉搏指示连续心排血量(pulse indicator continuous cardiac output, PiCCO)监测、TEE监测等。

由于患儿心腔小、心壁薄、复合畸形多,血流动力学多不稳定,Swan-Ganz漂浮导管放置应谨慎操作、加强监测,避免严重并发症的发生。FloTrac-Vigileo系统不适用于儿童,PRAM/MostCare系统可用于儿童,但血管麻痹时其准确性受限。PiCCO监测技术适用于儿童,尤其对于体重低于15kg的患儿,推荐采用PiCCO监测;该技术可监测胸腔内血容量、血管外肺水指数和肺血管通透性指数,有助于肺水肿的早期诊治,适用于肝移植患儿。TEE可用于成人和儿童,是无创监测心功能的主要手段之一,有助于术中紧急事件(如心力衰竭、心肌缺血或梗死、心脏压塞、心内血栓和空气栓塞等)的快速诊断,但有引起食管曲张静脉破裂出血的风险。

二、呼吸功能监测

SLT术中操作对患者呼吸功能的影响,虽然不如对循环系统那样剧烈,但术中呼吸功能监测质量是保障手术患者的通气和氧合,避免缺氧和二氧化碳蓄积,保障手术患者的安全和手术成功的关键因素之一。SLT围手术期的呼吸功能监测,除呼吸频率、呼吸幅度、潮气量等常规项目外,主要是连续动态监测患者的肺容量、通气功能、换气功能、小气道功能等。

1. **通气功能监测** SLT围麻醉期通气功能监测必须常规监测潮气量、呼吸频率、分钟通气量、气道压力、呼气末正压和肺顺应性等，并根据患者的具体病情和手术进程适时调整各个监测项目。以上各监测指标主要根据以下情况进行调整：①术前患者内环境和病理生理改变情况；②外科手术的影响；③新肝期开始；④内环境变化；⑤血气结果；⑥氧供与氧耗。

2. 通气效应监测　换气功能的状况由通气效应来反映，而通气效应又与多种因素有关，因此围麻醉期笔者常规监测吸入氧浓度、肺泡氧分压（partial pressure of oxygen in alveolar gas，P_AO_2）、肺泡-动脉血氧分压差（alveolar-artery oxygen partial pressure gradient，$P_{A-a}O_2$）、动脉血二氧化碳分压（partial pressure of carbon dioxide in arterial blood，$PaCO_2$）、呼气末二氧化碳分压（partial pressure of end-tidal carbon dioxide，$PetCO_2$）等。

3. 脉搏血氧饱和度　可通过脉搏血氧饱和度监测了解机体的氧合功能，为早期发现低氧血症提供有价值的信息。患者血红蛋白异常、静脉内使用亚甲蓝等染料、运动导致伪差等均会影响其数值的准确性，低灌注和末梢外周血管阻力也会使其信号消失或精确度降低。此外，在 SLT 术中需要注意低体温的影响。

4. 气道力学监测　气道力学监测是呼吸道管理的重要措施之一，在 SLT 围麻醉期可以通过连续气道监测对患者的通气压力、容量、流率、阻力和胸肺顺应性等指标进行动态观察，以顺应性环（pressure-volume，PV 环）和/或阻力环（flow-volume，FV 环）变化为主进行综合分析，对了解患者的肺和气道力学的状态有重要的临床价值。

三、凝血功能监测

1. 血栓弹力图（thromboelastography，TEG）　TEG 是利用测定血液凝固过程中切变弹性的原理，测定从纤维蛋白形成至血凝块形成的过程。主要参数有：①R 时间，反映凝血因子活性；②K 时间，表示血凝块形成速度；③α 角，反映纤维蛋白原功能，主要应用于评估纤维蛋白原的浓度和功能；④血块最大强度（maximum amplitude，MA），主要反映血小板聚集功能；⑤30 分钟消融速率（LY30），反映纤溶活性。

2. 旋转血栓弹力图（rotational thromboelastometry，ROTEM）　ROTEM 与 TEG 很相似，均是在低剪切力条件下检测全血的血液黏弹性，区别在于 ROTEM 检测时烧杯固定，自由悬针以一定的角度和转速旋转。主要参数有：①凝血时间（clotting time，CT），相当于 TEG 的 R 时间；②血凝块形成时间（clotting formation time，CFT），相当于 TEG 的 K 时间；③α 角，血凝块形成点到描记图最大的曲线弧度作切线与水平线的夹角；④MCF，相当于 TEG 的 MA；⑤A5 和 A10：凝血时间后 5 分钟和 10 分钟时血凝块振幅；⑥血凝块溶解指数（clot lysis index，CLI），MA 后 30 分钟血凝块消融速度等。相比之下，ROTEM 对纤维蛋白溶解较 TEG 敏感，可以更加准确地诊断患者的纤溶亢进。

3. 标准凝血试验（standard coagulation test，SCT）　SCT 包括血浆 PT、APTT、PT/INR、纤维蛋白原水平和血小板计数等。这些已经用于监测止血和指导肝移植期间的输血。然而，SCT 作为终末期肝病患者凝血状态及肝移植期间凝血功能的监测有多个限制。SCT 只能反映促凝血水平的紊乱，而终末期肝病患者在肝移植状态下的纤溶状态无法得到反映。

PT/INR 和 APTT 对凝血因子的缺陷很敏感，但对抗凝血因子的减少则不敏感。此外，这些检测仅基于血浆，不能反映血小板、血管内皮和纤维溶解因子之间促凝和抗凝的复杂相互作用。而从收集样品到向临床医师提供结果之间也存在 30~60 分钟的延迟，鉴于肝移植期间的动态和复杂的凝血状态，这种延迟使得 SCT 获得的信息在肝移植临床决策过程中几乎无关紧要。同时，它们无法反映天然的抗凝活性，SCT 不能反映终末期肝病患者真实的止血能力。而血小板计数只是定量的，不能提供任何血小板功能的信息。

由于上述所有原因,SCT 被认为是止血的欠佳监测,对预测肝移植患者出血的能力有限。

4. 黏弹性凝血试验(viscoelastic coagulation test, VCT)　VCT 监测以全血为样本,用以评估促凝、抗凝和血小板的相互作用;它可以提供有关整个凝血过程的动态和快速的信息。事实证明,VCT 不仅在监测和诊断凝血障碍方面,而且在指导终末期肝病患者的管理方面,都比 SCT 更可靠。TEG 和 ROTEM 均被认为是即时(point-of-care, POC)VCT,其使用一直是肝移植患者围手术期凝血管理的重要组成部分;二者原理相似,差别在于信号传输途径方式,前者为机电传导,后者为光信号传导。TEG 多用于北美,ROTEM 多用于欧洲。根据凝血激活途径的不同,衍生出快速血栓弹力图(rapid thrombelastography, rTEG)检测,TEG 是应用高岭土为激活剂,rTEG 以组织因子为激活剂。三者的指标均可动态反映血栓形成的全貌和过程,但指标之间不能互相替换。

5. Sonolot 凝血与血小板功能分析仪　Sonoclot 是 Von Kaulla 等 1975 年发明的一种用于对血液凝固以及血小板功能在体外直接进行检测的仪器。Sonoclot 是基于对全血或血浆样本黏弹性变化的测量,检测速度较 TEG 快,不但能监测凝血的全过程,还能同时监测肝素的影响和血小板功能,目前应用范围极为广泛,主要在肝移植手术、心血管外科手术和其他出血量大的大型手术中使用。

Sonoclot 分析仪可以描记出特定的 Sonoclot 血凝曲线,以此来反映凝血全过程中黏弹性变化;同时计算出 ACT、凝结速率和血小板功能指数等指标。另外,研究显示 Sonoclot 分析仪的检测结果受年龄、性别、血小板数量的影响严重,导致某些监测变量的可重复性差,因此其应用范围和准确性还有待进一步验证。

四、麻醉深度监测

接受 SLT 的患者大多数存在肝功能损害,而麻醉药可明显加重肝脏负担,因此术中进行麻醉深度监测十分必要。目前常用脑电双频指数(bispectral index, BIS)、脑电熵指数(entropy index, EI)、Narcotrend 麻醉/脑电意识深度监测指数、听觉诱发电位指数等指标进行麻醉深度监测。

1. 脑电双频指数　BIS 监测是目前比较成熟的监测方法,以 0(抑制状态)到 100(清醒状态)之间的数字来定量不同脑电信号频间的联系程度,可用来测定药物的镇静和催眠作用,BIS 值越小,镇静程度越大,两者的相关性良好。但 BIS 也有一定局限性,主要表现为不能监测术中血流动力学变化和准确预测患者术后意识恢复时间,存在一定滞后性;不适用于新生儿、中枢神经系统损伤以及服用精神活性药物的患者。

2. Narcotrend 麻醉/脑电意识深度监测指数　该法是通过采集原始脑电信号,并将脑电信号自动分级为 A~F 6 个等级:A 清醒、B 镇静、C 浅麻醉、D 麻醉、E 麻醉过深、F 爆发抑制。

3. 脑电熵指数　EI 是监测麻醉深度的一种新指标,已被证实可较准确地反映麻醉深度。EI 包括状态熵(state entropy, SE)和反应熵(response entropy, RE)。SE 主要反映大脑皮质的抑制程度,而 RE 是反映前额骨骼肌兴奋程度及大脑皮质的抑制程度,因此监测一般以 SE 指导镇静,以 RE 与 SE 差值指导镇痛。

五、体温监测

由于 SLT 手术时间长、手术创面大、术中需大量输血输液及应用新鲜冰冻血浆冲洗供肝,患者围手术期常出现低体温。因此,术中体温监测和保温措施尤为重要,特别是婴幼儿,婴幼儿由于自身生理特点,肝移植术中出现体温过低的现象较为普遍。为了持续监测核心体温,可将温度探头放置于鼻咽部、食管、直肠或膀胱。

六、尿量监测

终末期肝病患者(如肝硬化晚期、重症病毒性肝炎、暴发性肝衰竭等)常合并肝肾综合征,加上 SLT 术中血流动力学剧烈波动,以及术后肾毒性免疫抑制剂的使用,使围手术期急性肾衰竭和肾小管坏死的发生率大大增加,因此,围手术期需要严密监测肾功能,术中主要的监测指标是尿量。术中持续尿量监测可反映血容量和组织血流灌注情况,一般采用精密尿袋进行监测,分别记录手术开始前、无肝前期、无肝期和新肝期的尿量。

七、血气分析监测

使用血气分析仪定期监测患者电解质酸碱平衡情况,包括电解质情况(如血钾、血钠、血氯和血钙)、气体指标(氧分压、血红蛋白浓度、红细胞比容、氧饱和度、二氧化碳分压、pH、碱剩余等)、乳酸、血糖等。

第三节　劈离式肝移植血流动力学调控策略

近年,SLT 在我国逐步开展,其围手术期管理已成为移植科医师、麻醉科医师、ICU 医师共同关注的课题。随着对终末期肝病病理生理研究的深入,对 SLT 术中大血管阻断及开放引起的血液流变学剧变、移植肝开放后的再灌注损伤对远隔器官影响的认识,以及维护重要器官功能、维持循环及内环境稳定,已成为包括劈离式在内的各种术式肝移植围手术期管理的中心环节。由于围手术期心血管系统并发症是肝移植常见并发症和死亡原因之一,良好的血流动力学监测及调控可为接受 SLT 的患者提供稳定的循环支持,并为快速预后提供基础。

一、劈离式肝移植患者的术前心血管状态

接受 SLT 的患者常合并心血管功能失调,包括高血流动力学、门静脉高压、门肺高压肺分流增加和微循环障碍等。

1. 高血流动力学　高血流动力学是终末期肝病患者最常见的循环紊乱,以高心排血量、低循环阻力、血压正常或低血压为特征。在肝硬化代偿期,高动力循环的表现并不明显。随着肝脏疾病的进一步发展,高血流动力学的特征与肝硬化的严重程度日趋显著。造成这些变化的原因是多方面的。众多文献已证实,肝硬化患者肾素 - 血管紧张素 - 醛固酮系统的活性增加,出现一定程度的钠水潴留;一般认为内脏小动脉舒张是体循环阻力下降的主要原因,并导致了动脉压的降低,动物实验和临床研究则表明,一系列血管活性物质,如一氧化氮(nitric oxide, NO)、内皮素、肿瘤坏死因子 - α 等在其中扮演了重要角色;由于血管扩张,患者的有效循环血量减少,引起了肝硬化患者交感神经张力增加,激活的交感神经通过增加心率、心肌收缩力对心排血量造成影响。由于机体自身具有代偿能力,低有效循环激活交感神经系统使肝硬化患者出现心排血量、心率增加及维持正常或偏低的血压。

2. 肺部综合征　终末期肝病患者常合并肺血管调节失衡,并导致两种截然不同的肺部综合征:肝肺综合征和门肺高压。肝肺综合征以肺内血管扩张为特征,当吸入空气时,$P_{A-a}O_2$ 增大,并高于 20mmHg。终末期肝病患者合并肺内血管扩张的比例高达 13%~47%,其中半数可导致低氧血症。肝硬化性门肺高压是指在肝硬化门静脉高压的基础上合并肺动脉高压,此时肺血管阻力升高。该类患者在肝移植术后常发生肺功能障碍,严重时引起右心衰竭,术后死亡率极高。目前肝硬化门静脉高压患者引起肺部综合征的机制尚未完全清楚。有学者认为由于内脏血流超负荷,肠壁充血,内毒素及某些细胞因子释放进入循环引起门静脉高压患者的高血流动力状态;高心排血量使肺循环发生变化,肺血流增多,肺血管壁的剪切应力增高。若肺血管存在正常的舒张功能,将不会引起综合征的发生。异常的肺部血管扩张则使肺血

管阻力降低,导致肝肺综合征的出现。另一种情况,肺血管收缩及肺动脉内皮细胞和平滑肌细胞增殖引起肺血管重构均可使肺血管阻力增高,导致肺高压的发生。因此,终末期肝硬化患者由于肺血管张力的改变及肺血管重建,可合并肝肺综合征或门肺高压两种病变。而对即将接受肝移植治疗的终末期肝病患者而言,无论出现哪种病变,都是增加其病死率的重要原因。

终末期肝病的这些变化将影响肝移植围手术期的麻醉管理,如适当减少麻醉药物用量,血管活性药物尽量选用肾上腺素和去甲肾上腺素,根据机体的反应性调整血管活性药用量等。

二、劈离式肝移植围手术期循环变化及支持

肝移植是手术创伤十分显著的术式,围手术期患者的循环功能、水电解质代谢、凝血功能、泌尿系统等均呈显著变化,在手术进程的不同阶段各具特点,根据这些变化特点,通常将肝移植分为无肝前期(病肝切除期)、无肝期、新肝期三个阶段。各阶段循环的变化特点突出,已受广泛重视,其处理方法和手段基本成熟。

1. 无肝前期　该期主要进行病肝的游离和松解。由于肝硬化常合并门静脉高压,多伴有广泛的侧支循环,加上凝血功能障碍,术中出血是引起此期循环不稳定的最主要原因。因此,只要保证有效血容量,不难维持循环稳定。其策略包括:手术开始后即纠正术前存在的低蛋白、贫血状态;根据出血量和出血速度及时补充术中丢失的血液;小剂量多巴胺 2~5μg/(kg·min)支持循环。多数研究已表明,肝移植围手术期持续应用小剂量多巴胺可改善心功能。另外,终末期肝病患者常合并有大量腹水,开腹后放腹水可导致不同程度的循环波动,此时可通过输注白蛋白、适当加快输液及辅以血管活性药来保持血流动力学稳定。

2. 无肝期　阻断下腔静脉和门静脉是导致循环急剧变化最主要原因,严重者心排血量可降低超过50%。同时,阻断后下肢及盆、腹腔脏器静脉压增高,失去有效灌注,特别是胃肠氧供失衡,可造成肠屏障损害;无肝期产生心肌抑制因子,不能被有效清除,使心肌收缩减弱。循环的抑制在无肝早期表现突出,需通过血管活性药物如肾上腺素和去甲肾上腺素维持。无肝中、后期,由于机体可通过加快心率、收缩血管等代偿,多能使循环维持相对稳定。因此,无肝期循环支持策略包括:①血管活性药物支持。根据笔者经验,主要采用多巴胺 2~5μg/(kg·min)、去甲肾上腺素 0.01~0.50μg/(kg·min)和肾上腺素 0.01~0.50μg/(kg·min)持续泵注支持,如果平均动脉压显著下降,可给予去甲肾上腺素 20μg 静脉注射,必要时可重复使用。②适度扩容。阻断后 15 分钟内快速补充血浆或红细胞约 400ml,维持中心静脉压为2~4mmHg,但应注意避免液体负荷过重,以免血管开放后引起肺水肿。③体外静脉-静脉转流。采用静脉转流技术有利于维持循环稳定,适用于合并冠状动脉粥样硬化性心脏病(冠心病)、肾功能不全、多次手术史、有广泛粘连的患者。

3. 新肝期　该期的特点是循环骤变。有文献报道供肝恢复血流后最初 5 分钟内,有 8%~30% 患者出现短暂性低血压和心率下降,即再灌注综合征。预防再灌注综合征的方法:①无肝期尽量将血气、电解质指标维持在正常范围,如任何时候,都应将钙离子和镁离子浓度分别维持在 1.0mmol/L 和 0.5mmol/L以上;②纠正和预防低体温;③在开放即刻或开放前 1~2 分钟即可给予去甲肾上腺素 20~40μg 和肾上腺素 20~40μg,而不必等到血压下降 30% 以上,必要时可重复给药。一旦发生再灌注综合征,肾上腺素是首选方案,用量为 20~500μg。极少数患者由于吻合口出血、广泛的创面渗血而出现新肝期循环不稳定。这时主要依靠快速大量输入血液及相关血制品(含凝血物质)来维持循环稳定,同时辅以血管活性药物支持,否则难以让患者安全度过围手术期。

开放后肺高压是新肝期常见的循环变化。多数患者的肺动脉压在开放后 15 分钟将逐步降低,无须特别处理。少数患者,特别是术前合并肺高压患者,此期肺动脉压可显著增高,应及时治疗。笔者用硝酸甘油 $0.1\sim10.0\mu g/(kg\cdot min)$ 和前列腺素 $8\sim28ng/(kg\cdot min)$ 经中心静脉持续泵注用药,取得一定成效。NO 是心肺血管中的一种新型信息传通体,有舒张血管、降低血压、抑制血管平滑肌增生和血小板黏附的重要生理作用,吸入 NO 治疗肺动脉高压选择性高、起效快,但应用于临床的最大特点是作用时间短暂,只有数秒钟,目前临床推荐吸入浓度为 10~80mg/L。

三、劈离式肝移植围手术期的心肌损害和心功能变化

血压和心率的变化在肝移植围手术期得到了充分的重视,但心肌的损害常被忽略。以往对肝移植围手术期循环的研究及治疗主要锁定在血管阻断和开放后容量方面的变化,随着研究的深入,发现单纯血容量的变化不能完全解释肝移植术中循环的改变,学者们逐渐将目光转向心肌及心功能的变化。

据报道,肝移植术后心绞痛和心肌梗死的发生率达 5.4%。一般认为与肝移植术后血液的高凝状态有关。但也有多项研究表明,肝移植术中心肌酶类增高,提示围手术期出现了心肌损伤,与以下几个原因有关。

1. 终末期肝病术前心肌损害 心肌损害表现为心肌间质水肿、点状出血、心肌纤维断裂、心肌坏死、心肌肥大等改变。病情较重的肝硬化患者可出现心肌收缩和舒张功能不全,室壁肌僵度增加,心肌损伤导致心功能下降。终末期肝病引起心肌损害的原因如前述。

2. 劈离式肝移植围手术期心肌损害 主要发生在新肝早期,开放时心室前负荷急剧增加,血管活性药物的应用等可影响心肌的灌注和氧合,致氧供需失衡;开放后胃肠道淤积的酸性代谢产物、内毒素、炎性介质等大量进入体循环,这些物质造成的心肌损害十分明显,使心功能受到抑制。如果患者术前已合并心肌损害,则围手术期这种损害更易加重。

第四节 劈离式肝移植围手术期凝血功能监测及调控策略

肝移植围手术期的凝血功能异常、出血与大出血、大量输血等,对术者及麻醉医师提出挑战。主要问题是:①血浆凝血因子缺乏,由于肝功能不全而不能合成;②低纤维蛋白原血症,血小板减少与功能异常;③纤维溶解亢进;④大量输血或血液过度稀释导致凝血紊乱;⑤手术切肝及供肝植入时血管缝合不良等因素。围手术期通过常规凝血监测、黏弹性凝血试验结果及患者临床表现(如术野出血、渗血等),对患者进行综合处理。

终末期肝病是 SLT 的主要适应证,包括肝实质疾病、先天性代谢障碍性疾病、胆汁淤积性疾病以及肝脏肿瘤等。不同患者的原发肝脏疾病的病理生理改变不完全相同,凝血功能异常也有差别。重型肝炎、慢性肝硬化患者常合并显著凝血功能障碍,表现为血小板减少和功能缺陷、凝血因子缺乏、纤溶亢进等。肝癌患者由于其肝脏功能基本在正常范围内,术前凝血功能大多数在正常范围内,血小板的数量和功能也基本正常,部分甚至接近高凝状态。30%~50% 小儿肝移植原发疾病是胆汁淤积性疾病,如胆道闭锁或家族性肝内胆汁淤积,这些患儿发生血栓的风险更高,可见凝血状态中低凝与高凝并存。代谢性肝病患儿的凝血功能通常不受影响。而急性肝衰竭患儿常见凝血状态异常,表现为血小板数量减少和功能减退、凝血因子减少和纤溶相关物质减少。此外,由于患儿存在肝动脉栓塞的风险,因此也不可过度纠正凝血功能异常。

1. 无肝前期 这个阶段的特点是患者术前原发疾病导致的凝血改变(如凝血功能异常,红细胞、血小板及各种凝血因子不足等),以及其他因素,包括手术或创伤导致的凝血障碍、手术相关(如手术粘连

松解等）的术中大量出血导致的凝血物质的丢失或稀释。

2. 无肝期　这一阶段凝血因子产生和肝脏清除减少。此外，纤溶亢进可能是这个阶段的主要问题，因为组织型纤溶酶原激活物（tissue-type plasminogen activator, t-PA）清除缺失，同时纤溶酶原激活物抑制物（plasminogen activator inhibitor, PAI）水平仍然保持相对不变。

3. 新肝期　这一阶段因为多种原因通常会遇到严重的低凝状态。缺血再灌注损伤可能会影响促凝和抗凝通路，同时，因为血小板被肝窦诱捕，血小板减少更为明显，但同时血小板也被激活。此外，因为从供者组织内皮释放肝素及 t-PA 释放增强导致的纤溶亢进，从而导致肝素样效应（heparin like effect, HLE）。一般情况下在体劈离供肝比体外劈离供肝冷缺血时间少 2~3 小时。新肝开放后，在体劈离供肝切面更干净，而体外劈离供肝切面发生大面积渗血的可能性更大，需要更为密切地关注和补充凝血物质。

4. 凝血功能保护及调控临床关注要点

（1）凝血纠正的目标导向指标：使凝血因子维持在正常的 30% 以上。达到标准可参考的依据包括：①客观依据为纤维蛋白原 >0.7g/L，术中监测接近正常；②主观依据为切口创面无渗血，有血凝块。

（2）纠正凝血功能的主要物质：主要依靠血液成分，如新鲜冰冻血浆、冷沉淀、纤维蛋白原、凝血酶原复合物等。取血采用批次拿取，每批次用量为新鲜冰冻血浆 20ml/kg，冷沉淀液 10~20U。

（3）凝血纠正血液成分应用指导意见：①术前凝血功能正常，在无肝前期无手术大出血，只输入少量的新鲜冰冻血浆与冷沉淀，不按批次用量。②术前凝血功能异常者，应根据异常程度，在心功能允许的情况下，在无肝前期先输第一批次血液成分；然后评估，若凝血指标没有改善至满意水平，可输第二批次，再评估，原则是要恢复凝血因子到正常值 30% 的水平。可配合应用凝血酶原复合物和重组活化因子Ⅶ。③如果术中失血较多，不及时补充凝血因子，易发生稀释性凝血障碍。必须按比例搭配凝血物质的输入，肝移植患者按红细胞和血浆 1∶1 搭配。④新肝早期肝功能恢复需要一定过程，待循环稳定后，根据容量监测补充一个批次新鲜血浆和冷沉淀，监测评估。⑤对于 DCD 供肝，由于术前供肝功能已有损伤，新肝植入后，需长时间（不能具体确定长短）才能逐步恢复肝功能。因此，应在前面批次凝血因子补充的基础上，根据监测结果不断评估，并分批次补充新鲜血浆和冷沉淀 10~20U，可反复多批次。⑥血小板：术前存在血小板减少和术中大出血时，原则上都应输注，常规拿取。⑦氨基己酸：在麻醉后即通过微量输液泵输入氨基己酸 2g/h，抑制纤溶亢进。⑧在新肝期后，鱼精蛋白 30~50mg 单次应用后，50mg/h 持续泵注，控制 ACT 在 200 秒以内。⑨术中间断进行凝血功能监测，若术前已有异常，常规 60 分钟应监测一次。特殊情况下，每批次输注后监测。维持体温、钙离子水平正常。⑩红细胞也参与了凝血功能，应按输血指南进行，肝移植围手术期要将血红蛋白纠正到 100g/L 以上。

第五节　劈离式肝移植围手术期液体管理的监测及调控

肝移植术中容量管理是麻醉管理的难点。SLT 成人及儿童受者术中目标导向液体治疗可较为精确地指导术中液体管理。患儿 PiCCO 可提供前负荷指标，如全心舒张期末容积指数（total end-diastolic volume index, GEDI）、每搏量变异度（stroke volume variation, SVV）、脉压变异（pulse pressure variation, PPV）和后负荷指标（系统血管阻力指数，SVRI）等，推荐用于术中容量监测和管理。胶体液以人血白蛋白最佳，使用人工胶体应考虑其对肾功能和凝血功能的不良影响，一般不考虑羟乙基淀粉类。复方醋酸钠因不含乳酸是肝移植术中合适的晶体液。小儿肝移植术中低血糖发生率相对较高，术中应在监测血糖的条件下应用含葡萄糖溶液。生理盐水因其会导致高氯性酸中毒而不推荐用于小儿肝移植术。复方乳酸钠虽临床应用广泛,但仍需注意由此所导致的高乳酸血症。术中应监测血红蛋白浓度,宜维持血红蛋白为 80~100g/L。血红蛋白 <70g/L 时,应输注浓缩红细胞。

液体管理是肝移植麻醉的重点、难点。液体管理的最高境界:可控,能进能出;液体能进需要静脉通路足够、CVP 在控制范围,液体能出必须保证 CVP 能满足组织灌注的最低需求、尿量达标即可;液体可控是指毒性物质及时排除、内环境可控。若液体管理可控则血流动力学稳定,凝血调控得心应手,肝功能恢复快。因此,肝移植围手术期液体管理是麻醉管理的核心。

一、肝移植术中容量监测相关项目

肝移植手术创伤大、出血多,术中血流动力学波动明显,且终末期肝衰竭患者术前常合并一定程度心肺肾脑等重要器官功能不全及水电解质、酸碱平衡紊乱、凝血功能障碍等,因此,肝移植手术时,液体治疗必须在全面监测下进行,从而确定液体的种类和量,在肝移植围手术期常用的液体治疗相关监测项目有:心电图、直接动脉血压、CVP、左心房压力(left artial pressure,LAP)、肺动脉楔压(pulmonary arterial wedge pressure,PCWP)、MPAP、CO、每搏量指数(stroke volume index,SVI)、尿量、血气分析及血浆电解质、酸碱度与渗透压。

二、肝移植围手术期容量治疗要点

肝移植围手术期液体治疗应以胶体为主。根据监测结果决定输入液体总类和量。容量治疗是一切其他体液治疗的前提,关系到基本生命的维持。血液、血浆、白蛋白、血浆代用品是肝移植容量治疗的主要液体。参考如下。

1. 综合分析术中心率、动脉血压、CVP、PCWP、尿量等监测指标的意义,结合患者全身情况正确判断血容量,给予恰当的液体补充。

2. 慢性肝病患者术前常有高排低阻、血容量相对不足、大量腹水现象,麻醉前即应适当补充晶体液、白蛋白,提高胶体渗透压,保证血压的相对稳定。

3. 终末期肝病患者术前多合并一定程度心功能障碍,应在严密的监测下进行液体治疗,避免心力衰竭。

4. 手术开始前可补给禁食量的半量(8~12 小时),以醋酸或乳酸林格液,其中醋酸林格液更有利;可在每 500ml 晶体液中加入白蛋白 10g,以及胶体液。

三、肝移植围手术期分期容量治疗策略

1. 无肝前期　此期液体管理需注意的有以下几点:①大量腹水患者,术中快速排放腹水造成腹压突然降低,可导致患者有效循环血量的迅速减少,每放 1 000ml 腹水至少需输入白蛋白 10g 以维持血浆胶体渗透压;②无肝前期因为分离肝脏,是出血和渗血最多的时期,有严重门静脉高压、凝血障碍时更甚,故应及时输血,维持 CVP 在 8~10cmH$_2$O,保持 HCT 在 30% 左右;③有凝血功能障碍时,应及时补充新鲜冰冻血浆、冷沉淀、纤维蛋白原、凝血酶原复合物等;有血小板减少时,及时输注血小板,最低保持血小板计数在 6×10^9/L 以上;④应维持尿量 2ml/(kg·h) 以上,如尿量达不到要求,在排除容量问题的基础上可使用利尿药。

2. 无肝期　无肝期不同术式对循环的影响不同。采用经典非静脉转流术式及改良背驮式的患者由于下腔静脉完全阻断,回心血量骤减 50%~60%,且收缩压、舒张压、CO、CVP 明显下降,心率明显上升,尤其是在阻断下腔静脉的瞬间变化较明显。无肝期均需用血管活性药维持。输注液体维持 CVP 为 2~5cmH$_2$O,避免无肝期过度输液造成开放血流后肝肿胀,影响移植肝功能的恢复和手术止血。

此期液体以输血和新鲜冰冻血浆为主,阻断早期宜快速补入 300~500ml。采用背驮式的患者因部分

阻断下腔静脉,回心血量的下降较轻,如心功能及周围血管反射正常,可在数分钟内代偿,无肝期对血液循环的影响较小,尿量有望维持在 0.5~1.0ml/(kg·h)以上。而采用经典非转流及改良背驮式的患者基本无尿。

3. 新肝早期(开放肝血流再灌注)　新肝 5 分钟内由于大量血管活性物质的释放可引起严重的循环、酸碱度及电解质紊乱,收缩压、舒张压、心率、CO 均下降,CVP 和 MPAP 明显升高,此时应限制补液量,避免引起 CVP 过高,从而导致移植肝肿胀。应以血管活性药为主,如去甲肾上腺素和肾上腺素等以增强心肌收缩力、提高外周阻力,对预防再灌注综合征是很有帮助的;此期液体以输血和新鲜冰冻血浆为主。新肝期血流动力学的波动多可在 15 分钟内恢复正常。

4. 新肝后期　新肝后期循环稳定后,继续根据 CVP、出血量和尿量的情况给予输液,仍以输血和新鲜冰冻血浆为主,治疗包括:纠正贫血、纠正凝血功能紊乱、纠正酸中毒、纠正电解质紊乱、纠正低血容量及纠正高血容量等。

第六节　劈离式肝移植术中器官保护策略

SLT 的受者普遍病情严重,手术创伤较大,围手术期会出现剧烈病理生理变化,严重时危及生命,影响肝移植术后恢复。了解 SLT 围手术期的变化规律,制订合理的 SLT 围手术期管理方案,有助于肝移植术后各器官的功能恢复。笔者通过对 SLT 围手术期病理生理变化进行系列研究,依据研究的结果,制订了相应的麻醉管理策略,供同行借鉴。

一、劈离式肝移植围手术期肺保护策略

国内外多个回顾性研究报道,肝移植术后急性肺损伤(acute lung injury,ALI)的发生率为 9.2%~77.5%,SLT 围手术期会出现氧合障碍和轻度肺损伤;肺损害病情轻重与术中输血输液量密切相关,合并门静脉高压的门腔静脉阻断和开放后肺损伤显著。避免新肝期容量超负荷和高 CVP,有利于肝功能恢复和缩短术后呼吸支持时间。

肺保护综合措施:①术前情况差的患者,应在无肝前期尽可能纠正或改善各种紊乱,以减少术中出血,从而达到减少输血和输液量的目的;②预防及控制感染,尤其注意控制及避免医源性感染,掌握抗生素的应用指征;③注意乌司他丁、甲泼尼龙的使用,减轻炎症反应;④注意液体管理及容量控制,提倡以 PCWP 及 CVP 联合监测结果指导液体输注,围手术期少输入晶体液,而以输注新鲜冰冻血浆、浓缩红细胞悬液、白蛋白和合成的胶体液为主;⑤适合的通气策略,一旦发现出现肺损伤,则使采用低潮气量(6~8ml/kg)加适度呼吸末正压通气(PEEP 3~5cmH₂O)辅助呼吸模式,可结合高浓度氧(80%~100%)1 小时与低浓度氧(30%~40%)1~4 小时交替氧疗。

二、劈离式肝移植围手术期心肌保护策略

肝移植术后早期死亡的患者中,心血管事件高达 20% 以上。在笔者完成的 1 000 多例肝移植临床实践中,有 16 例发生心脏停搏,13 例发生在开放后再灌注早期,3 例发生在无肝期 30 分钟左右,开放期的心脏停搏能很快复苏,而 3 例发生于无肝期的患者均术中死亡,笔者认为无肝期低血容量不利于心脏复苏;通过对围手术期心肌酶和血清肌钙蛋白的研究,发现在肝移植围手术期,心肌酶呈进行性增加,新肝期和术毕时达到高峰,肌钙蛋白在术后 24 小时达到高峰,提示心肌在肝移植围手术期损害明显。

处理策略主要为:①在手术开始阶段和无肝期使用磷酸肌酸钠,增加心肌供能;围手术期持续微量

泵注硝酸甘油,增加心肌供氧;②控制心率,在无肝期,心动过速增加心肌氧耗,舒张期缩短不利心肌供氧,应用受体阻滞剂微量持续泵注,控制心率在 100 次 /min 左右;③对于长期肝硬化受者,应加强心功能的监测与支持治疗。

三、劈离式肝移植围手术期肾保护策略

肝移植术后急性肾衰竭(acute renal failure,ARF)是肝移植术后常见且严重的并发症,与肝移植术后死亡率密切相关,发生率48%~94%。肝移植术后 ARF 的原因是多因素的。笔者对 60 例术前血肌酐、尿素氮正常的肝移植患者进行观察发现:术后早期 ARF 的发生率为 16.7%,对围手术期的危险因素进行相关分析发现,术中持续性低血压、术前血胱抑素 C 高与术后 ARF 密切相关,这说明术前已存在的前期肾损伤和术中低灌注是造成术后 ARF 的高危因素。

处理策略主要为:①尽可能缩短无肝期,有助于减轻肾损害;②静脉泵注小剂量多巴胺,1~3μg/(kg·min);③脱水利尿药:当无肝前期和新肝期出现少尿,对输液无反应时,应尽早给予强效髓袢利尿药呋塞米(20~110mg),以预防肾衰竭发生,如使用大剂量呋塞米后尿量仍无增加时可加用甘露醇(100~200ml),以增加肾血流量和肾小球滤过率(glomerular filtration rate,GFR);对无尿肾衰竭患者,甘露醇应慎用;④去甲肾上腺素用量在 0.2μg/(kg·min)以下时,对肾血管起扩张作用,可明显改善肾功能,在循环不稳定时,应及早使用去甲肾上腺素;⑤血管升压素类似物:特利加压素可激活动脉壁平滑肌细胞 V1 受体,使内源性血管收缩系统活性接近正常;同时可增加肾血流量、GFR、尿量及尿钠(Na^+),使肾功能得到改善;⑥静脉 - 静脉转流术(venous to venous bypass,VVB):术前出现肾功能不全,又不准备同时接受肾移植的受者,无肝期 VVB 因能维持血流动力学稳定,可能对保护肾功能有一定的作用;⑦术后尽早进行血液透析;⑧乌司他丁:围手术期应用乌司他丁对重型肝炎患者肝移植围手术期的肾功能具有保护作用,能减少肝移植相关性肾衰竭的发生。

四、劈离式肝移植围手术期脑保护策略

终末期肝病患者常出现不同程度的脑功能失调,严重时出现肝性脑病。在肝移植手术中,可能会引起新的损伤或加重原有脑损伤,移植后神经系统并发症发生率高达 13%~47%,是造成肝移植术后患者死亡的主要原因之一;临床表现包括严重的脑病、局部的神经系统异常、癫痫发作及神经肌肉失调等。在新肝后 24 小时,脑损伤的生化标志物 S100-β 蛋白质显著升高;肝移植新肝灌注后,脑的血流量显著增加,可能造成颅内压升高或加重脑水肿;肝移植新肝期存在脑氧代谢障碍。术前存在低钠血症的患者,如术中过于积极补钠,术后发生神经脱髓鞘的概率大增,因此在肝移植围手术期应注意脑保护。

处理策略主要为:①术前低钠血症的患者,晶体液选择低钠或不含钠液体;血液制品均含有钠,因此术中不会出现血钠进一步降低;②高通气量:保持 PCO_2 在 30mmHg 以下,可能对减少脑血流量、降低颅内压、减轻脑水肿有一定帮助;③神经营养药:大剂量的维生素 B、磷酸肌酸钠等;④脱水利尿:使用少量的甘露醇和利尿药,及早脱水利尿,对减轻脑水肿有帮助。

五、劈离式肝移植围手术期凝血功能管理策略

肝衰竭终末期患者均存在不同程度的凝血障碍,SLT 会进一步加重凝血功能紊乱。终末期病肝移植患者,在积极使用新鲜血浆、冷沉淀液、血小板、纤维蛋白原和凝血酶原复合物后,受者在无肝前期及无肝期的凝血功能较术前明显改善,但在新肝早期仍会出现严重的凝血功能紊乱。原因主要是:开放后新肝内源性肝素产生、凝血因子和血小板集聚于移植肝,导致凝血因子减少、纤溶酶活性增高和纤溶亢进。

处理策略主要为：①无肝前期的治疗，应根据术前凝血四项与正常值的比较，偏离正常水平越大，在无肝前期输入血液制品越多（如新鲜血浆、冷沉淀和血小板）；存在严重凝血功能障碍的患者，加用凝血因子Ⅷ；②新肝早期的治疗，使用鱼精蛋白 30~50mg 拮抗内源性肝素；氨基己酸 0.5g/h 改善凝血功能和拮抗纤溶亢进，可显著减少出血；③新肝后期出血和渗血多，输注大剂量血液制品十分必要，具体数量依出血量、凝血监测及术野渗血情况来确定，部分患者输入量巨大；④输注过程中的循环监测十分重要，血液制品的输入速度和输入量应考虑心功能状态。

六、劈离式肝移植围手术期水电解质管理策略

终末期肝病患者术前常出现明显酸碱、电解质紊乱，表现形式多样，如代谢性酸中毒、代谢性碱中毒、复合型酸碱失衡、低血钠、高血钾或低血钾。重型肝炎患者术前多呈代谢性碱中毒，术中一直呈酸中毒，术后 8 小时变为碱中毒；血钾在新肝期 5 分钟可一过性增高，新肝期尿多的患者常出现低血钾；如不及时补钙，手术各期会频发低血钙。

处理策略为：①对于低钠血症，如果血钠浓度在 125mmol/L 以上时，一般不主张积极纠正，血钠浓度在 120mmol/L 以下时，钠离子的补充速度不宜超过 0.2mmol/（L·h），快速纠正低血钠有可能引起神经脱髓鞘，患者死亡率高；②对于低血钙，持续静脉泵注 $CaCl_2$ 1~2g/h 和辅助单次静脉注射，保持血钙浓度在 1.1mmol/L 以上，比间断单次静脉注射更易于保持血钙稳定；③对于低血钾，术中尿量多时，低血钾时常发生，血钾 3.0mmol/L 以上时一般不需补钾；若血钾过低，可在监测情况下适当补钾，补至正常低限值即应停止；④对于高钾血症，开放后常有一过性高钾血症，一般无须特别处理，数分钟后迅速降低；⑤轻度代谢性酸中毒可不予处理，随着新肝的作用，术后往往表现为碱中毒，严重代谢性酸中毒可补充 5% 碳酸氢钠。

七、劈离式肝移植围手术期防治全身炎症反应综合征策略

全身炎症反应综合征（system inflammatory reaction syndrome，SIRS）是各种严重致病因素，包括感染、创伤等引起的全身反应，以过度炎症反应、高动力循环状态、持续性高代谢状态为特征，SIRS 持续发展可导致一个或多个器官功能不全或衰竭。肝移植在新肝期和术后 24 小时，细胞因子水平增加，肝移植新肝期和术后呈现明显的炎症反应；细胞因子水平与肝移植术后 SIRS 的发生成正相关，肝移植术后 SIRS 的发生率为 45%。肠道损伤是炎症反应的重要诱因，SLT 围手术期会出现明显的肠道损害，这可能会加重全身炎症反应。

处理策略为：①术前的肠道准备十分重要，能够显著减少肠腔内毒素的产生，降低 SIRS 的发生率；②笔者在一项回顾性研究中发现肝功能 Child 分级 C 级、术前高钙血症、术中酸中毒等是脓毒血症及 SIRS 的危险因素，提示我们遇到合并上述情况的患者应该高度重视；③保护胃肠黏膜，减轻肠道损伤，如使用抗酸药等；④提高手术技能，减少失血、缩短无肝期时间和手术时间；⑤出血和输血量大、无肝期长和术前情况差者，可加大乌司他丁等抗蛋白酶类药物的用量；⑥术前存在严重的内毒素血症和炎症反应较强烈的患者，术后若确诊 SIRS，应及早使用持续性血液净化治疗，有利于提高生存率。

八、劈离式肝移植术后移植肝保护策略

劈离式肝移植术后移植肝保护策略包括：提高手术技巧，尽量缩短无肝期，缩短劈离式移植肝缺血时间，合理应用乌司他丁、甲泼尼龙等，减轻炎症反应。

九、劈离式肝移植围手术期肠道保护策略

劈离式肝移植围手术期肠道保护策略包括：①提高手术技巧，尽量缩短无肝期，缩短肠缺血时间；②合理应用乌司他丁、甲泼尼龙等药物减轻炎症反应，适当使用稳定肥大细胞的药物，如色甘酸钠等。

第七节　劈离式肝移植儿童受者麻醉管理要点

自20世纪60年代成功进行第1例小儿肝移植术以来,随着外科技术、抗排异治疗及围手术期麻醉管理水平的进步,小儿肝移植术后存活率和远期预后均得到了很大改善。目前我国每年实施的小儿肝移植术的数量已超千例,其中亲属供者的活体和部分肝(含劈离式)肝移植术的比例逐年增加,患儿术后5年存活率约80%,已接近国际先进水平。肝移植患儿术前病情复杂、代偿能力较成人差,手术操作精细度要求高,对麻醉及围手术期管理提出了更高的要求。本节从麻醉前风险评估与准备、麻醉方法与用药、围手术期监测和管理等方面,对SLT小儿肝移植术的麻醉管理要点进行阐述。

一、患儿禁食禁饮

择期手术的患儿术前禁食油炸及脂肪类食物8小时,禁饮清液体2小时、母乳4小时、配方奶及淀粉类固体食物6小时。终末期肝病患儿术前常合并营养不良,因此禁食时长需视患儿具体情况。同时由于并存腹水、肝性脑病、胃排空延迟等因素,反流误吸风险大大增加。急诊肝移植术患儿的禁食不可苛求,可按饱胃处理。终末期肝病患儿需谨慎用药,合并肝性脑病患儿术前禁止使用镇静药。

二、麻醉诱导

肝移植术患儿常伴有大量腹水,腹压增高导致限制性通气障碍和功能残气量降低,同时可能伴有活动性消化道出血、气道高反应性以及饱胃等发生反流误吸的危险因素,因此更推荐静脉麻醉诱导;患儿耐缺氧能力差,在气管插管前需延长氧储备时间,尽量缩短插管操作时的无通气时间。

三、儿童动静脉穿刺监测

小儿肝移植术中应动脉置管行连续血压监测。最常用动脉是桡动脉,亦可选用股动脉或足背动脉,避免选择缺乏侧支循环的肱动脉。选用短套管针(1岁以内患儿可选22G~24G)置管,由于肝移植术患儿凝血功能较差,推荐使用超声引导提高穿刺成功率。中心静脉穿刺首选右颈内静脉,并尽量选择双腔或多腔导管,以方便补液及CVP监测。

动脉及中心静脉通路的建立是小儿麻醉的难点之一,2岁以下小儿更加困难;建议B超评估及引导穿刺,最好配备小儿B超探头,笔者中心的经验是中心静脉置管尽量选择偏大号的管道。

四、术中麻醉管理要点

1. 胆道闭锁行肝门肠吻合术的患儿,腹腔粘连严重,游离创面往往渗血较多,存在大出血的可能。对于无肝期拟完全阻断下腔静脉的患儿,可请术者在病肝分离结束后行下腔静脉预阻断,根据血压变化情况,判断患儿当前容量状态以及无肝期循环耐受情况,如SBP下降幅度超过阻断前的30%,可加快补液速度并酌情持续泵注或增加血管收缩药的剂量。

2. 无肝期在血压维持稳定后,可适当减慢补液速度,防止开放前CVP过高,建议无肝期CVP维持在5mmHg左右,避免新肝恢复灌流后,回心血量骤增,加重心脏负荷,发生开放后新肝肿胀。

3. 预防儿童围手术期低血糖。无肝期失去糖原储备,糖异生减少,患儿无肝期低血糖发生率高于成人,应加强监测和补充。

4. 活体肝移植多采用供肝的左外叶,新肝血流开放后,应在维持血压稳定的基础上,调控CVP不超过10mmHg,同时观察新肝充血情况,避免新肝肿胀。新肝期患儿的循环状态常表现为高排低阻,可根据PiCCO监测的循环数据来指导补液和血管活性药的应用。此时肾功能逐渐恢复,如发生无尿或少尿,应分析原因并进行对症治疗。在保证适当的容量状态下,可使用血管活性药适当提高MAP和增加胶体渗透压以改善肾灌注,增加肾小球滤过率,并及时应用利尿药。

五、凝血功能监测与管理

大多数患儿术前存在凝血功能异常,围手术期推荐应用 TEG 或凝血及血小板功能分析仪(Sonoclot)对患儿的凝血功能进行动态监测。对存在凝血功能异常的患儿,无肝前期如凝血酶原时间超过 16 秒,可给予血浆或新鲜冰冻血浆补充凝血因子和纤维蛋白原。无肝期应避免应用凝血物质,因血管阻断后,盲端血流缓慢,易形成血栓。儿童受者肝动脉较细,易发生栓塞,肝动脉血栓发生率远高于成人。新肝开放后如创面渗血严重,根据凝血功能监测结果补充凝血因子或纤维蛋白原,尽可能在肝动脉开放后输注。麻醉科医师应参考术野出血情况,同时结合凝血功能的动态监测,维持患儿处于轻度低凝状态。另外,血液高黏度和红细胞压积升高也是术中血栓形成的易感因素,围手术期维持应轻度贫血。

儿童肝移植凝血功能调控要点如下:①小儿肝移植术受者血管细,新肝期应谨慎补充凝血物质,包括新鲜冰冻血浆、纤维蛋白原或冷沉淀以及凝血酶原复合物等,避免增加门静脉和肝动脉血栓形成的风险。推荐有条件时采用动态 TEG 监测并指导凝血异常的治疗。②儿童受者术前凝血功能不同于重型肝炎的成人受者,部分患儿的凝血功能可能正常,应个性化评估及处理。③无肝前期适量应用 FFP 及冷沉淀,特别不能用血浆来补充血容量。④新肝早期尽量不用 FFP 及冷沉淀补充外源性凝血因子,新肝后期尽量少用 FFP 及冷沉淀。

六、术中容量管理要点

小儿肝移植术中容量管理是麻醉管理的难点。目标导向液体治疗可较为精确地指导术中液体管理。患儿 PiCCO 可提供前负荷指标(GEDI、SVV 和 PPV)和后负荷指标(系统血管阻力指数)等,推荐用于术中容量监测和管理。胶体液以人血白蛋白最佳,使用人工胶体应考虑其对肾功能和凝血功能的不良影响。复方醋酸钠因不含乳酸是肝移植术中合适的晶体液。小儿肝移植术中低血糖发生率相对较高,术中应在监测血糖下应用含葡萄糖溶液。生理盐水因其会造成高氯性酸中毒而不推荐用于小儿肝移植术。

管理要点:①术中应监测血红蛋白浓度,维持血红蛋白 80~100g/L,血红蛋白 <70g/L 时应输注浓缩红细胞;②精细化液体管理,精确评估术前容量状态,术中随时修正对血容量的评估,及时处理;③可考虑引进 TEE;④密切关注术野及手术进展、出血情况。

七、术中内环境管理要点

1. 小儿肝移植术围手术期不同阶段的监测　全期均应测定动脉血气,动态监测患儿内环境变化。代谢性酸中毒是肝移植术围手术期最易发生的酸碱紊乱类型。患儿一般能够耐受轻、中度代谢性酸中毒,重度代谢性酸中毒(剩余碱 >-6mmol/L)时给予 5% 碳酸氢钠溶液。

2. 小儿肝移植术围手术期多见电解质紊乱及处理　无肝期特别是新肝开放时易出现高钾血症,应积极处理,可给予氯化钙、碳酸氢钠和高糖胰岛素治疗。快速输注库存红细胞时,如发现严重心动过缓、心律失常,甚至心脏停搏,应警惕库存血引起的高钾血症。低钾血症发生时,可在血气分析监测下选择中心静脉进行补钾治疗,但新肝开放前补钾应慎重。轻度低钠血症无须特别处理,术中控制血钠升高的速度每小时不超过 1~2mmol/L。低钙血症在小儿肝移植术围手术期比较常见,应在血气分析结果指导下补充钙剂,如持续补钙效果欠佳,还应注意补充镁。

八、术中体温监测与管理

小儿肝移植术中应常规监测体温,通过 PiCCO 导管监测血温较鼻咽温和食管温能更快速准确地反映中心温度的变化。术中应加强保温措施,保持手术室温度在23℃以上,并使用主动升温设备,如充气式热风毯、循环水变温毯、输液加温仪或红外辐射加温仪等。

术中低体温(<36℃)相对常见,特别是在无肝期,体温通常较无肝前期下降2~3℃,甚至更低。在门静脉开放时应使用温热生理盐水溶液冲洗腹腔,帮助快速复温。如出现术中体温过高(>38℃),应积极寻找病因,并采取降温措施,如降低手术室环境温度、关闭加温装置或采用循环水变温毯降温。

可以使用的加温方法:液体加温、手术床加温、高流量液体加温仪器、小儿加温垫及加温毯;手术间环境温度对小儿体温维持非常重要,应特别重视。儿童肝移植术中保温管理必须做到全程全方位多途径保温。

（黑子清　罗刚健　姚伟锋　周少丽　葛　缅）

参考文献

[1] VON KAULLA K N, OSTENDORF P, VON KAULLA E. The impedance machine: a new bedside coagulation recording device [J]. J Med, 1975, 6: 73-88.

[2] MURRAY K F, CARITHERS R L JR, AASLD. AASLD practice guidelines: Evaluation of the patient for liver transplantation [J]. Hepatology, 2005, 41 (6): 1407-1432.

[3] 中国研究型医院学会加速康复外科专业委员会. 儿童肝移植围手术期管理专家共识 [J]. 中华外科杂志, 2021, 59 (3): 179-191.

[4] YUDKOWITZ F S, CHIETERO M. Anesthetic issues in pediatric liver transplantation [J]. Pediatr Transplant, 2005, 9 (5): 666-672.

[5] WASSON N R, DEER J D, SURESH S. Anesthetic management of pediatric liver and kidney transplantation [J]. Anesthesiol Clin, 2017, 35 (3): 421-438.

[6] THAI C, OBEN C, WAGENER G. Coagulation, hemostasis, and transfusion during liver transplantation [J]. Best Pract Res Clin Anaesthesiol, 2020, 34 (1): 79-87.

[7] MILLER T E, ROCHE A M, MYTHEN M. Fluid management and goal-directed therapy as an adjunct to Enhanced Recovery After Surgery (ERAS) [J]. Can J Anaesth, 2015, 62 (2): 158-168.

[8] CHOI S S, KIM S H, KIM Y K. Fluid management in living donor hepatectomy: Recent issues and perspectives [J]. World J Gastroenterol, 2015, 21 (45): 12757-12766.

[9] DELLA ROCCA G, CHIARANDINI P. Chiarandini, hemodynamic monitoring during liver transplantation [J]. Int Anesthesiol Clin, 2017, 55 (2): 121-134.

[10] DALMAU A, SABATÉ AAND, APARICIO I. Hemostasis and coagulation monitoring and management during liver transplantation [J]. Curr Opin Organ Transplant, 2009, 14 (3): 286-290.

[11] REYDELLET L, BLASCO V, MERCIER M F, et al. Impact of a goal-directed therapy protocol on postoperative fluid balance in patients undergoing liver transplantation: a retrospective study [J]. Ann Fr Anesth Reanim, 2014, 33 (4): e47-e54.

[12] GEBHARD W. Liver anesthesiology and critical care medicine [M]. New York (NY): Springer: 2012.

[13] KROWKA M J, FALLON M B, KAWUT S M, et al. International Liver Transplant Society practice guidelines: Diagnosis and management of hepatopulmonary syndrome and portopulmonary hypertension [J]. Transplantation, 2016, 100 (7): 1440-1452.

[14] CUENCA A G, KIM H B, VAKILI K. Pediatric liver transplantation [J]. Semin Pediatr Surg, 2017, 26 (4): 217-223.

[15] RAVIRAJ D, ENGELHARDT T, GIEDSING HANSEN T. Safe anesthesia for neonates, infants and children [J]. Minerva Pediatr, 2018, 70 (5): 458-466.

[16] REX S. The pediatric cardiac anesthesia handbook [J]. Anesth Analg, 2018, 126 (3): 1083-1084.

[17] 黑子清. 肝移植围手术期器官损伤机制及器官保护策略研究进展 [J]. 中山大学学报 (医学版), 2019, 40 (4): 487-492.

[18] 易述红, 罗刚健, 易慧敏. 加速康复外科优化重型肝炎肝移植围手术期管理临床实践的专家共识 [J]. 器官移植, 2017, 8 (4): 251-259.

[19] 俞卫锋, 黄文起, 杨立群. 小儿肝移植术麻醉管理专家共识 [J]. 临床麻醉学杂志, 2021, 37 (4): 424-429.

第十章 劈离式肝移植术后管理

与整肝移植相比，劈离式肝移植涉及肝脏离断，血管、胆管的吻合与重建以及移植肝功能恢复延迟等问题，更容易出现血流动力学不稳定、内环境紊乱、出凝血障碍、器官功能不全及移植相关并发症，因此劈离式肝移植术后需要更加精细的管理。本章对劈离式肝移植术后系统的内科管理及相关并发症的预防与监测进行详细描述。

一、内环境管理

内环境紊乱是肝移植围手术期患者的常见问题。肝移植围手术期患者激素调节失衡，术后体内水电解质重新分配、药物影响以及管理不善可导致移植术后严重的内环境紊乱，是肝性脑病（hepatic encephalopathy）、急性肾损伤（acute kidney injury, AKI）发生的重要机制，显著影响移植物和受者的短期存活率。

血钠异常是肝移植后早期常见的内环境紊乱之一，是影响移植术后受者和移植物的早期存活的独立危险因素之一，多是因为液体出入量失衡所致，如大量利尿或中枢性尿崩导致大量失水、胃肠道消化液丢失、肾脏调节功能障碍、围手术期钠盐补液过多等。肝移植后低钠血症发生率不高，常见原因有胆汁外引流、糖皮质激素的应用、术前钠盐的限制。高血糖也是移植术后常见代谢性并发症之一，其发病率为 4%~20%，终末期肝病患者术前常存在糖代谢异常，移植手术创伤和免疫抑制剂的影响进一步加重术后的糖代谢障碍。移植术后药物的应用，如糖皮质激素可直接抑制胰岛素分泌，而免疫抑制剂环孢素、他克莫司也具有胰腺毒性，可通过抑制胰岛素基因转录降低胰腺信使核糖核酸（messenger ribonucleic acid, mRNA）水平，导致胰岛素的合成分泌减少。另外，肝移植围手术期血清渗透压的显著改变与移植后神经系统并发症（如中央脑桥脱髓鞘等）密切相关。术后早期血氨清除不足，浓度过高的血浆氨产生神经细胞毒性，与肝衰竭患者不良预后相关。手术创伤、大量失血、输血和补液以及移植物缺血再灌注的打击导致的全身炎症反应也是继发多器官衰竭的重要因素。

劈离式肝移植术后内环境的管理及检测方案：每 6~8 小时进行生化分析、血气分析检测等，及时了解患者电解质、酸碱度、渗透压等内环境指标。指标异常者可增加检测频率，此后根据病情恢复适当调整检测时间，直至患者病情稳定。

劈离式肝移植术后严格控制液体出入量，计划性利尿，对于高钠血症患者采用低渗透压溶液补液，避免钠盐的摄入，无肠内营养禁忌者经口补充灭菌注射用水，对于轻度低钠血症患者，单纯限制水的入量，制造轻度液体负平衡就可纠正。对于有明显症状的水钠潴留，应在限制液体的同时联合利尿剂促进排水，无论高钠血症还是低钠血症，纠正都不能过快，24 小时内血钠变化不超过 10mmol/L。肝移植术后高血糖患者需通过持续的胰岛素泵入控制血糖，另外激素快速过渡到其他免疫抑制剂，或者无激素抗排斥方案有利于血糖的控制。积极的肠内营养可以通过减少肠外营养制剂的使用，避免直接刺激血糖升高，同时部分富含膳食纤维肠内营养制剂可以缓解进食后血糖升高过快的问题，更有利于血糖的控制。

对于内环境紊乱的治疗，除血钠和血糖的控制外，肾脏替代治疗（renal replacement therapy, RRT）对电解质酸碱平衡紊乱及氮质血症的纠正等也具有潜在的获益。围手术期 RRT 可有助于稳定内环境,纠正急剧变化的血流动力学和内环境紊乱,显著改善受者和移植物预后。

二、液体管理

终末期肝病患者常合并严重低蛋白血症,液体潴留在组织和第三间隙,移植术中长时间麻醉及大量的液体出入均加重了液体的异常分布,呈现出血管内循环容量相对不足的状态。而劈离肝脏体积的缩小一方面限制了下腔静脉的回流,同时回心血量的冲击也造成劈离肝的充血状态,术后恢复期组织间隙的液体回收入血,容易导致循环血量超负荷,不仅加重了劈离肝的充血状态同时显著增加肺部并发症风险,从而影响肝功能恢复。

劈离式肝移植术后早期液体管理以限制液体输注为主,通过动态检测血压、中心静脉压力和下腔静脉变异度来进行液体管理。在平均动脉压不低于 65mmHg 满足器官灌注的条件下,通过降低每小时补液速度、使用利尿剂增加液体排出等手段维持低水平的中心静脉压(5~8mmHg),有利于移植物静脉回流。特里加压素及生长抑素可减少腹部脏器血流,有助于减轻回心血量对劈离肝脏的冲击。对于机械通气患者,调节呼吸机低呼气末正压(<5mmHg)和低压力支持水平(6~8mmHg)来减轻胸腔压力,也有利于劈离肝的静脉血流出。移植术后随着器官功能恢复,组织间隙的液体逐渐回收入血,在此阶段应通过控制液体出量大于入量,保持 24 小时液体负平衡来调节循环容量。对于肾功能不全的患者,积极的 RRT 可稳定内环境不需要依赖肾功能就可维持液体平衡,是劈离式肝移植术后液体管理的理想工具。

三、出凝血管理

凝血功能障碍是终末期肝病的特征性表现,肝移植手术创伤、内环境紊乱以及术后早期肝功能尚未完全恢复均是出血的高危因素,而劈离式移植肝增加的肝脏断面,更增加了出血风险。但与整肝移植相比,劈离式肝移植增加的血管吻合口和管道重建又极易形成血栓,一旦发生血管内血栓阻塞,将严重影响患者预后。因此,劈离式肝移植术后出血、凝血的矛盾更加尖锐,无论哪侧失衡都会给患者造成严重后果。

劈离式肝移植术后出凝血管理包括凝血功能检测和治疗。通过血常规、凝血功能、血小板功能检测了解患者血红蛋白水平和凝血功能,并在此基础上间隔 6~8 小时重复检测,必要时增加检测频率。TEG 检测能够反映凝血过程多个方面的信息,如凝血动力学变化等(依赖于血小板功能、凝血酶生成、纤维蛋白原浓度),有助于针对性地对凝血过程进行纠正。超声、超声造影的无创及可重复性的特点,使其成为劈离式肝移植术后了解肝脏及血管情况的首选影像学检查。术中及术后需及时完善超声造影检查,了解开腹状态与关腹后肝脏血管血流速度、血流阻力的变化,肝脏灌注及肝周、腹腔积液情况。超声造影检查肝内外血管的通畅性,对诊断血管屈曲、成角具有较高的灵敏度。劈离式肝移植术后早期每日两次复查肝脏超声及超声造影,病情稳定后适当延长复查间隔时间。

动态检测血常规可以观察患者血细胞的变化趋势,血红蛋白低于 70g/L 时需要输注红细胞,慢性肝病患者肝移植术后血小板需要更长的时间来恢复,而积极的血小板输注方案增加了血栓风险,因此对于无活动性出血且无有创操作的患者,血小板计数大于 30×10^9/L 时,即使存在一定程度的凝血障碍,也无须输注外源性血小板和凝血物质。术后随着新肝合成功能的恢复,凝血指标逐渐改善,因此在术后 24 小时后,血红蛋白稳定,腹腔无出血,无其他器官禁忌即可开始抗凝治疗。成人使用低分子量肝素 0.3ml 肌内注射,每日 2 次或肝素钠 5 000U,静脉滴注,每 8~12 小时一次;儿童使用肝素钠 10~20U/(kg·h)。3 日后加用口服阿司匹林,重叠使用 2 日后停用肝素或低分子量肝素。

对于出现腹腔引流液颜色变红、引流量明显增加或血红蛋白波动大于 1g/（L·24h）者,需暂停抗凝治疗,同时增加凝血功能检测和腹腔超声检测,甚至腹部增强 CT,明确是否存在活动性出血。而对于超声检查发现血流异常,如血流速度减慢、动脉阻力指数减低、超声造影血管不显影等血栓形成风险增加时,需行腹部增强 CT 进行肝脏血管重建,明确血管性质,便于介入治疗或外科干预。

四、器官功能管理

（一）移植肝功能管理

转氨酶是反映移植肝脏功能最直接、敏感的指标。不同于整肝移植,劈离肝存在的肝细胞损伤更重,因此移植术后早期肝脏酶学变化幅度更大,随着肝功能恢复,转氨酶逐渐下降,早期下降速度快,中晚期下降速度相对平缓。劈离式肝移植术后早期需每 6~8 小时检测肝功能指标,随着肝功能稳定,可逐渐延长检测间隔时间,但在住院期间保证每 48~72 小时检测一次。在劈离式肝移植术后患者生命体征稳定的情况下,突然出现转氨酶波动往往提示着不同因素导致的肝细胞破坏,其中排斥、缺血损伤是最常怀疑的方向,需结合凝血功能、超声造影,甚至增强 CT 进一步明确诊断,必要时可进行移植肝穿刺病理检查。

胆红素的变化迟于转氨酶,在单独的胆道并发症中胆红素并不一定与转氨酶存在联动关系,因此转氨酶和胆红素应以相同的频率进行检测,有助于鉴别诊断。超声也是胆管系统疾病诊断的首选影像学工具,连续的超声检查可以动态记录胆管吻合口的通畅性和积液情况,虽然移植后的胆道梗阻性疾病早期很少出现明显的胆管扩张,但连续的超声检查也能记录肝内外胆管直径的变化,给疾病的诊断提供有意义的证据。对于胆道梗阻性疾病、胆管吻合口瘘导致的胆管扩张可在超声或介入引导下穿刺减压、引流。另外,超声造影还可通过对胆管壁血供的连续监测,评估肝脏血管情况,为早期排斥的诊断提供依据。

（二）其他器官的功能管理

终末期肝病多伴有其他器官的功能障碍,如肝肾综合征、肝肺综合征、肝性脑病等。劈离式肝移植早期移植肝功能尚未完全恢复,其他器官功能障碍有可能继续加重,亦需密切检测和管理。

术前患者肾功能基础状态,术中血流动力学波动、移植物缺血再灌注损伤,内环境紊乱和肾损害药物的使用是移植术后 AKI 的常见危险因素。肌酐、尿素、持续的尿量检测可以综合反映肾功能。肝移植术后稳定的血压、充足的循环容量是保证肾功能的基本条件。应积极控制感染,维持内环境稳定,避免继发性肾损伤。血管升压素衍生物可在不引起肾血管收缩的情况下,选择性地收缩内脏血管,逆转血液的异常分布,改善肾功能。白蛋白扩充血容量能较大程度上降低血管收缩系统的活性,改善肾脏灌注。对于肝肾综合征急性肾损伤的患者,血管升压素与白蛋白联合应用可通过增加血容量和心排血量来改善肾灌注,从而逆转肝肾综合征。具有抑制多种水解酶活性作用的乌司他丁可通过多种途径抑制炎症反应对肾脏的打击,起到保护作用。目前尽管仍无确切的 RRT 时机,但是对于围手术期急性内环境紊乱,RRT 有助于减少内环境和循环血流动力学波动,显著改善受者和移植物预后。

相比间断性肾脏替代治疗（intermittent renal replacement therapy, IRRT）,连续性肾脏替代治疗（continuous renal replacement therapy, CRRT）能更有效地降低患者血氨水平,更有利于控制炎症风暴,降低移植术后的多器官损伤,减轻肾脏负担。

围手术期液体的灌注、机体炎症状态均是导致肝移植术后肺功能障碍进一步加重的危险因素。肝移植术后在机械通气阶段实施潮气量为 6~8ml/kg 和适当水平的呼气末正压的肺保护性通气策略,围手术期避免短时间内大量的血制品和液体的输注是肺保护的共识。而长时间经口气管插管后发生的黏膜皮肤防御屏障的破坏是移植术后肺部感染的主要危险因素,因此术后目标是尽快脱离呼吸机。一旦患者有自主气道保护能力就应拔除气管插管,对于需要长期呼吸支持的患者,应早期经皮气管切开。在没有禁忌证的情况下应进行纤维支气管镜支气管肺泡灌洗,清理呼吸道分泌物,必要时俯卧位通气增加分泌物引流。对于合并门脉性肺动脉高压的患者,应持续予以肺动脉高压靶向治疗,术中持续监测右心功能,前列环素类药物、磷酸二酯酶 -5 抑制剂、内皮素受体拮抗剂有助于降低肺动脉压。对再灌注时的肺动脉平均压(mean pulmonary artery pressure,mPAP)急性升高或右心功能不全,必要时可考虑体外膜氧合器(extracorporeal membrane oxygenerator,ECMO)辅助。合并肝肺综合征的患者,需尽量维持血氧饱和度。若术中肝血流阻断后血氧饱和度(saturation of blood oxygen,SaO_2)<65%,肝移植前后所有其他操作及药物干预失败的情况下可选择 ECMO。对于肝肺综合征患者,麻醉恢复后尽早拔除气管插管,预防呼吸机相关肺炎,并通过高流量吸氧 / 无创通气持续氧疗以保持 $SaO_2 \geq 85\%$。吸入肺血管舒张药能提高肝移植后受者的血氧水平。血氧不佳者亦可应用 ECMO 过渡,以减少重度肝肺综合征患者的机械通气需求。

肝性脑病是由于炎症、氧化应激、血脑屏障(blood brain barrier,BBB)通透性受损、神经毒素、大脑能量代谢受损等不同病理生理机制的综合作用而发生,是严重急性或慢性肝功能不全的一种重要并发症。移植术后需持续评估脑功能,每日多次进行意识障碍评估和神经学查体,视病情进行脑 CT 检查,其中脑沟脑回消失是早期脑水肿的特征性影像学表现。治疗的第一要务是积极识别和治疗所有潜在的诱发原因,如感染、电解质紊乱、脱水等,对于劈离式肝移植受者,更要警惕术后早期肝功能代偿功能不足诱发的脑功能障碍。减少氨的产生及去除氨仍然是治疗肝性脑病的主要目标,乳果糖和乳糖醇是肝性脑病的标准治疗方法,目的是减少氨的吸收,能有效逆转亚临床肝性脑病,预防明显的肝性脑病。利福昔明不可经肠道吸收,可通过稳定肠道微环境,促进肠道屏障修复诱导显性和隐性肝性脑病的缓解,还显著降低了肝性脑病相关的住院风险,当它与乳果糖联用时效果优于单用乳果糖。CRRT 有助于清除炎性介质、代谢毒素,稳定内环境,辅助改善脑功能。

五、感染的预防

术后感染是影响肝移植后患者存活率和死亡率的主要原因。在肝移植后的任何时期都可能发生感染,但通常术后第 1 个月是感染高发期,感染率约为 30.2%,术后 2 年随访期间的感染率为 67.9%。劈离式肝移植受者涉及更多感染危险因素,如肝移植手术的某些特殊操作(肝动脉、门静脉吻合,胆肠吻合),胃肠道长时间淤血,手术时间延长(>8 小时),无肝期 >90 分钟,术中大量出血(>5 000ml),大量输血(>2 000ml),术中术野的污染等。此外,移植肝功能恢复不佳也可明显增加腹腔内感染和肺部感染的风险。因此,从多个环节入手,及早发现感染并有效地控制与预防医院获得性感染对肝移植患者来说至关重要。

(一)感染的筛查

1. 医院获得性感染患者的监测 包括患者感染症状的持续监测和多重耐药菌(multiple drug resistance organism,MDRO)感染者实验室检测结果的定期监测。对于有感染症状的患者,应及时送检标本进行微生物培养。当从临床标本或监测标本中检出 MDRO 时,实验室应及时将结果通知临床医务人员和感控人员,确保快速采取防控措施。

2. MDRO 定植的患者筛查 无症状的定植患者可成为潜在的传染源。通过对 MDRO 感染患者的标本进行培养,仅可识别一小部分 MDRO 定植患者,但难以识别无症状的定植者,全面地主动监测可避免此类情况。应对肝移植的供者和受者常规进行 MDRO 定植患者的主动筛查。

(1)筛查人群:暴发或流行期间,病区内所有入院患者。对所有入院患者进行筛查;如不具备对全部入院患者进行筛查的条件,应根据入院患者风险评估结果,优先对高风险患者进行筛查,包括与感染患者密切接触的患者或共用仪器设备的患者。

(2)筛查标本:主动筛查通常选择细菌定植率较高,且方便采样的 2 个或以上部位采集标本以提高检出率。对耐甲氧西林金黄色葡萄球菌（methicillin resistant Staphylococcus aureus，MRSA）的主动筛查常选择鼻前庭拭子，并结合肛拭子或伤口取样标本；对耐万古霉素肠球菌（vancomycin resistant Enterococcus，VRE）的主动筛查常选择粪便、肛拭子样本；对多重耐药革兰氏阴性菌的主动筛查标本为肛拭子，并结合咽喉部、会阴部、气道内及伤口的标本。

（3）筛查频率：暴发期间，所有入院患者应在入住病区前筛查一次。尽管 MDRO 定植的时间可以很长，但对于首次筛查阳性的无感染症状患者仍建议每周筛查一次。首次筛查阴性的患者，可增加筛查部位标本和筛查频率，根据暴发的严重程度，制订筛查措施。可每周筛查两次，以便尽早发现感染并采取隔离措施。

（4）筛查标本实验室检测方法：采集患者的直肠拭子标本，即刻送微生物实验室检验。目前有多种基于分子技术的病原菌快速检测方法，可以明显缩短病原菌的鉴定时间。

（二）隔离措施

对确定或高度疑似多重耐药菌感染或定植的患者，应当在标准预防的基础上，实施接触隔离措施，预防 MDRO 传播。隔离不仅包括物理空间屏障的建立，还应严格执行以下几方面的隔离措施。

1. 隔离场所 尽量选择单间隔离，也可以将同类 MDRO 的感染患者或定植患者安置在同一房间。隔离房间应当有隔离标识。不宜将 MDRO 感染或者定植患者与留置各种管道、有开放伤口或者免疫功能低下的患者安置在同一房间。没有条件实施单间隔离时，应当进行床旁隔离。

2. 消毒处理 与患者直接接触的相关医疗器械、器具及物品，如听诊器、血压计、体温表、输液架等，要专人专用，并及时消毒处理。轮椅、担架、床旁心电图机等不能专人专用的医疗器械、器具及物品要在每次使用后擦拭消毒。

3. 诊疗护理操作 医务人员对患者实施诊疗护理操作时，应当将高度疑似或确诊 MDRO 感染或定植的患者安排在最后进行。接触 MDRO 感染患者或定植患者的伤口、溃烂面、黏膜、血液、体液、引流液、分泌物、排泄物时，应当戴手套，并穿隔离衣，完成诊疗护理操作后，要及时脱去手套和隔离衣，并进行手卫生。

采取普通隔离措施后，仍有新发生的 MDRO 感染时，应进一步加强隔离措施，如限收新入院患者、严格分组护理，以及增加环境清洁消毒频次等。

（三）预防感染的集束化措施

医院获得性感染可以通过医务人员的手、污染的器械或者物体表面，引起耐药菌的广泛传播，从而给感染防控带来很大挑战。单独一项防控措施不足以阻断医院获得性感染在诊疗实践过程中的传播，需采取集束化（bundle）措施来阻断耐药菌在诊疗实践过程中的传播。

1. 导管相关性血流感染的 bundle 中心静脉导管（central venous catheter，CVC）是指导管尖端位于腔静脉的血管通道，包括经外周静脉穿刺的中心静脉导管（peripherally inserted central catheter，PICC）、植入式输液港、隧道式导管、血液透析、Swan-Ganz 导管等。中心静脉导管为患者的抢救和治疗提供了便捷，但是由于移植患者病情危重、免疫功能受损、抵抗力下降，更易发生中心静脉导管相关性血流感染（catheter-related bloodstream infection，CRBSI）。导管相关性血流感染是指留置血管内导管的患者出现菌血症，伴感染的临床表现（如发热、寒战和低血压）和无明显的其他血流感染源（除导管外）。一旦发生感染，直接影响患者的预后。国内研究报道，我国 ICU 导管相关性血流感染发生率为 5.7‰~12.0‰，导管相关性血流感染的发生可导致患者平均 ICU 住院时间延长 7 天，医疗成本增加和病死率提高。因此，预防和控制导管相关性血流感染成为当前重要的研究课题。

美国医疗服务促进机构（Institute for Healthcare Improvement, IHI）在全美范围内开展了"拯救 10 万生命大行动"和之后的"拯救 500 万生命大行动"，他们将那些基于循证的干预措施有机地结合在一起，成为中心静脉导管干预集束（bundle）。通过这些运动和对推荐措施的实施，美国已有多家医院的 CRBSI 的发生率下降或甚至接近于零。导管相关性感染预防的集束化措施包括：手卫生、最大无菌屏障、选择置管部位、氯己定皮肤消毒、导管每日评估、有效消毒导管接头、输液器和接头更换、敷料更换。

2. 呼吸机相关肺炎 bundle 呼吸机相关性肺炎（ventilator-associated pneumonia, VAP）是指气管插管或气管切开患者接受机械通气 48 小时后发生的肺炎，机械通气撤机、拔管后 48 小时内出现的肺炎也属于 VAP 范畴。VAP 属于医院获得性感染，我国大规模的医院感染横断面调查结果显示，住院患者中医院获得性感染的发生率为 3.22%~5.22%，其中医院获得性下呼吸道感染为 1.76%~1.94%。若病原菌为多重耐药（multi-drug resistance, MDR）或全耐药（pan-drug resistant, PDR）病原菌，归因病死率可高达 38.9%~60.0%。而核心干预措施可以明显减少接受机械通气患者的平均通气时间和住院时间，降低 VAP 的发病率、病死率和费用，这些措施包括：①尽可能选用无创呼吸支持治疗技术；②每日评估有创机械通气及气管插管的必要性，尽早脱机或拔管；③对机械通气患者尽可能避免不必要的深度镇静，确需镇静者应定期唤醒并行自主呼吸训练，每日评估镇静药使用的必要性，尽早停用；④给预期机械通气时间超过 48 小时或 72 小时的患者使用带有声门下分泌物吸引的气管导管；⑤气管导管气囊的充盈压应保持不低于 $25cmH_2O$；⑥无禁忌证患者应抬高床头 30°~45°；⑦加强口腔护理，推荐采用氯己定漱口液；⑧加强呼吸机内外管道的清洁消毒，推荐每周更换 1 次呼吸机管道，但在有肉眼可见污渍或有故障时应及时更换；⑨进行与气道相关的操作时应严格遵守无菌技术操作规程；⑩鼓励并协助机械通气患者早期活动，尽早开展康复训练。

3. 导尿管相关尿路感染 bundle 导管相关性尿路感染（catheter-associated urinary tract infections, CAUTI）是指通过尿道或耻骨弓上导尿的患者，在留置导尿管期间或拔除导尿管 48 小时内，排除其他明确的感染源而发生的具有显著菌尿，出现发热、尿频、尿急、尿痛、排尿困难、肋脊角压痛或疼痛、耻骨弓上压痛、尿液恶臭或血尿等症状和体征的尿路感染。由于肝移植患者自身免疫功能下降、机体防御系统受到影响及生命体征不稳定等多方面原因，加之留置导尿管等有创操作，患者较易发生 CAUTI，而且一旦发生感染，则不仅导致病情恶化，延长住院时间，而且增加其他疾病的发病率、死亡率和医疗成本。

导尿管相关尿路感染 bundle，包括严格掌握留置导尿管指征，每日评估留置导尿管的必要性，尽早拔除导尿管；操作时应严格遵守无菌技术操作规程；置管时间大于 3 天者，宜持续夹闭，定时开放；应保持尿液引流系统的密闭性，不应常规进行膀胱冲洗；应做好导尿管的日常维护，防止滑脱，保持尿道口及会阴部清洁。

六、营养的管理

营养不良是终末期肝病患者的普遍问题，营养不良可显著增加肝移植手术风险，是肝移植受者及移植物存活率下降的重要危险因素。此外，营养不良增加肝移植患者术后并发症的发生率，如伤口愈合不良、呼吸机依赖、ICU 获得性肌无力及感染等，这些均大大增加了抗生素、血液制品的使用，延长了住院时间，增加肝移植成本，甚至增加死亡率。劈离式肝移植术后早期限制性液体管理方案限制了营养的供给，增加了术后营养不良的危险因素。因此，在劈离式肝移植术后制订更为详尽的营养干预计划尤为重要。

1. 营养状态的评估 肝病患者由于摄入不足及高分解代谢导致其长期处于营养不良状态，所有的肝移植患者均需要进行全面的营养评估。由于大量患者存在液体潴留、腹水及肝功能障碍对蛋白质合成的影响，传统的评估工具在肝病患者中并不准确，需要更加详细的工具对肝病患者进行全面的营养评估。常用的营养筛查及评估工具有：营养不良普遍筛查工具、2002 年营养风险筛查工具（nutritional risk creening 2002，NRS 2002）、迷你营养评估、短期营养评估问卷、营养不良筛查工具、重症患者营养评定（nutritional risk in critically ill，NUTRIC）和主观营养评定评估等。其中 NRS 2002 及 NUTRIC 同时包含了营养状态及疾病严重程度，且 NRS 2002 被广泛应用于住院患者，NUTRIC 主要为重症患者设计，因此推荐肝病患者同时采用这两种方式进行营养筛查，NRS 2002>3 分或 NUTRIC≥5 分被认为存在营养不良，需要进行营养干预。同时本共识建议营养状态评估需要分为两步，首先筛查出营养不良的患者，其次针对每位患者进行详尽的营养评估及分级。评估应该从详细的病史开始，记录体重减轻、恶心、厌食、腹泻和使用专门的饮食和补充剂详细情况。其次进行全面的体检，明确与肝病相关的皮下脂肪厚度、肌肉萎缩程度。再次进行实验室检查，检测血清转铁蛋白、前白蛋白、尿素等。以上指标均反映了营养状态及肝脏损伤的基本情况，但由于患者水肿、外源性补充等因素的影响，指标存在偏差。主观综合性营养评估（SGA）是一项结合了全面病史及体格检查的营养分级方法，将患者分为营养良好（A 级）、中度营养不良（B 级）和严重营养不良（C 级）三种等级。因此使用 NRS 2002 及 NUTRIC 评分进行高营养风险筛查，同时使用 SGA 对患者营养状态进行评估及分级更有利于患者营养状态的综合评估。

2. 营养方式的选择 肝移植术后营养方式有肠内营养和肠外营养。肠内营养可以通过维持上皮内细胞间的紧密连接、诱导内源性营养物质（如胆囊收缩素、胃泌素和胆盐等）的释放来支持肠道功能的完整性。同时肠内营养通过维持绒毛的高度和支持分泌型 IgA 的大量产生来维持结构的完整性。有研究表明，在肝移植后 12 小时内恢复肠内营养已被证明可以减少术后感染发生率并保证正氮平衡。对于无肠内营养禁忌的患者或肝移植术一周之后根据肠道情况，逐渐开始肠内营养，肠内营养不达标部分应由肠外营养补充，在耐受肠内营养后，患者应尽快从营养支持转向口服饮食，使用更小量和更频繁的喂养。在患者能够维持足够的符合其营养需求的口服摄入之前，不应停止肠内营养。劈离式肝移植多涉及肠道吻合，早期需要胃肠减压，营养支持主要以肠外营养为主。

目前评估患者的营养支持水平有三种方法，间接测量法、预测方程及体重预测方程。多项 RCT 表明，对于烧伤及重症患者，采用间接测量法更能实现营养目标，如无机械通气或者测量设备推荐使用预测方程或者体重预测公式[25~30kcal/（kg·d），1kcal=4 186J]计算总基础代谢，以 1.2~1.3 倍基础代谢率为营养供给目标，即 35~40kcal/（kg·d）作为总能量供给。除每日必须能量外，肠外营养应包括多种维生素和微量元素，脂肪供能建议选择结构脂肪乳或中/长链脂肪乳。蛋白质供给至少保证 1.5~2.0g/kg。对于有肝性脑病或有脑水肿高危因素（如血氨升高）的重症患者，蛋白方面的营养支持可推迟 24~48 小时，直到高氨血症得到控制。当开始使用蛋白质时，应监测血氨水平，以确保不会出现病理性升高。在制订营养治疗方案目标能量时，应考虑含葡萄糖液体和丙泊酚等脂类物质提供的能量。

3. 肠内营养的具体方式及特殊配方 重症肝病患者在术前往往存在并发症，如食管胃底静脉曲张、消化道出血、大量腹水、肝性脑病，并且因代谢及胃肠道功能的影响多存在喂养不耐受，如腹泻、腹胀、呕吐等。劈离式肝移植中胆肠吻合、肠肠吻合，术后早期患者的机械通气、昏迷状态或吞咽功能障碍等都限制了经口或经胃肠内营养的进行。鼻空肠营养管可较好地避免劈离式肝移植受者胃潴留和肠道吻合的限制，早期达到喂养目标。对于有胃肠不耐受的患者可采用持续输注的肠内营养。接受 EN 治疗的患者应评估吸入性肺炎的风险，所有接受肠内营养的插管 ICU 患者，床头应抬高 30°~45°，并应考虑每日使用两次氯己定漱口水。若患者出现腹泻，在查找患者腹泻的病因时不要中断肠内营养治疗，以确定合适的肠内营养方案。

4. 肝移植术后营养支持的实操案例 诊断为慢加急性肝衰竭的患者，体重 61kg，BMI 23.5kg/m²，

MELD 评分 27 分,淋巴细胞计数 0.83×10^9/L,前白蛋白 47mg/L,SGA 营养 C 级。完成劈离式右半肝、背驮式肝移植手术,术后 APACHE Ⅱ 16 分。根据体重,计划给予 1 500~1 800kcal/d 的营养支持。

术后第 1 日,评估生命体征平稳,麻醉清醒后通过自主呼吸试验(spontaneous breathing trial,SBT),顺利脱机拔除气管插管,评估腹围较前变化不大,腹部平软,无肠鸣音,腹腔引流淡黄色,量少。术毕 12 小时后开始经胃管滋养型肠内营养,20ml/h,喂养每 4 小时暂停 30 分钟,接引流袋观察反流情况,不设最低肠内营养量,如有腹胀、腹痛、营养液反流等即停止营养。肠外营养补充能量 1 000kcal,其中蛋白质 50~75g。

术后第 2 日,观察胃管喂养无明显反流,腹围无明显增加,腹部平软,腹围无明显增加,肠鸣音弱,腹腔引流液呈淡黄色、量少,肝功能指标(GOT、GPT)呈下降趋势,血糖水平稳定。开始床上活动,包括踝泵、腰桥。肠内营养增加至 40ml/h,喂养每 4 小时暂停 30 分钟,接引流袋观察反流情况。不设最低肠内营养量,如有腹胀、腹痛、营养液反流等即停止营养。开塞露纳肛刺激排便,肠外营养补充能量 1 000kcal,蛋白质 75~100g。

术后第 3 日,观察胃管喂养无明显反流,患者排气、排便,无腹胀等不适,肠鸣音恢复,腹腔引流液呈淡黄色、量少,肝功能指标(GOT、GPT)继续下降趋势,血糖水平稳定。提高康复等级,尝试床边坐位锻炼,计划肠内营养 1 000kcal,约 40ml/h,喂养每 4 小时暂停 30 分钟,接引流袋观察反流情况。如有腹胀、腹痛、营养液反流等即停止营养。肠外营养补充能量 1 000kcal,蛋白质 75~100g。

术后第 4 日,前期肠内营养顺利,无腹胀、腹痛、营养液反流等情况,开始全肠内营养支持,总能量 1 500~2 000kcal,总蛋白 150g。经胃管喂养 60ml/h,每 4 小时暂停 30 分钟,接引流袋观察反流情况,另 500ml 经口喂养。如有腹胀、腹痛、营养液反流等即停止营养。辅助患者床边坐位,视患者肌力情况逐渐提升至床边站立。

术后第 5 日,前期肠内营养无腹胀、腹痛、营养液反流等情况,患者接受经口喂养良好。胃管喂养逐渐变为经口喂养,在营养液的基础上可添加米粥、青菜粥等,不设最低肠内营养量,拔除胃管。同时注意检测血糖、胃肠道耐受情况。视患者肌力及配合程度提升康复锻炼强度。

七、康复管理

长期卧床会导致肌肉纤维、炎症标记物和代谢参数的变化,骨骼肌发生失用性萎缩。健康、营养良好的人每卧床休息一周,肌肉力量就会损失 4%~5%,肝移植术后患者长期卧床更进一步增加肺功能损害、组织氧合不全、下肢静脉血栓等风险。有研究显示,肝移植术后早期康复患者可更早实现床边坐、立,有助于减少 ICU 住院时间。因此,早期活动可最直接地改变卧床带来的负面影响,提高肝移植患者的整体生活质量。

劈离式肝移植患者术后康复干预分为术后早期和中晚期两个阶段,术后早期的康复干预包括:①受者活动评估,每日对受者的病情、意识状态、肢体肌力、配合能力进行评估,对血流动力学稳定、没有持续出血、没有早期移植物功能障碍的受者,可尽早实施康复计划。②根据受者的意识状态、肌力等级、配合能力制订个性化的分级活动计划及每日活动目标,按受者能力和耐受力实施分级活动。对于第 1 级心肺循环功能障碍和/或神志障碍和徒手肌力评定(manual muscle test,MMT)≤2 级的受者,应以被动运动为主,预防深静脉血栓、肌肉萎缩、关节功能退变、肺部感染。神经肌肉电刺激是一种有效的被动疗法,可安全地用于维持危重患者的大腿肌肉质量。神经肌肉电刺激将增加由固定手持测力计测量的强度和由超声波测量的股四头肌厚度,肝移植患者的股四头肌强度和厚度(肌肉质量的一种测量方法)会因神经肌肉电刺激而增加。肺部物理治疗包括呼吸练习、体位引流和激励式肺活量测定等。激励式肺活量测定有助于提高肺活量和增强呼吸肌力量。肺部康复主要通过呼吸功能锻炼来进行,包括呼吸练习、体位引流和激励式肺活量测定等。其余方式包括气压治疗、大关节被动训练、肢体被动按摩、足泵运动、震动或手动排痰等锻炼。对于第 2 级神志清醒和 MMT≤2 级的受者,应以被动运动为主,适量增加主动运动,如上肢握力训练、深呼吸和有效咳嗽肺功能锻炼。对于第 3 级神志清醒和上肢 MMT≥3 级的受者,应在第 2 级运动措施基础上增加肢体运动时间和强度,如扶床栏床上坐起、踩踏车。对于第 4 级神志清醒和下肢 MMT≥4 级的受者,可逐步尝试床边站立平衡训练、6 分钟步行试验。

但与其他重症患者相比,劈离式肝移植患者可能存在身体虚弱、制动时间长、携带更多引流管等问题,因此康复运动中要同时关注早期活动的潜在风险,活动过程中需做好受者安全风险评估,建立应急预案,增加人力配备,避免非计划性拔管、跌倒等康复并发症。

（易慧敏　吕海金　刘剑戎　李梓钰　魏绪霞）

参考文献

[1] ZUCCARI S, DAMIANI E, DOMIZI R, et al. Changes in cytokines, haemodynamics and microcirculation in patients with sepsis/septic shock undergoing continuous renal replacement therapy and blood purification with cytoSorb [J]. Blood Purif, 2020, 49 (1/2): 107-113.

[2] CHAE M S, KIM J W, CHUNG H S, et al. The impact of serum cytokines in the development of early allograft dysfunction in living donor liver transplantation [J]. Medicine (Baltimore), 2018, 97 (16): e0400.

[3] BERNARDI M, MOREAU R, ANGELI P, et al. Mechanisms of decompensation and organ failure in cirrhosis: From peripheral arterial vasodilation to systemic inflammation hypothesis [J]. J Hepatol, 2015, 63 (5): 1272-1284.

[4] CLÀRIA J, STAUBER R E, COENRAAD M J, et al. Systemic inflammation in decompensated cirrhosis: Characterization and role in acute-on-chronic liver failure [J]. Hepatology, 2016, 64 (4): 1249-1264.

[5] LEISE M, CÁRDENAS A. Hyponatremia in cirrhosis: Implications for liver transplantation [J]. Liver Transpl, 2018, 24 (11): 1612-1621.

[6] CRISMALE J F, MELIAMBRO K A, DEMARIA JR S, et al. Prevention of the osmotic demyelination syndrome after liver transplantation: A multidisciplinary perspective [J]. Am J Transplant, 2017, 17 (10): 2537-2545.

[7] HWANG W, LEE J. Pathophysiologic Implications of cytokines secretion during liver transplantation surgery [J]. Int J Med Sci, 2018, 15 (14): 1737-1745.

[8] PU Y, YANG D, MAO Y, et al. Therapeutic effects of blood purification in treatment of fulminant hepatic failure [J]. Braz J Infect Dis, 2013, 17 (4): 427-430.

[9] JEONG H W, JUNG K W, KIM S O, et al. Early postoperative weight gain is associated with increased risk of graft failure in living donor liver transplant recipients [J]. Sci Rep, 2019, 9 (1): 20096.

[10] CODES L, DE SOUZA Y G, D'OLIVEIRA R A C, et al. Cumulative positive fluid balance is a risk factor for acute kidney injury and requirement for renal replacement therapy after liver transplantation [J]. World J Transplant, 2018, 8 (2): 44-51.

[11] MATUSZKIEWICZ-ROWIŃSKA J, WIELICZKO M, MAŁYSZKO J. Renal replacement therapy before, during, and after orthotopic liver transplantation [J]. Ann Transplant, 2013, 18: 248-255.

[12] ZIAZIARIS W A, DARANI A, HOLLAND A J A, et al. Reducing the incidence of hepatic artery thrombosis in pediatric liver transplantation: Effect of microvascular techniques and a customized anticoagulation protocol [J]. Pediatr Transplant, 2017, 21 (4). DOI: 10. 1111/petr. 12917.

[13] HILMI I A, DAMIAN D, AL-KHAFAJI A, et al. Acute kidney injury following orthotopic liver transplantation: incidence, risk factors, and effects on patient and graft outcomes [J]. Br J Anaesth, 2015, 114 (6): 919-926.

[14] DE HAAN J E, HOORN E J, DE GEUS H R H. Acute kidney injury after liver transplantation: Recent insights and future perspectives [J]. Best Pract Res Clin Gastroenterol, 2017, 31 (2): 161-169.

[15] PARMAR A, BIGAM D, MEEBERG G, et al. An evaluation of intraoperative renal support during liver transplantation: a matched cohort study [J]. Blood Purif, 2011, 32 (3): 238-248.

[16] KARVELLAS C J, TAYLOR S, BIGAM D, et al. Intraoperative continuous renal replacement therapy during liver transplantation: a pilot randomized-controlled trial (INCEPTION) [J]. Can J Anaesth, 2019, 66 (10): 1151-1161.

[17] 吕海金, 刘剑戎, 安玉玲, 等. 重型肝炎肝移植术后早期持续性血液滤过的治疗价值 [J]. 中华器官移植杂志, 2015, 36 (9): 526-530.

[18] CARRIER F M, CHASSÉ M, WANG H T, et al. Restrictive fluid management strategies and outcomes in liver transplantation: a systematic review [J]. Can J Anaesth, 2020, 67 (1): 109-127.

[19] 芦树军, 喻文立, 翁亦齐, 等. 重度肺动脉高压患者肝移植术中急性右心衰竭 ECMO 抢救成功 1 例 [J]. 中华麻

醉学杂志,2019,39(4):511-512.

[20] DHIMAN R K, THUMBURU K K, VERMA N, et al. Comparative efficacy of treatment options for minimal hepatic encephalopathy: a systematic review and network Meta-analysis[J]. Clin Gastroenterol Hepatol, 2020, 18(4): 800-812.

[21] WARRILLOW S, FISHER C, BELLOMO R. Correction and control of hyperammonemia in acute liver failure: the Impact of continuous renal replacement timing, intensity, and duration[J]. Crit Care Med, 2020, 48(2): 218-224.

[22] SANTORO-LOPES G, DE GOUVÊA E F. Multidrug-resistant bacterial infections after liver transplantation: an ever-growing challenge[J]. World J Gastroenterol, 2014, 20(20): 6201-6210.

[23] KIM S I. Bacterial infection after liver transplantation[J]. World J Gastroenterol, 2014, 20(20): 6211-6220.

[24] WORLD HEALTH ORGANIZATION. WHO Guidelines: Guidelines for the prevention and control of carbapenem-resistant Enterobacteriaceae, Acinetobacter baumannii and Pseudomonas aeruginosa in health care facilities, 2017 [R/OL]. [2022-03-02]. https://www.ncbi.nlm.nih.gov/books/NBK493061/.

[25] O'GRADY N P, ALEXANDER M, BURNS L A, et al. Guidelines for the prevention of intravascular catheter-related infections[J]. Clin Infect Dis, 2011, 52(9): e162-e193.

[26] KIM J S, HOLTOM P, VIGEN C. Reduction of catheter-related bloodstream infections through the use of a central venous line bundle: epidemiologic and economic consequences[J]. Am J Infect Control, 2011, 39(8): 640-646.

[27] MAFFEI P, WIRAMUS S, BENSOUSSAN L, et al. Intensive early rehabilitation in the intensive care unit for liver transplant recipients: a randomized controlled trial[J]. Arch Phys Med Rehabil, 2017, 98(8): 1518-1525.

[28] MCLAWS M L, BURRELL A R. Zero risk for central line-associated bloodstream infection: are we there yet?[J]. Crit Care Med, 2012, 40(2): 388-393.

[29] 中华医学会重症医学分会. 呼吸机相关性肺炎诊断、预防和治疗指南(2013)[J]. 中华内科杂志,2013,52(6): 524-543.

[30] 吴安华,文细毛,李春辉,等. 2012年全国医院感染现患率与横断面抗菌药物使用率调查报告[J]. 中国感染控制杂志,2014,13(1): 8-15.

[31] 任南,文细毛,吴安华. 全国医院感染横断面调查结果的变化趋势研究[J]. 中国感染控制杂志,2007,6(1): 16-18.

[32] HOOTON T M, BRADLEY S F, CARDENAS D D, et al. Diagnosis, prevention, and treatment of catheter-associated urinary tract infection in adults: 2009 International Clinical Practice Guidelines from the Infectious Diseases Society of America[J]. Clinical Infectious Diseases, 2010, 50(5): 625-663.

[33] MERLI M, GIUSTO M, GENTILI F, et al. Nutritional status: its influence on the outcome of patients undergoing liver transplantation[J]. Liver Int, 2010, 30(2): 208-214.

[34] KAIDO T, MORI A, OGURA Y, et al. Pre- and perioperative factors affecting infection after living donor liver transplantation[J]. Nutrition, 2012, 28(11/12): 1104-1108.

[35] ANTHONY P S. Nutrition screening tools for hospitalized patients[J]. Nutr Clin Pract, 2008, 23(4): 373-382.

[36] RABITO E I, MARCADENTI A, DA SILVA FINK J, et al. Nutritional risk screening 2002, short nutritional assessment questionnaire, malnutrition screening tool, and malnutrition universal screening tool are good predictors of nutrition risk in an emergency service[J]. Nutr Clin Pract, 2017, 32(4): 526-532.

[37] MCCLAVE S A, TAYLOR B E, MARTINDALE R G, et al. Guidelines for the Provision and Assessment of Nutrition Support Therapy in the Adult Critically Ill Patient: Society of Critical Care Medicine(SCCM)and American Society for Parenteral and Enteral Nutrition(A.S.P.E.N.)[J]. JPEN J Parenter Enteral Nutr, 2016, 40(2): 159-211.

[38] PLAUTH M, CABRÉ E, RIGGIO O, ASSIS-CAMILO M, et al. Espen guidelines on enteral nutrition: liver disease[J]. Clin Nutr, 2006, 25(2): 285-294.

[39] ANASTÁCIO L R, DAVISSON CORREIA M I. Nutrition therapy: Integral part of liver transplant care[J]. World J

Gastroenterol, 2016, 22（4）: 1513-1522.

［40］ AL-JUDAIBI B, ALQALAMI I, SEY M, et al. Exercise training for liver transplant candidates［J］. Transplant Proc, 2019, 51（10）: 3330-3337.

［41］ MORKANE C M, KEARNEY O, BRUCE D A, et al. An outpatient hospital-based exercise training program for patients with cirrhotic liver disease awaiting transplantation: a feasibility trial［J］. Transplantation, 2020, 104（1）: 97-103.

11

第十一章　劈离式肝移植术后的免疫抑制治疗

尽管劈离式肝移植（split liver transplantation，SLT）的主要难点在于手术技术方面，且受者的免疫特点也与尸体全肝移植和活体部分供肝移植的受者大同小异，但是仍有必要总结其免疫特点并不断优化免疫抑制治疗策略。

SLT 具有独特的免疫特点及免疫抑制用药原则。SLT 因其移植物为部分供肝组织，故而在 SLT 术中需要更长的冷缺血时间，且其技术相对复杂、供肝解剖学变异繁多，手术并发症的发生率也高于全肝移植。同时，SLT 的移植物因其实际有效肝组织的减少和断面有效肝组织的丢失，在术后早期必然会导致肝脏代谢功能的降低，从而影响免疫抑制药物的代谢速率和谷、峰值浓度。另外，儿童受者具有代谢旺盛的特点。因此，在免疫抑制剂的应用中，应充分考虑上述因素。

第一节　免疫抑制剂类别与常用药物介绍

一、钙调磷酸酶抑制剂

临床上目前主要应用的钙调磷酸酶抑制剂（calcineurin inhibitor，CNI）包括环孢素（cyclosporine A，CsA）和他克莫司（tacrolimus，FK-506），二者可以分别与细胞内免疫嗜素亲环蛋白和 FK506 结合蛋白 -12（FK506 binding protein-12，FKBP-12）结合，形成 CsA-FKBP-12 和 Tac-FKBP-12 复合物并与钙调磷酸酶结合，进而抑制 Ca^{2+} 依赖性 T 淋巴细胞和 B 淋巴细胞的活化，干扰并抑制白细胞介素（interleukin，IL）-2、IL-3 等的合成，从而实现免疫抑制的作用。

（一）环孢素

环孢素可在细胞激活的早期有效抑制辅助性 T 淋巴细胞、B 淋巴细胞的活性，从而抑制其所介导的免疫反应的发生，因此其在细胞免疫和体液免疫中均发挥着较好的免疫抑制作用。

（二）他克莫司

他克莫司除了可以与 T 淋巴细胞内的 FKBP-12 结合形成 Tac-FKBP-12 复合物外，还可以通过抑制细胞毒性 T 淋巴细胞向移植物的浸润来减轻急性排斥反应及减小移植物损伤。与环孢素相比，他克莫司的肝毒性更低、免疫抑制作用更强（约为环孢素免疫抑制作用的 100 倍），是目前 SLT 术后应用的主要免疫抑制剂。随着他克莫司颗粒剂的上市，儿童受者和难以正常服用其他剂型的受者均有更好的选择。

二、麦考酚酸酯类

吗替麦考酚酯（mycophenolate mofetil，MMF）是由青霉素属真菌产生的具有抗代谢作用的麦考酚酸（mycophenolic acid，MPA）半合成物，具有抗细菌、抗真菌、抗病毒、抗肿瘤和免疫抑制等作用。目前的临床应用包括吗替麦考酚酯和麦考酚钠（钠盐代替酯基团）几种等剂型。一般不单独使用 MMF/MPA，目前主要作为联合用药以减少 CNI 类药物的用药剂量,以期降低 CNI 类药物剂量相关性不良反应的发生率,也可作为治疗 SLT 术后急性排斥反应的补救性用药,还可应用于 SLT 远期移植物状态较为稳定者或无法耐受其他免疫抑制剂类别的单药免疫抑制的治疗。

三、哺乳动物雷帕霉素靶蛋白抑制剂

哺乳动物雷帕霉素靶蛋白(mammalian target of rapamycin, mTOR)是调控细胞生长的重要靶点,在细胞存活、增殖和营养物质摄取等方面发挥着不可替代的作用。在临床上应用 mTOR 抑制剂(mTOR inhibitor, mTORi)如西罗莫司(sirolimus)及其羟乙基衍生物依维莫司(everolimus)等制剂。

(一)西罗莫司

西罗莫司又称雷帕霉素(rapamycin),起初研究学者发现其是一种广谱抗真菌药物,后来进一步发现其还可以通过抑制 mTOR 活性来抑制细胞增殖并阻止细胞周期的进展从而发挥抗肿瘤作用。然而在移植领域中,最关键的发现是西罗莫司还可通过抑制 CD28 的信号转导间接使 T 淋巴细胞处于无功能状态。因此在 1989 年,Morris 等首次将西罗莫司应用于预防和治疗实体器官移植术术后出现的移植物排斥反应,之后作为一种免疫抑制剂开始广泛应用在各种实体器官移植中并沿用至今。

(二)依维莫司

依维莫司是西罗莫司的衍生物,故依维莫司又称 40-O-(2-羟乙基)-雷帕霉素,或 40-O-(2-羟乙基)-西罗莫司。起初,在临床上该药被用于治疗晚期肾细胞癌等恶性肿瘤。2013 年,美国食品药品监督管理局(Food and Drug Administration, FDA)批准该药用于预防和治疗成人肝移植排斥反应。

四、免疫诱导药物

淋巴细胞表面多种特异性抗原参与了同种异体移植中的免疫活化作用,而针对这些特异性抗原的单克隆或多克隆抗体,可耗竭这些细胞群、阻断刺激信号,从而达到免疫抑制作用。在肝移植术术后常用的生物制剂包括抗人 T 细胞免疫球蛋白(antihuman T lymphocyte globulin, ALG),重组人多克隆抗体-兔抗人胸腺细胞免疫球蛋白(rabbit anti human thymocyte globulin, rATG)或巴利昔单抗(basiliximab)。rATG 可通过调理 T 淋巴细胞引起细胞溶解、凋亡和补体介导的细胞溶解。rATG 在肝移植中常用于激素抵抗型排斥反应或移植物抗宿主病(graft versus host disease, GVHD),常用治疗剂量为 0.5~1.5mg/(kg·d),至少维持使用 4~6 小时,药物半衰期约 3 日。rATG 常见的不良反应包括过敏反应、细胞因子释放综合征(cytokine release syndrome, CRS)、骨髓抑制、血清病和移植后淋巴细胞增生性疾病(post-transplant lymphoproliferative disease, PTLD)等。巴利昔单抗与 T 淋巴细胞表面 IL-2 受体(CD25)结合,从而阻断 IL-2 介导的 T 淋巴细胞增殖,是常用的免疫诱导剂,常与 MMF/MPA 联合用药,以延缓或减少 CNI 类药物的应用。用药频次与剂量为 SLT 术中和术后第 4 日各应用 1 次,每次 20mg 静脉注射,必要时每 3~5 日可重复给药 1 次;亦可用于激素抵抗型急性排斥反应的挽救治疗。巴利昔单抗常见的不良反应为感染性并发症,包括各种细菌感染、肺曲霉病和巨细胞病毒(cytomegalovirus, CMV)再激活等。利妥昔单抗(rituximab)(CD20 单克隆抗体)多应用于 ABO 血型不合的肝移植中,其他如莫罗单抗-CD3(muromonab-CD3)单克隆抗体(OKT3)、抗 Tac 单抗等则因其严重的不良反应已退市。此外,一些新的制剂如阿仑单抗(alemtuzumab)-Campath 1-H(抗 CD52 抗体)、CD40 单抗(iscalimab)仍处于临床试验或上市准备阶段,尽管有较好的临床应用前景,但上述制剂在肝移植中的作用还有待进一步验证。

五、糖皮质激素

SLT 中最常用的糖皮质激素为甲泼尼龙针剂和片剂。目前,尽管越来越多的指南和研究建议在 SLT 乃至所有肝移植受者免疫抑制方案的制订中选择无激素、小剂量激素或快速撤除激素等方案,尽

量减少甚至避免使用糖皮质激素,以期减少与其相关的药物不良反应并降低肝癌肝移植受者术后肿瘤复发的风险,但是仍存在不可避免地应用糖皮质激素的情况。糖皮质激素是一类非特异性抗炎药,主要通过发挥抑制细胞因子基因转录的作用,从而达到阻断 T 淋巴细胞聚集和功能激活的作用。该抗炎药的使用方式已从既往肝移植术后常规应用糖皮质激素 3~6 个月并在此期间逐渐减量至停药,变更为无激素方案、小剂量激素方案、快速撤除激素方案等治疗方法。具体方案很多,但就治疗作用而言似乎弊大于利。但在治疗中 - 重度急性排斥反应或移植物抗宿主病时,需要经静脉使用大剂量甲泼尼龙 0.5~1.0g/d 冲击 1~3 日,逐渐递减至中等剂量以维持治疗。应用糖皮质激素治疗的不良反应极多,如性格改变、体重增加、白内障、类丘疹样外观、高血压、血脂异常、高血糖症、糖尿病、骨质疏松症和感染风险增加等。

六、其他免疫抑制剂

临床上使用的抗代谢类药物包括硫唑嘌呤(azathioprine,AZA)、环磷酰胺(cyclophosphamide,CTX)。AZA 是 6- 巯嘌呤(6-mercaptopurine,6-MP)的一种前体药物,通过抑制 IMPDH 通路阻止嘌呤的从头合成、干扰核糖核酸(ribonucleic acid,RNA)和脱氧核糖核酸(ribonucleic acid,DNA)的合成,进而抑制 T 淋巴细胞和 B 淋巴细胞的增殖。AZA 常见的给药剂量为 1.0~2.0mg/(kg·d);不良反应包括骨髓抑制、肝毒性、致肿瘤作用以及恶心、呕吐、胰腺炎等。CTX 是一种氮芥类衍生物,经肝脏转化成为活化作用型的磷酰胺氮芥,该活化代谢物的作用主要是通过抑制 DNA 的合成、破坏细胞有丝分裂从而影响 T 淋巴细胞和 B 淋巴细胞的增殖,其常用的口服剂量为 50~75mg/d;不良反应包括心脏毒性、消化道反应、骨髓抑制、脱发、出血性膀胱炎和不育等。在 SLT 受者的免疫抑制治疗中,AZA 或 CTX 已基本不予应用;而在必要应用之时,临床上亦不再给予单药维持治疗;即使在极罕见的情况下,也需联合 CNI 类药物以达到减少其剂量、降低不良反应的目的。

第二节　劈离式肝移植免疫抑制剂治疗方案的选择原则

一、劈离式肝移植术后免疫抑制剂的应用原则

目前,SLT 术后免疫抑制治疗方案的选择尚无统一标准,尽管国内现已有多个移植中心开展 SLT 且技术愈发成熟,但各移植中心都通过总结各自的应用经验,制订了不尽相同的免疫抑制治疗方案。肝移植专科医师应全面掌握各类免疫抑制剂的药理特点、不良反应,科学、正确、积极、严谨、有效且及时地评估 SLT 受者各阶段的免疫状态,结合移植物功能、受者自身状况和劈离后移植物的结构特点等,并且根据免疫抑制剂的应用原则有针对性地制订个体化的免疫抑制治疗方案。尽管开展肝移植术后的免疫抑制个体化治疗一直是综合治疗的目标,但目前仍存在众多难点,尤其是在 SLT 中,因劈离的移植物肝段形态各异,具体免疫抑制方案各不相同,受者的管理和免疫抑制方案的制订需要更多的条件,因此增加了 SLT 术后免疫抑制个体化治疗实施的难度。现阶段上述治疗在保证预防和治疗肝移植术后排斥反应治疗效果的基础上,进一步强调达到保证 SLT 受者和移植物肝段的长期存活、最小化药物的不良反应,改善 SLT 受者生存质量并降低其后续治疗的经济负担等目的。

SLT 术后免疫抑制治疗的基本原则可套用现行的肝移植术后免疫抑制剂基本应用原则,即"在有效预防排斥反应的基础上,达到免疫抑制药物的剂量和不良反应最小化,最终不断优化,实现个体化给药"。同时,依照中华医学会器官移植学分会编撰的《中国肝移植免疫抑制治疗与排斥反应诊疗规范(2019版)》,SLT 术后免疫抑制剂的应用应遵循以下原则。

（一）联合用药原则

利用免疫抑制剂间的协同作用,提高免疫抑制疗效,同时减少单药剂量,降低其所引起的不良反应发生率。

（二）精准用药原则

监测免疫抑制剂的血药浓度(如环孢素、他克莫司、西罗莫司),根据肝移植受者间个体药物代谢动力学的差异,及时调整免疫抑制剂的种类与剂量。

（三）最低剂量原则

肝移植术后早期排斥反应发生率较高,免疫抑制剂用量相对较大,需通过监测肝功能和血药浓度等指标,且在有效预防排斥反应的基础上,阶梯性减少免疫抑制剂剂量,最终达到免疫抑制剂应用剂量最小化,避免免疫抑制剂治疗过度引起的其他不良反应,并减少因肝移植受者自身免疫功能下降所致感染和肿瘤等并发症的发生。

（四）个体化用药原则

根据不同肝移植受者的基础疾病、合并症以及术后并发症等因素,甚至同一肝移植受者在术后随访的不同时间段以及用药依从性和不良反应发生情况,参照受者肝功能和免疫抑制剂浓度等指标,调整免疫抑制剂的种类和剂量。同时,应兼顾减轻肝移植受者的经济负担。

（五）劈离式肝移植的特异性

SLT 具有特异性,其手术方式、手术时间、手术并发症等均有其特点。SLT 的移植物为完整供肝的一部分,代谢程度和功能存在差异,免疫抑制药物的剂量应随之减少;另外,根据儿童受者代谢相对旺盛的特点,应充分考虑在治疗过程中是否增加相应免疫抑制剂的用量。

二、劈离式肝移植中免疫诱导药物的使用

现阶段 SLT 受者在临床上所应用的免疫抑制剂或多或少地存在不同程度的不良反应(表 11-1),几乎涵盖全身各个系统。因此,不良反应较少的 ALG、rATG、巴利昔单抗等免疫诱导药物越来越多地应用到临床。其中,巴利昔单抗被广泛应用,同时联合 MMF/MPA,不但延缓了 CNI 类药物的应用时间、减少了 CNI 类药物的剂量,而且有效地预防了 GVHD 的发生并应用于 GVHD 和各类型排斥反应的治疗。此外,越来越多的新型免疫抑制剂也即将上市或正在进行多期的临床试验或研发,如 CD40 单抗等。

表 11-1 劈离式肝移植术后常用免疫抑制剂的不良反应

不良反应	环孢素	他克莫司	麦考酚酸酯	硫唑嘌呤	雷帕霉素	糖皮质激素
糖尿病	+	++	−	−	+	+++
高血压	+++	++	−	−	++	+++
高脂血症	++	+	−	−	+++	++
慢性肾病	+++	+++	−	−	++	
骨质疏松	+	+	−	−	−	+++
骨髓抑制	−	−	++	++	+	−
皮肤病						
脱发	−	++	−	+/ −	−	−
皮炎	−	+	−	+	++	+
多毛	++	−	−	−	−	+

不良反应	环孢素	他克莫司	麦考酚酸酯	硫唑嘌呤	雷帕霉素	糖皮质激素
牙龈增生	+	–	–	–	–	–
神经毒性						
头痛	++	++	++	+	++	+
震颤	++	++	++	–	–	–
癫痫	+	+	–	–	–	–
胃肠道反应	+	+	+++	+	++	+

针对新型免疫抑制剂,应该以循证医学为基石进行充分的科学论证,遵循循证医学的指引,在强调安全和保证疗效的基础上积极探索与时俱进的、科学的、安全的、有效的且个体化的免疫抑制治疗方案。

第三节　劈离式肝移植的免疫抑制治疗方案

现阶段笔者中心常用且推荐的首选免疫抑制方案是在术中使用巴利昔单抗 20mg+ 甲泼尼龙 5~15mg/kg,术后逐渐减量并序贯口服激素后再逐渐减量至撤除激素,其中术后第 4 日巴利昔单抗 20mg+ 第 5 日小剂量他克莫司 + 第 7 日维持剂量 MMF 和 MPA。长期随访过程中,根据受者血液检验、影像学检查和临床表现等,调整为应用维持剂量的他克莫司 +MMF/MPA 的二联免疫抑制方案。同时,笔者中心经验提示检测移植物的药物代谢类型(CYP3A4、CYP3A5 等可分为正常、超快、中间、慢代谢型等分型),有助于术后早期对 CNI 类和 mTORi 类等免疫抑制药物的指导应用。

一、良性终末期肝病患者接受劈离式肝移植术后的免疫抑制方案

良性终末期肝病受者免疫抑制方案的制订应充分考虑病因,如病毒性肝炎、酒精性肝硬化、营养障碍、遗传和代谢疾病、胆汁淤积、药物或毒物中毒、循环障碍、免疫性疾病、寄生虫感染、隐源性肝硬化及终末期肝病等。常规免疫抑制方案如下。

1. 术中　巴利昔单抗 20mg 静脉注射 + 甲泼尼龙 500mg 静脉滴注。

2. 术后

术后第 1 日,甲泼尼龙 250mg,注射泵静脉注射(静脉泵入),每 12 小时 1 次。

术后第 2 日,甲泼尼龙 60mg 静脉泵入,每 6 小时 1 次。

术后第 3 日,甲泼尼龙 50mg 静脉泵入,每 6 小时 1 次。

术后第 4 日,甲泼尼龙 40mg 静脉泵入,每 6 小时 1 次 + 巴利昔单抗 20mg 静脉注射。

术后第 5 日,甲泼尼龙 30mg 静脉泵入,每 6 小时 1 次 + 他克莫司 2mg 口服,每日 2 次。

术后第 6 日,甲泼尼龙 20mg 静脉泵入,每 6 小时 1 次 + 他克莫司 2mg 口服,每日 2 次。

术后第 7 日,甲泼尼龙 20mg 静脉泵入,每 6 小时 1 次 + 他克莫司(根据第 1 次血药谷浓度调整)口服,每日 2 次 +MMF/MPA 2 粒(0.5g/360mg)口服,每日 2 次。

术后第 8 日及以后,甲泼尼龙 48mg 口服,每日 1 次(每 3 日递减 8mg 用量直至术后第 26 日撤除)+ 他克莫司(根据血药谷浓度调整)口服,每日 2 次 +MMF/MPA 2 粒(0.5g/360mg)口服,每日 2 次(后期可联用、减量或撤除)。

目标:长期随访过程中根据受者血液检验、影像学检查和临床表现等调整为维持剂量他克莫

司 +MMF/MPA 的二联免疫抑制方案,部分无法耐受或撤除 MMF/MPA 后受者的治疗方案可调整为他克莫司单药免疫抑制方案。环孢素、西罗莫司、依维莫司、rATG 等的具体应用问题具体分析,如首选药物不耐受、不良反应严重、难以调整用量、病情需要等,应视实际情况而定。

以病毒性肝炎、酒精性脂肪肝、营养代谢障碍、遗传和代谢疾病(如非酒精性脂肪性肝病)、胆汁淤积、药物或毒物中毒、循环障碍(如巴德 - 基亚里综合征)、寄生虫感染、隐源性肝硬化等为病因接受劈离式肝移植受者的术后免疫抑制方案推荐:应用一般方案,建议因上述病因且合并慢加急性肝衰竭而接受 SLT 的受者术后联用甲泼尼龙片 4~8mg,口服,每日 1 次,至少维持 3~6 个月后撤除。

以免疫性疾病(自身免疫性肝炎、原发性胆汁性肝硬化、原发性硬化性胆管炎或重叠综合征)为病因接受劈离式肝移植受者的术后免疫抑制方案推荐:除遵循上述方案外,糖皮质激素的应用需结合受者实际病情,如是否合并肝脏以外的免疫性疾病,相关临床表现及病情控制等情况,联合口服小剂量甲泼尼龙,同时兼顾预防肝脏原发病的复发和治疗肝脏以外的免疫性疾病。

二、肝癌患者接受劈离式肝移植术后的免疫抑制方案

无论肝癌患者是否符合 UCSF 标准,均应强调糖皮质激素的快速撤除,糖皮质激素的用量可根据患者是否符合上述标准进行跳跃性减药,一般免疫治疗方案如下。

术中,巴利昔单抗 20mg 静脉注射 + 甲泼尼龙 500mg 静脉滴注。

术后第 1 日,甲泼尼龙 50mg 静脉泵入,每 6 小时 1 次。

术后第 2 日,甲泼尼龙 30mg 静脉泵入,每 6 小时 1 次。

术后第 3 日,甲泼尼龙 20mg 静脉泵入,每 12 小时 1 次。

术后第 4 日,甲泼尼龙 20mg 静脉泵入,每日 1 次 + 巴利昔单抗 20mg 静脉注射。

术后第 5 日,甲泼尼龙 20mg 静脉泵入,每日 1 次 + 他克莫司 2mg 口服,每日 2 次。

术后第 6 日,他克莫司 2mg 口服,每日 2 次。

术后第 7 日,他克莫司(根据第 1 次血药谷浓度调整)口服,每日 2 次 +MMF/MPA 2 粒(0.5g/360mg)口服,每日 2 次。

术后第 8 日及以后,他克莫司(根据血药谷浓度调整)口服,每日 2 次 +MMF/MPA 2 粒(0.5g/360mg)口服,每日 2 次(后期可联用、减量或撤除)。

术后第 1 个月及以后,调整为西罗莫司 1mg 口服,每日 1 次(或依维莫司 0.75mg 口服,每日 2 次)+他克莫司(根据血药谷浓度调整)口服,每日 2 次 +MMF/MPA 1 粒(0.25g/180mg)口服,每日 2 次(后期可联用或撤除)。

目标:长期随访过程中根据受者血液检验、影像学检查和临床表现等调整为维持剂量他克莫司 +mTORi+MMF/MPA 的三联免疫抑制方案或他克莫司 +mTORi 的二联免疫抑制方案,部分受者不耐受他克莫司或存在严重的急、慢性肾功能损害或出现肝癌复发和转移时,在排除排斥反应的发生风险及严格定期复查的基础上,可将上述方案调整为 mTORi+MMF/MPA 的二联免疫抑制方案或 mTORi 单药免疫抑制方案。环孢素、rATG 等的具体应用问题具体分析,视实际情况而定。

三、儿童劈离式肝移植术后的免疫抑制方案

儿童 SLT 受者术后的免疫特点与活体或亲体供肝儿童肝移植基本一致,只是在部分体外劈离的 SLT 中,移植物肝段的冷缺血时间较活体或亲体供肝儿童肝移植的冷缺血时间更长,且移植物功能恢复较后者更慢。儿童肝移植术后早期 7~14 天是急性排斥反应的高发时间段,急性排斥反应难以与肝功能延迟恢复相区分,因此影像学证据如增强 CT 扫描和超声造影等显得尤为重要。推荐免疫治疗方案如下。

（一）首选巴利昔单抗诱导免疫抑制方案

术中，巴利昔单抗 10~20mg 静脉注射 + 甲泼尼龙 10mg/kg 静脉滴注。

术后第 1 日，甲泼尼龙 7.5mg/（kg·d）静脉泵入。

术后第 2 日，甲泼尼龙 5mg/（kg·d）静脉泵入。

术后第 3 日，甲泼尼龙 2.5mg/（kg·d）静脉泵入。

术后第 4 日，甲泼尼龙 1mg/（kg·d）静脉泵入 + 巴利昔单抗 10mg~20mg 静脉注射。

术后第 5 日，甲泼尼龙 0.75mg/（kg·d）静脉泵入 + 他克莫司 0.10~0.15mg/（kg·d）或环孢素 6~10mg/（kg·d），口服，每日 2 次。

术后第 6 日，甲泼尼龙 0.5mg/（kg·d）静脉泵入 + 他克莫司 0.10~0.15mg/（kg·d）或环孢素 6~10mg/（kg·d），口服，每日 2 次。

术后第 7 日及以后，甲泼尼龙 0.25mg/（kg·d）静脉泵入 + 他克莫司（根据第 1 次血药谷浓度调整）或环孢素（根据第 1 次血药谷浓度和服药后 2 小时浓度调整），口服，每日 2 次。

术后第 8 日及以后，撤除糖皮质激素，根据血药浓度谷值 / 谷值 - 服药 2 小时值调整 CNI 类药物用量。

CNI 类药物浓度不理想时可互相替换，并在必要时加用 MMF/MPA 类药物。

（二）非巴利昔单抗诱导免疫抑制方案

术中，甲泼尼龙 20mg/kg 静脉滴注（最大剂量 1g）。

术后第 1 日，甲泼尼龙 17.5mg/（kg·d）静脉泵入 + 他克莫司 0.10~0.15mg/（kg·d）或环孢素 6~10mg/（kg·d），口服，每日 2 次。

术后第 2 日，甲泼尼龙 15mg/（kg·d）静脉泵入 + 他克莫司 0.10~0.15mg/（kg·d）或环孢素 6~10mg/（kg·d），口服，每日 2 次。

术后第 3 日，甲泼尼龙 12.5mg/（kg·d）静脉泵入 + 他克莫司 0.10~0.15mg/（kg·d）或环孢素 6~10mg/（kg·d），口服，每日 2 次。

术后第 4 日，甲泼尼龙 10mg/（kg·d）静脉泵入 + 他克莫司（根据第 1 次血药谷浓度调整）或环孢素（根据第 1 次血药谷浓度和服药后 2 小时浓度调整）。

术后第 5 日，甲泼尼龙 7.5mg/（kg·d）静脉泵入 + 他克莫司 0.10~0.15mg/（kg·d）或环孢素 6~10mg/（kg·d），口服，每日 2 次。

术后第 6 日，甲泼尼龙 5mg/（kg·d）静脉泵入 + 他克莫司 0.10~0.15mg/（kg·d）或环孢素 6~10mg/（kg·d），口服，每日 2 次。

术后第 7 日，甲泼尼龙 2.5mg/（kg·d）静脉泵入 + 他克莫司 0.10~0.15mg/（kg·d）或环孢素 6~10mg/（kg·d），口服，每日 2 次。

术后第 8 日，甲泼尼龙 1mg/（kg·d）静脉泵入 + 他克莫司 0.10~0.15mg/（kg·d）或环孢素 6~10mg/（kg·d），口服，每日 2 次。

术后第 9 日，甲泼尼龙 0.5mg/（kg·d）静脉泵入 + 他克莫司 0.10~0.15mg/（kg·d）或环孢素 6~10mg/（kg·d），口服，每日 2 次。

术后第 10 日，甲泼尼龙 0.25mg/（kg·d）静脉泵入 + 他克莫司 0.10~0.15mg/（kg·d）或环孢素 6~10mg/（kg·d），口服，每日 2 次。

术后第 11 日及之后，撤除糖皮质激素，根据血药浓度谷值 / 谷值 - 服药 2 小时值来调整 CNI 类药物用量。

CNI 类药物浓度不理想时可互相替换,并在必要时加用 MMF/MPA 类药物。

（三）目标和监测

强调尽早撤除糖皮质激素；任何一种免疫抑制方案的要求均为他克莫司的目标血药浓度谷值于术后第 1 个月维持在 8~12ng/ml、第 2~6 个月维持在 7~10ng/ml、第 7~12 个月维持在 5~8ng/ml、第 12 个月以后则根据肝功能指标及受者的临床表现等维持在 5ng/ml 左右；应监测环孢素血药浓度谷值（C_0）和服药后 2 小时值（C_2），目标血药浓度在术后第 1 个月维持在 C_0 150~200ng/ml、C_2 1 000~1 200ng/ml,第 2~6 个月维持在 C_0 120~150ng/ml、C_2 800~1 000ng/ml,第 7~12 个月维持在 C_0 100~120ng/ml、C_2 500~800ng/ml,第 12 个月以后则根据肝功能指标及受者的临床表现等维持在 C_0 100ng/ml、C_2 500ng/ml 左右。同时应通过规律且规范的随访来及时判断急、慢性排斥反应的反复发生对移植物的影响,警惕长期并发症的发生。

（四）严谨地使用其他免疫抑制剂

MMF/MPA 类药物存在影响儿童生长发育的风险,要严格把握该类药物的适应证；而 mTORi 类药物在儿童肝移植受者中的安全性和有效性均不确定,其应用价值有待进一步探索研究。

四、ABO 血型不合劈离式肝移植术后的免疫抑制方案

对于 ABO 血型不合 SLT,应在术前和术后监测受者抗 A 和抗 B 抗体的滴度,决定是否进行血浆置换、免疫吸附和利妥昔单抗的应用,以将血型抗体滴度降至 1∶8 以内。免疫抑制方案根据不同病因,可参考前述。利妥昔单抗用量为标准用量 375mg/m² BSA,术前 24 小时内应用；术后则根据受者抗 A、抗 B 抗体的滴度决定是否应用利妥昔单抗；有高危感染风险、多系统不良反应等受者应该酌情减量或停用该药。

五、其他

合并肾功能损害的肝移植、合并感染的肝移植、再次肝移植等也可以 SLT 形式完成,其受者移植术后免疫抑制方案基本同前述,但需具体问题具体分析及解决。如合并肾功能损害的 SLT,尽量使用他克莫司缓释剂型或停用他克莫司至平稳过渡到以 mTORi 为中心的免疫抑制方案,必要时加用 MMF 与 MPA 类药物；合并感染的 SLT,应及时评估受者的免疫功能,在不增加排斥反应风险和充分评估临床表现的基础上尽量降低免疫抑制的强度,可改联合免疫抑制方案为单药免疫抑制治疗方案,甚至停用免疫抑制剂；再次肝移植（SLT）因受者长期服用免疫抑制剂,所以应参照术前受者的免疫抑制治疗方案并适当增加剂量,必要时联合多种用药,警惕排斥反应的发生。

（张　剑　姚　嘉）

参考文献

[1] 黄洁夫. 肝脏移植的理论与实践 [M]. 广州：广东科技出版社：1998.

[2] RONALD W B, GORAN K K. Transplantation of the Liver [M]. 3rd ed. Philadelphia, PA：Elsevier Saunders：2015.

[3] European Association for the Study of the Liver. EASL clinical practice guidelines：liver transplantation [J]. J Hepatol, 2016, 64 (2): 433-485.

[4] 中华医学会器官移植学分会. 中国肝移植免疫抑制治疗与排斥反应诊疗规范（2019 版）[J]. 中华医学杂志（电子版）, 2019, 13 (4): 262-268.

[5] LUCEY M R, TERRAULT N, OJO L, et al. Long-term management of the successful adult liver transplantation：2012 practice guideline by the american association for the study of liver diseases and the american society of transplantation [J]. Liver Transplantation, 2013, 19 (1): 3-26.

[6] CHARLTON M, LEVITSKY J, AQEL B, et al. International liver transplantation society consensus statement on immunosuppression in liver transplantation recipients [J]. Transplantation, 2018, 102 (5): 727-743.

[7] HALLIDAY N, WESTBROOK R H. Liver transplantation：post-transplant management [J]. Br J Hosp Med (Lond), 2017, 78 (5): 278-285.

[8] SHAKED A, DESMARAIS M R, KOPETSKIE H, et al. Outcomes of immunosuppression minimization and withdrawal early after liver transplantation [J]. Am J Transplant, 2019, 19 (5): 1397-1409.

[9] JUCAUD V, SHAKED A, DESMARAIS M, et al. Prevalence and impact of de novo donor-specific antibodies during a multicenter immunosuppression withdrawal trial in adult liver transplant recipients [J]. Hepatology, 2019, 69 (3): 1273-1286.

[10] 中华医学会器官移植学分会, 中国医师协会器官移植医师分会. 中国儿童肝移植诊疗指南（2015 版）[J/CD]. 中华移植杂志（电子版）, 2016, 10 (1): 2-11.

[11] 中国研究型医院学会加速康复外科专业委员会. 儿童肝移植围手术期管理专家共识 [J]. 中华外科杂志, 2021, 59 (3): 179-191.

第十二章 劈离式肝移植术后并发症

劈离式肝移植术后并发症主要包括血管并发症、胆道并发症、腹腔出血、肠漏、小肝综合征（small-for-size syndrome, SFSS）、大肝综合征（large-for-size syndrome, LFSS）、移植后淋巴细胞增生性疾病（post-transplant lymphoproliferative disease, PTLD）、移植物抗宿主病（graft versus host disease, GVHD）等。本章将重点阐述劈离式肝移植术后并发症的病因、临床表现、预防和处理原则等，并指出劈离式肝移植术后并发症与常规肝移植术后并发症的异同，从而更深层次理解劈离式肝移植术后并发症的处理。

第一节 血管并发症

一、肝动脉并发症

肝移植术后肝动脉并发症严重影响患者和移植物的存活，主要包括肝动脉血栓形成、肝动脉狭窄和肝动脉假性动脉瘤。肝动脉并发症是导致移植肝失功或患者死亡的重要原因，也可导致缺血性胆管炎、肝脓肿等并发症。随着手术技术的进步，肝动脉并发症发生率逐渐降低，但在劈离式肝移植术中，常需进行肝动脉及其分支的劈分、修整及剪裁，尤其是在使用肝左动脉作为吻合血管时，用于吻合的动脉口径偏小，这些因素都增加了吻合难度和动脉并发症的发生风险。因此，在劈离式肝移植围手术期，做好供肝动脉情况的评估，劈离过程中根据情况进行适当的肝动脉劈分、重建，移植术中必要时行间断吻合，术后制订标准化的监测和抗凝方案都是预防肝动脉并发症的重要手段。肝动脉狭窄发生率为 5%~13%。从现有数据来看，笔者中心劈离式肝移植动脉并发症发生率，成人和儿童分别为 4.4% 和 2.3%。

（一）肝动脉栓塞

劈离式肝移植成人受者肝动脉栓塞发生率为 2%~8%，儿童受者发生率为 5%~15%。肝动脉栓塞的临床表现多样，少数患者表现隐匿，仅存在转氨酶、胆红素的波动，甚至无症状，肝功能持续良好，部分患者甚至可在肝动脉血栓形成、肝动脉完全闭塞后，出现肝内动脉血流恢复或再通的情况，这可能与肝周侧支循环形成有关。但大部分患者会出现转氨酶快速升高，进而出现胆道并发症、肝脓肿，甚至移植肝坏死或衰竭。对于劈离式肝移植，多数供肝冷缺血时间较长，劈离肝脏对早期发生肝动脉栓塞的耐受性更差，移植物失功风险更大。术后早期发生的肝动脉血栓形成更容易导致移植物失功或患者死亡。晚期肝动脉栓塞发生在肝移植术后 6 个月，移植物丢失风险率约 10%，预后相对较好，表现为转氨酶升高，伴或不伴胆汁淤积、胆管炎、胆管吻合口狭窄。

与全肝移植肝动脉栓塞一样，劈离式肝移植肝动脉栓塞的早期诊断、及时干预是处理的关键，是挽救移植肝和改善受者预后的重要措施。临床上，肝动脉 DSA 是诊断肝动脉栓塞的金标准。虽然肝动脉造影是一种有创检查，存在一定风险，但造影术中可同时行溶栓、取栓或支架置入术，是集检查和治疗为一体的处置手段。目前，多普勒超声由于携带方便、价格便宜并且无创，已成为早期肝动脉栓塞筛查的首选影像学方法,灵敏度为70%~100%,但准确度易受诸多因素影响,如胃肠道气体、呼吸、肝动脉流速低和仪器灵敏度等。劈离式肝移植儿童受者的肝动脉内径非常纤细,诊断会比较困难,超声造影检查可以对血管流量进行定量评估,准确诊断肝动脉栓塞。增强CT成像准确度高,可用来诊断肝动脉栓塞,随着技术进步,其诊断灵敏度接近动脉造影。MRA作为一种无创手段,其准确度接近血管造影,但是需要受检者屏气配合,不适合儿童受者的检查。

一旦发生肝动脉栓塞,对于早期临床表现不严重的患者,手术探查行动脉重建术,以挽救移植物。根据手术探查情况采取不同处理措施,如受者腹腔干流入血液足够,可先行取栓术,再行肝动脉重新吻合;如受者腹腔干流入血液不足,建议采取肝动脉-腹主动脉旁路移植术。随着介入手术技术的发展,导管介导的溶栓,同时结合或不结合血管成形或者支架置入术在肝动脉栓塞受者中疗效不错,并且并发症少,被大多数中心所采用。劈离式肝移植儿童受者肝动脉发生栓塞时,手术取栓和动脉重建都比较困难,首选导管介导溶栓和支架置入术。对于晚期肝动脉栓塞合并严重胆道并发症的患者,再次肝移植是最好的选择。

在劈离式肝移植术中,尤其是儿童供肝或儿童受者术中,常需使用肝左动脉断端进行吻合,供肝和受者的动脉内径均较细,发生肝动脉栓塞风险较高。因此,进行肝动脉分割前,要判断供肝肝左动脉管径大小,当肝左动脉管径<2mm时,需要将肝动脉主干预留给肝左动脉;选择受者动脉血管时,尽量选择与肝左动脉管径相匹配(相差<2倍)的动脉进行吻合重建;根据吻合血管的内径,选择7-0~9-0不可吸收单股滑线间断吻合血管,可分前后壁吻合,也可分3边吻合,血管对合时避免过度扭曲、挤压或牵拉,避免血管外膜内翻。劈离式肝移植儿童受者肝动脉重建开放后,尽快行术中超声检查,评估肝动脉血流和肝实质灌注情况,关腹后即刻行超声检查再次确认血管情况,除动脉血流稳定可见外,动脉阻力指数应在0.4~0.6为宜。术后1周内每日行超声检查监测肝动脉血流情况,可及时发现肝动脉栓塞,并及时进行进一步检查或处理。有条件的单位,术中可使用血流仪监测重建后肝动脉流量,评估肝动脉重建的效果。此外,儿童受者术后常规持续静脉泵入肝素钠抗凝,剂量为20U/(kg·h),并于1周左右桥接华法林口服,维持INR为0~2.5,维持3~6个月,可有效预防肝动脉血栓的发生。

(二)肝动脉狭窄

肝动脉狭窄大多数发生在供者段动脉,肝动脉狭窄可以导致移植物缺血、肝功能异常和胆道狭窄。肝动脉狭窄可以进展为肝动脉栓塞,导致极高的移植物失功率和患者死亡率。肝动脉狭窄的临床表现主要为肝功能异常和胆道并发症。多普勒超声可用来筛查肝动脉狭窄,明确诊断需要通过肝动脉造影。

发生在动脉吻合口附近的狭窄可能是手术操作不成熟或术中钳夹动脉导致内膜损伤所致,易引起肝动脉栓塞,移植物排斥、缺血-再灌注损伤也是肝动脉狭窄的原因。肝动脉狭窄的预防措施主要包括:提高术者血管吻合技术、必要时采用间断缝合吻合血管、选择条件良好及口径匹配的动脉吻合、正确处理肝左动脉离断位置和缝合残端等,劈离式肝移植术中动脉吻合完成后需常规行超声检查,术后密切复查彩色多普勒超声(彩超),对高危患者术后给予常规抗凝治疗。

肝动脉狭窄的传统治疗方法是采取手术切除狭窄处并重建动脉,但是随着介入手术技术的发展,许多患者可能不需要外科手术治疗。相对于手术,介入血管成形术或支架置入术的动脉再通率也很高,且并发症较少。针对劈离式肝移植儿童受者,考虑到后期生长发育,主要采取肝动脉狭窄处扩张及成形术,术后需要常规服用华法林、阿司匹林或氯吡格雷预防血管栓塞。动脉再狭窄的发生率达到26%,反复狭窄的患者容易发生胆道并发症,胆道并发症严重时需要进行再次肝移植。

（三）肝动脉假性动脉瘤

肝动脉假性动脉瘤是劈离式肝移植术后罕见并发症，大多数假性动脉瘤来源于供受者动脉吻合处，发生率为 0.3%~1.2%，但病死率高。肝动脉假性动脉瘤的临床表现多样，可以是无症状的假性动脉瘤破裂导致的突发失血性休克，出血位置可能为腹腔内或消化道，并伴有血红蛋白降低、腹部疼痛、发热、阻塞性黄疸或者肝功能异常、动静脉瘘导致的心力衰竭和肝动脉栓塞的表现。肝内的假性动脉瘤常见于肝穿刺活检、经皮经肝穿刺胆管引流术等有创操作后，肝外的肝动脉假性动脉瘤的主要危险因素是局部感染。

肝动脉假性动脉瘤的诊断可选择多普勒超声、CT 检查等，明确诊断需要通过肝动脉造影。对于已出现破裂出血的肝动脉假性动脉瘤，急诊手术止血、挽救生命是首要的治疗手段，但手术修复肝内假性动脉瘤无法实现，通常需再次移植。对于肝外假性动脉瘤，可选择的手术方式有切除肝动脉假性动脉瘤并行动脉重建及结扎或栓塞肝动脉。如瘤体位于受者侧肝动脉，可采用脾动脉 - 肝动脉吻合或间置动脉血管架桥吻合，如瘤体位于供肝动脉，难以重建时可选择供肝动脉结扎，等待再次肝移。随着介入技术的发展，介入治疗也成为肝动脉假性动脉瘤的治疗手段之一，DSA 下栓塞及肝动脉内覆膜支架腔内修复术也是治疗肝动脉假性动脉瘤的有效方法。

二、门静脉并发症

（一）门静脉血栓形成

肝移植术后门静脉血栓形成是指门静脉腔内血栓形成导致门静脉部分或完全阻塞，是门静脉并发症的一种。门静脉血栓形成的临床表现为肝功能急剧恶化和门静脉高压。劈离式肝移植成人受者门静脉血栓形成发生率低，约为 2%，但是劈离式肝移植儿童受者门静脉血栓形成发生率并不低，为 4%~12%。

与常规肝移植一样，劈离式肝移植门静脉血栓形成的临床表现与门静脉管腔阻塞程度和发生时间相关。早期门静脉血栓引起门静脉完全阻塞时表现为肝功能急剧恶化和门静脉高压，甚至导致移植物失功和患者死亡，阻塞≤50% 时，一般无明显临床症状，阻塞 >50% 时，表现为肝功能异常和门静脉高压。晚期门静脉血栓形成，往往已建立侧支循环，表现为门静脉海绵样变、腹水或脾功能亢进等。部分儿童肝移植受者，尤其是胆道闭锁患儿，常存在门静脉发育不良或肝门部反复炎症刺激导致门静脉主干纤细、血流量不足，加之部分低龄患儿使用成人劈离式供肝时易出现供受者门静脉口径不匹配，这些因素都使得劈离式肝移植儿童受者的门静脉血栓发生风险增加。

门静脉血栓的诊断手段多样，多普勒超声由于携带方便、价格便宜并且无创，已成为早期门静脉血栓形成筛查的首选影像学方法，超声造影检查可以对血管流量进行定量评估，准确评估门静脉血栓。增强 CT 成像准确度高，对门静脉血栓诊断价值高（图 12-1）。增强 MRI 虽然是一种无创手段，但是需要屏气，不适合劈离式肝移植儿童受者的检查。

劈离式肝移植门静脉血栓形成的处理需要根据患者的临床状况来决定，在不同时期，采取的处理措施不全相同。少数患者，尤其是儿童受者，在术中门静脉吻合完成、开放门静脉血流时即可发现门静脉血栓形成，可于门静脉管腔内扪及血栓，或出现门静脉充盈不良、肝脏灌注不佳等情况。此时应尽快行术中超声检查，必要时立即重新吻合门静脉。对于术后早期门静脉血栓形成导致暴发性肝衰竭的患者，需要进行人工肝支持治疗、广谱抗生素治疗和再次肝移植手术。对于早期门静脉血栓形成引起管腔完全阻塞，但未出现暴发性肝衰竭的患者，要尽早手术探查，行门静脉取栓术，尽早打通门静脉血流。劈离式肝移植儿童受者取栓时，一般纵向打开供者段门静脉，取尽血栓，同时使用溶栓剂，如尿激酶，然后横向缝合

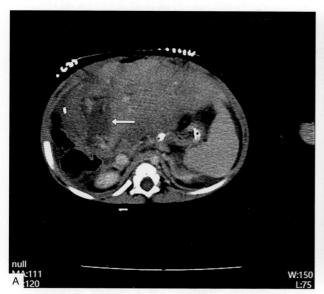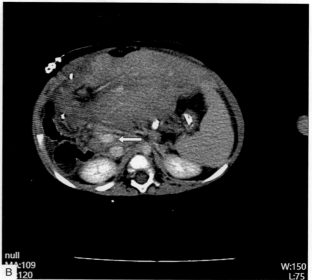

图 12-1　劈离式肝移植儿童受者门静脉血栓形成

A. 受者段门静脉可见血流（箭头）；B. 受者门静脉矢状部血栓形成（箭头）。

门静脉。早期门静脉血栓形成，管腔尚未完全闭锁，肝实质灌注良好，可先行利伐沙班抗凝治疗，并动态观察血栓和肝实质灌注情况，一旦出现管腔完全阻塞或肝实质灌注变差，需要紧急手术取栓。导管介导的溶栓、门静脉成形，同时结合或不结合支架置入术在门静脉血栓形成患者中疗效不错，并且并发症少，不少中心对门静脉血栓形成患者采取介入手术处理。晚期门静脉血栓形成，一般已形成侧支循环，出现门静脉海绵样变，治疗方面主要以处理门静脉高压或分流导致的肝性脑病相关临床症状为主。

劈离式肝移植儿童受者的门静脉管径比较纤细，而成人供肝的门静脉左支管径常常较粗大，供受者门静脉管径相差比较大，门静脉血栓形成的风险高于常规肝移植。对于部分门静脉主干管腔纤细、门静脉血流不足的患儿，可采用门静脉左右支分支处吻合，或游离门静脉至胰腺上缘与脾静脉交会处，将纤细或狭窄的门静脉主干切除，间置供者肠系膜血管或髂血管搭桥吻合。门静脉吻合时，应避免供者和受者段血管扭曲，打结时预留门静脉扩张空间，吻合结束前门静脉管腔内应充分肝素化，对于左半肝或左外叶供肝，必要时应将供肝固定于腹壁，避免供肝移位导致压迫门静脉管腔。此外，对于儿童受者，若供肝前后径较大，关腹时可能导致供肝压迫门静脉，必要时可能需行减体积处理。劈离式肝移植儿童受者门静脉重建后，应尽快行术中超声检查，评估门静脉血流、血栓情况，关腹后即刻行超声检查再次确认门静脉血流、血栓情况，术后 1 周内每日行超声检查评估门静脉血流、血栓情况，可及时发现门静脉血栓形成；有条件的单位，门静脉重建开放后，使用血流仪监测重建后的门静脉流量，评估门静脉重建的效果。此外，劈离式肝移植儿童受者术后常规使用肝素钠序贯华法林抗凝治疗，可有效预防门静脉血栓形成。

（二）门静脉狭窄

门静脉狭窄多发生在门静脉吻合口处，劈离式肝移植成人受者门静脉狭窄发生率较低，儿童受者发生率较高，主要原因是吻合技术、供者门静脉管径粗而儿童受者门静脉管径细。笔者中心劈离式肝移植成人受者门静脉狭窄发生率为 5%，儿童受者门静脉狭窄发生率为 8%。门静脉狭窄主要表现为肝功能异常和门静脉高压。临床症状主要与狭窄程度有关,狭窄较轻时一般无明显临床症状,狭窄严重时易造成肝功能异常、腹水和脾大、脾功能亢进等门静脉高压症状。超声检查可以对血管流速进行定量评估,当供者段和受者段流速差大于 4 倍时,提示可能存在门静脉吻合口狭窄。增强 CT 检查可清晰显示门静脉吻合口情况,明确有无门静脉吻合口狭窄。门静脉狭窄的诊断主要依靠临床表现、多普勒超声和 CT 检查(图 12-2)。

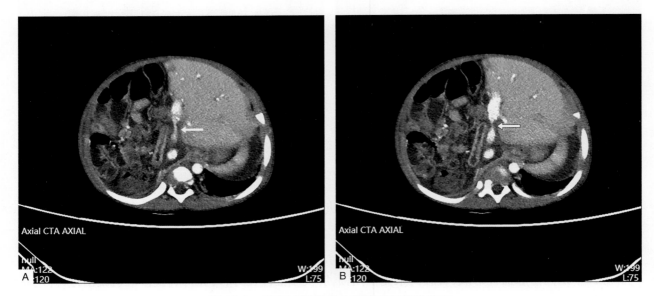

图 12-2　劈离式肝移植儿童受者门静脉狭窄

　　门静脉狭窄的治疗要根据狭窄严重程度和临床症状采取不同处理措施。对于门静脉狭窄较重、出现临床症状的劈离式肝移植受者,需要进行处理,首选介入治疗,行门静脉狭窄处球囊扩张术,对于扩张后反复狭窄的受者,可在门静脉狭窄处置入门静脉支架,术后常规华法林 / 利伐沙班抗凝治疗。需要注意的是,由于儿童存在生长发育,处理劈离式肝移植儿童受者门静脉狭窄时,只进行门静脉狭窄处球囊扩张术,不要放置门静脉支架,避免因支架限制门静脉血流而影响肝脏随着年龄的增长。对门静脉狭窄较轻、无明显临床症状的劈离式肝移植受者,无须特别处理,定期超声检查监测门静脉狭窄程度,出现门静脉狭窄加重和相应临床症状时,采取介入治疗处理门静脉狭窄。

　　门静脉狭窄的预防措施包括:选择内径相匹配的供受者血管,对于儿童受者,选择合适的门静脉吻合位置尤其关键,一般将儿童受者门静脉左右支打开整形为一个较大口径与劈离肝门静脉左支吻合;要注意供者门静脉吻合方向,不可出现明显成角或旋转;缝合时,缝线牵拉不可太紧,缝合完毕时要预留血管扩张的空间。

三、肝静脉并发症

　　劈离式肝移植的肝静脉回流障碍是当前肝移植医师面临的主要技术难题之一,主要发生在劈离式肝移植儿童受者,发生率为 4%~6%,笔者中心发生率为 4%,而采用改良背驮式的劈离式肝移植成人受者极少出现肝静脉回流障碍。劈离式肝移植儿童受者肝静脉回流障碍的主要原因是肝左静脉管径细,血管吻合时缝线牵拉或收线过紧,吻合口成角或扭曲,肝静脉预留过短导致吻合口张力大。后期出现肝静脉并发症的主要原因是吻合口纤维增生,血管内膜增生,移植肝增生旋转压迫吻合口等。

肝静脉回流障碍通常表现为相应区域的肝组织淤血、肿胀,但中心静脉压并不升高,严重时可能出现肝脏坏死、脓肿形成等。由于劈离式肝移植的移植物通常仅保留1~2支肝静脉,一旦发生肝静脉回流障碍,则可能出现肝后性门静脉高压的表现,如腹水、脾大等,最终可能导致移植肝功能进行性恶化直至完全丧失。超声检查可以对血管流速进行定量评估,准确评估肝静脉血流情况。增强CT检查可清晰显示肝静脉吻合口情况,明确有无肝静脉吻合口狭窄。肝静脉回流障碍的诊断主要通过临床症状、超声和CT检查。

临床症状较轻者,一般不用处理,定期动态观察;临床症状较重者,首选介入治疗。对于成人受者,可行肝静脉支架置入术;对于儿童受者,不首选置入支架,通常先行肝静脉狭窄处球囊扩张术,如合并肝后下腔静脉狭窄,需同时行肝后下腔静脉狭窄处球囊扩张术,术后常规华法林/利伐沙班抗凝治疗。对于反复球囊扩张后仍狭窄的患者,可行支架置入术。移植肝衰竭时,需要进行二次肝移植。肝静脉回流障碍的预防重点是要保证足够的流出血流量和避免产生回流梗阻区域。针对劈离式肝移植成人受者,用髂静脉修补肝左静脉汇入下腔静脉口,并采取改良背驮式肝移植术式,可有效避免肝静脉回流障碍的发生。针对劈离式肝移植儿童受者,若使用左外叶或左半肝供肝,离断肝左静脉时应预留足够长的肝左静脉残端以备吻合或重建,同时纵向劈开肝左静脉来扩大肝左静脉与下腔静脉吻合口径,上述方法能有效避免儿童受者术后出现肝静脉回流障碍。

四、下腔静脉并发症

肝移植术后下腔静脉并发症主要指下腔静脉狭窄或血栓形成引起下腔静脉梗阻,大多数同时存在肝静脉回流障碍。采用右三叶或右半肝供肝的劈离式肝移植成人受者,术中肝静脉、下腔静脉的吻合重建方式与全肝移植相近,很少发生下腔静脉狭窄,而劈离式肝移植儿童受者或左半肝、左外叶受者的下腔静脉并发症发生率高于成人受者,主要原因是术后肝脏增生或移位,可能导致下腔静脉受压或扭曲,从而引起肝静脉或下腔静脉梗阻。笔者中心劈离式肝移植儿童受者发生下腔静脉狭窄的情况较少见。下腔静脉并发症的临床症状差异较大,轻者可无明显临床症状;重者表现为肝淤血、肝大和质地变硬,但中心静脉压并不升高;严重时可出现下腔静脉闭塞或巴德-基亚里综合征的表现,如血压下降、尿少、肝区胀痛、双下肢水肿、顽固性腹水和胸腔积液,可导致移植肝功能衰竭、肾衰竭、循环衰竭等严重后果,死亡率较高。怀疑出现下腔静脉梗阻时,进行多普勒超声、CT、下腔静脉造影等检查可明确诊断(图12-3)。

治疗上,应根据临床症状采取不同治疗策略。临床症状较轻者,一般不用处理,定期动态观察。临床症状较重者,首选介入治疗,行下腔静脉狭窄处球囊扩张术,如合并肝静脉狭窄,需同时行肝静脉狭窄处球囊扩张术,术后常规华法林/利伐沙班抗凝治疗。对于反复球囊扩张后仍狭窄患者,可行支架置入术。下腔静脉严重狭窄或栓塞引起移植肝功能衰竭时,再次肝移植是唯一的选择(图12-4)。

良好的术野显露和熟练的血管吻合技术是预防下腔静脉并发症的关键。供、受者血管修剪时,避免血管过长或过短、左半肝或左外叶供肝的妥善固定等具有重要预防价值;吻合完毕后,观察肝脏色泽、质地,术中超声确认肝静脉血流正常。

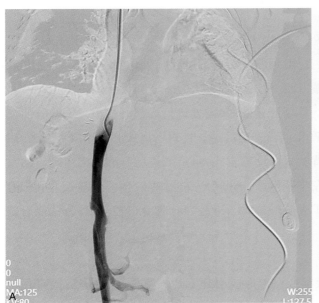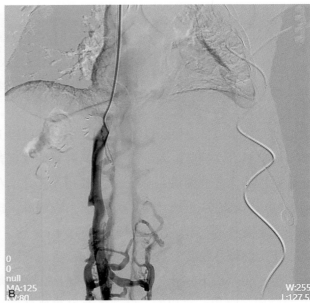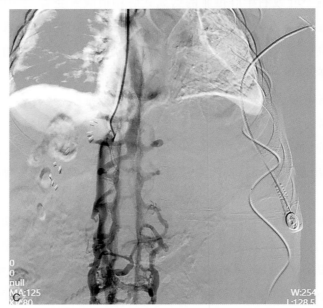

图 12-3　劈离式肝移植儿童受者肝后下腔静脉闭塞血管造影
A. 肝下下腔静脉造影；B、C. 肝后段下腔静脉闭塞,血流经侧支循环回流。

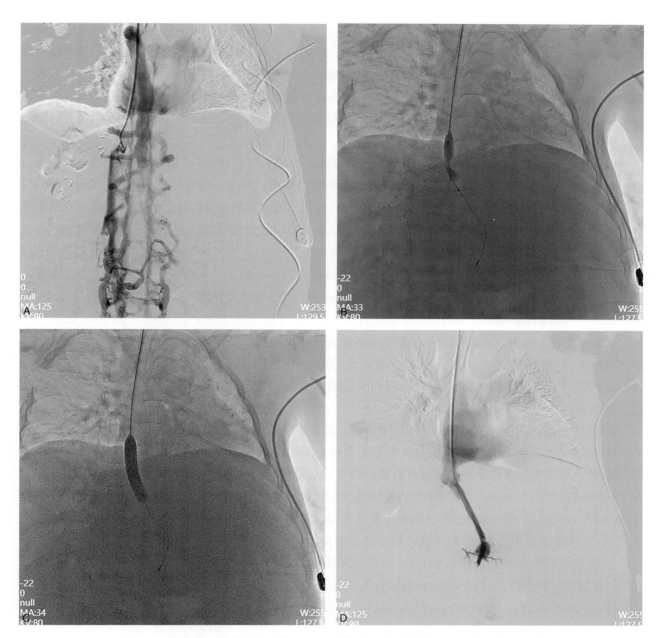

图 12-4　劈离式肝移植儿童受者肝后下腔静脉闭塞球囊扩张治疗前后血管造影

A. 球囊扩张前,造影示肝后下腔静脉闭塞,血流经侧支循环回流;B. 球囊扩张中,显示闭塞段;C. 球囊扩张使闭塞段膨胀恢复原管径;D. 球囊扩张后,造影示肝后下腔静脉血流通畅。

第二节　胆道并发症

胆道并发症是肝移植术后常见并发症,根据术后发病时间,胆道并发症可分为早期和晚期并发症。约2/3 的胆道并发症是发生于肝移植术后 3 个月内的早期并发症,也是导致移植物失功和受者死亡的重要原因之一。肝移植术后可能出现不同类型的胆道并发症,最常见的胆道并发症是胆漏和胆管狭窄。笔者中心劈离式肝移植儿童受者胆道并发症发生率为 4%。胆道并发症患者可能表现为右上腹痛、厌食、腹胀、呃逆、麻痹性肠梗阻以及右肩疼痛,但有可能无明显表现。腹痛是一种主要临床表现,但是由于肝移植患者的肝脏去神经化,可能完全没有疼痛症状。发热可能伴随胆漏或胆管炎,但通常提示发生各种感染。黄疸、陶土样粪便、胆汁性腹水等通常为晚期症状和体征。然而,肝移植术后早期使用相对大剂量皮质醇类药物,可能会掩盖胆道并发症患者的腹部体征,导致一段时间内没有临床症状。移植术后胆道并发症的首要线索可能是无症状的肝酶水平上升。谷氨酰胺转肽酶水平升高是评估肝移植术后早期胆道并发症最有效的指标。总胆红素水平升高是移植术后 30~90 日内最为敏感的指标。腹部超声、CT、磁共振胆胰管成像(magnetic resonance cholangiopancreatography, MRCP)检查对胆道并发症的诊断均有较高的灵敏度、特异度。

一、胆漏

胆漏是肝移植术后常见并发症,发病率为 1%~25%。劈离式肝移植术后胆漏除了发生在胆管吻合口处,还可发生在肝断面处。根据发病时间分为早期和晚期胆漏。早期一般发生于肝移植术后 1~3 个月。早期吻合口处胆漏的最常见因素是吻合技术原因,其次是胆管末端缺血性坏死。劈离式肝移植肝断面处胆漏的主要原因是断面小胆管处理不当,尤其需要注意结扎引流尾状叶的胆管支。晚期胆漏为罕见并发症,可能与肝动脉血栓形成、反复胆管炎等有关。

多数情况下,早期胆漏采取非手术治疗,可获得较好预后。吻合口处胆漏可通过经皮经肝胆道穿刺引流术(percutaneous transhepatic choledochal drainage, PTCD)或经内镜逆行胆胰管成像(endoscopic retrograde cholangiopancreatography, ERCP)置入支架,3 个月后取出支架。Roux-en-Y 吻合口处胆漏行 PTCD 治疗有效。然而,多数情况下,在腹腔内感染控制后,需要行吻合口修补术或吻合口重建。Roux-en-Y 吻合口胆漏不推荐行 ERCP。晚期胆漏罕见,通常可以自愈。如果症状持续存在,内镜下 ERCP 治疗是一种选择。晚期胆漏伴胆管狭窄,引起周围组织慢性炎症反应,最终需要手术干预。

二、胆管狭窄

胆管狭窄是延迟性胆道并发症最常见的原因,通常晚于胆漏的发生。胆管狭窄发生率为 3%~14%,占全部胆道并发症的 40%。早期胆管狭窄主要是由于不恰当的吻合方式造成的吻合口狭窄,而晚期胆管狭窄通常是由于血供缺乏和纤维愈合造成。胆管狭窄可以出现在任何类型的胆道重建,在劈离式肝移植手术中,右三叶、右半肝供肝常采用胆管对胆管端端吻合,吻合口狭窄的发生率与全肝移植相似。但对于左半肝或左外叶供肝,以及胆道闭锁的儿童受者,需要行胆肠吻合术,有时需进行 2 个或 2 个以上细小胆管吻合,胆道重建更为复杂,胆管狭窄发生率会偏高。

胆管狭窄的治疗一般采取 PTCD、ERCP 和外科手术三种方式。多数中心以微创介入治疗为主,选择 PTCD 或者 ERCP 治疗,不同中心选择的治疗方式不一致,但是劈离式肝移植儿童受者多数需要行胆道空肠 Roux-en-Y 吻合,对于胆肠吻合口狭窄者,建议以 PTCD 治疗为主。如果经微创介入治疗效果不佳,可改行外科手术干预,胆道的重建方式为切除原吻合口狭窄段,行再次胆道空肠 Roux-en-Y 吻合。

三、缺血性胆管炎

缺血性胆管炎包括肝门部局部炎症改变和全肝弥漫性改变,易引起胆漏和胆管狭窄,继发胆泥和结石形成。缺血性胆管炎的主要原因是供肝肝动脉血栓形成、门静脉血栓、供肝冷热缺血时间较长、冷保存所致的胆道损伤。肝门部缺血性胆管炎主要发生于劈离式肝移植成人受者。劈离式肝移植儿童受者因多数行胆道空肠 Roux-en-Y 吻合,较少发生肝门部缺血性胆管炎。肝门部缺血性胆管炎会引起吻合口狭窄、结石形成,导致胆道梗阻,引起相应临床症状。一般采取 PTCD、ERCP 和外科手术三种方式解除胆管吻合口狭窄,以非手术治疗为主,选择 PTCD 或 ERCP 治疗,置入内支架支撑吻合口。对于经非手术治疗效果不理想的患者,需要行外科手术干预,切除狭窄的吻合口,行胆道空肠 Roux-en-Y 吻合。肝内胆管弥漫性缺血改变是肝移植术后严重的并发症,给予利胆药物和间充质干细胞治疗,延缓疾病进程,整体预后极差,往往需要行再次肝移植手术。

四、胆泥、结石形成

胆泥、结石多继发于胆管狭窄,吻合口狭窄处胆泥和结石,可行内镜下取石治疗,关键是要积极处理胆管狭窄,以防结石再生。继发肝内结石,要根据结石的位置采取相应治疗方法。反复的胆泥和结石形成,持续的胆道感染,会引起移植肝衰竭,需要再次肝移植手术。

第三节 腹 腔 出 血

笔者中心劈离式肝移植儿童受者终末期肝病模型(model for end-stage liver disease, MELD)评分高达30 分,成人受者 MELD 评分平均为 21 分,这些肝移植受者术前存在不同程度的凝血功能障碍;手术时间长,术中大量出血,凝血物质消耗较多;术中及术后凝血物质补充不足等,都会导致患者术后发生腹腔出血的危险。腹腔出血是劈离式肝移植早期主要并发症之一,也是影响移植肝功能的主要因素之一。因此,早期识别和明确腹腔出血,并及时采取措施,对劈离式肝移植受者和劈离供肝的存活具有重要的价值。

术后腹腔出血的常见原因包括非手术因素和手术因素两大类。非手术因素:受者术前存在凝血功能障碍;供肝肝功能恢复不良所致凝血物质合成减少;外源性凝血物质补充不足。手术因素:供肝修整时对一些血管分支处理不正确,如未结扎三角韧带和第二肝门处的膈静脉;病肝切除时,腹膜后创面缝扎和肝短静脉结扎不牢靠;膈面血管处理不正确;血管吻合口缝合不牢靠;劈离肝断面缝扎止血不牢靠。

腹腔出血量较大时,患者出现血流动力学不稳,表现为血压下降、心率变快、尿量减少,甚至意识改变等休克症状;腹腔引流管引流液偏深,持续引出鲜红色液体,腹腔内大量积血可使患者出现腹胀和腹围增大,行超声检查可明确腹腔积血情况;多次血常规检查,可见血红蛋白进行性下降,多数是腹腔内存在活动性出血。腹腔出血量不大时,24 小时出血量通常小于 500ml,腹腔引流管引出一定量的淡红色液体,随着时间延长引流液色泽逐渐变淡,并不会导致患者的血流动力学不稳,多数是手术创面渗血引起的。

术后腹腔出血的诊断主要依靠临床休克症状、血红蛋白进行性下降、腹腔引流管持续性引流出深红色液体和超声检查提示腹腔内积液。腹腔出血量不大、生命体征稳定时,以非手术治疗为主,密切监测患者生命体征,适当补液扩容,给予外源性凝血物质如新鲜冰冻血浆、血小板和冷沉淀,若血红蛋白低于70g/L 时输注浓缩红细胞,密切观察和评估血流动力学情况。

腹腔出血量较大时,经过积极补液、输血抗休克治疗以及输注大量凝血物质,生命体征仍未稳定者,考虑存在活动性出血,应立即行剖腹探查术。术前注意补充红细胞、凝血物质,术中即便未发现明确出血灶,也应仔细冲洗腹腔、清除血肿,尤其是位于第一肝门、第二肝门处的血肿,应尽量全部清除。

根据术后腹腔出血的常见原因采取相应预防措施,针对非手术因素,及时补充足量凝血物质,减少影响移植肝功能恢复的因素,如冷缺血时间;针对手术因素,供肝修整时仔细结扎三角韧带和第二肝门处的膈静脉;病肝切除时,注意缝扎腹膜后创面,仔细结扎肝短静脉和膈血管;血管吻合重建时,吻合口缝合间距合适,不宜过大;劈离肝断面处理时,仔细缝扎肝断面处血管。

第四节 肠 漏

肝移植术胃肠道并发症主要包括消化道出血、肠漏、肠道梗阻等。消化道出血多见于术后 3 个月内,主要原因包括糖皮质激素的使用、手术应激、门静脉血栓导致门静脉高压等,同时也应注意胆道出血的可能。肠梗阻主要是术后肠道粘连所致。劈离式肝移植儿童受者多数需要行胆肠 Roux-en-Y 吻合,除胃肠道出血和肠梗阻,还需要重点关注术后早期肠漏的发生。本节将重点阐述劈离式肝移植术后肠漏的临床表现、诊断、治疗。

劈离式肝移植术后肠漏发生率为 6.4%~12.0%，主要包括小肠残端漏、肠肠吻合口漏和肠穿孔，多数与手术操作不当有关，如电刀损伤肠浆膜、小肠残端和肠肠吻合口未加固缝合处理，少数与手术应激和术后糖皮质激素的使用有关。临床表现主要是腹痛、腹胀、腹肌紧张，感染较重时可出现感染性休克表现，由于肝移植患者术后使用大剂量激素，不一定有明显肌紧张、压痛、反跳痛等体征。劈离式肝移植儿童受者由于表达困难，容易造成漏诊和误诊，延误治疗时机，需要特别注意。

肠漏的诊断主要依据病史、临床表现和 CT 检查提示消化道穿孔。术后肠漏一经确诊，需要行剖腹探查术，仔细探查腹腔，找到肠道破口，多数只需要缝合穿孔，可获得不错的治疗效果。如果发现破口处肠祥血运欠佳或者破口较大无法修补，需要切除部分肠管，再进行肠肠吻合。

第五节　小肝综合征

小肝综合征（small-for-size syndrome, SFSS）指小体积肝移植或大范围肝切除术后，肝脏体积不足、无法满足受者代谢需要的临床综合征。然而，SFSS 经常难以和其他如急性排斥反应、流出道梗阻或感染等并发症相鉴别。

SFSS 是一种以肝移植术后持续高胆红素血症、顽固性腹水、肝性脑病、凝血功能障碍为主要表现的临床综合征。最初定义由 Soejima 等提出，即术后 7 日后出现胆汁淤积（术后第 14 日总胆红素 >5mg/dl），无法纠正的腹水（术后 14 日每日腹水量 >1L，或术后 28 日每日 >500ml），且无其他特别的原因。Lesari 等提出最新的 SFSS 定义，即术后 7 日后，连续 7 日总胆红素 >20mg/dl，同时 INR>2 并存在 3~4 度肝性脑病和顽固性腹水（术后 14 日后每日腹水 >1L，或术后 28 日后每日腹水 >500ml）。SFSS 的特征性表现为持续性高胆红素血症和顽固性腹水。SFSS 发生时，通常在移植后 3~7 日开始出现胆红素上升和腹水量增加并持续 1~2 个月，而血氨和凝血酶原时间的变化相对较小。3 度或 4 度肝性脑病在 SFSS 患者中很少发生，一旦出现应注意移植肝功能衰竭的可能。

SFSS 的发病机制尚不完全清楚，移植物过小是发生 SFSS 的直接原因，通常认为，当供肝体积（graft volume, GV）与受者标准肝体积（standard liver volume, SLV）之比（GV/SLV）小于 40%，或移植物受者体重比率（graft to recipient weight ratio, GRWR）小于 0.8% 时，可定义为小体积供肝，术后发生 SFSS 的风险增加。当小体积移植物再灌注后，门静脉的血流速度和灌注压力都会增高，使肝内小静脉和肝窦结构出现应力损伤，并造成肝实质充血和门静脉压力增高、肝动脉血流减少，导致肝细胞肿大、肝小叶中心坏死和肝实质淤胆。此外，流出道不畅也是诱发或加重 SFSS 的原因之一。目前，SFSS 没有特效治疗方法，其基本治疗策略是对症支持治疗和观察性治疗，直到移植物再生。患者的大量腹水通常持续 1~2 个月，此后逐渐减少，因此，需要及时补充晶体液和白蛋白，以防肾衰竭。不伴有凝血功能障碍的高胆红素血症通常在 1 个月内缓解。在严重的情况下，规律血浆置换或降胆红素治疗可能有利于减少移植物的代谢负担。推荐患者进行早期肠内营养（术后 1~2 日），可以降低脓毒症的发生率。移植物衰竭的迹象包括早期肾衰竭、进行性高胆红素血症（超过 20mg/dl）、凝血功能恶化、严重肝性脑病和脓毒症发展，对于出现这些症状的患者应及时再次行肝移植。

SFSS 的预防手段主要包括避免使用小体积供肝、适当调节门静脉血流和灌注压以及确保流出道通畅。移植物本身的大小是 SFSS 发生的最重要因素，根据劈离式肝移植的经验，为了有效避免 SFSS 发生，建议儿童受者的 GRWR 为 2%~4%，成人受者的 GRWR 大于 1%（至少不小于 0.8%）。一些门静脉血流调节方法，如肠系膜 - 腔静脉分流、门静脉腔静脉半分流（hemiportocaval shunt, HPCS）、脾动脉结扎（splenic artery ligation, SAL)、脾切除和术前的脾动脉栓塞(splenic artery embolization, SAE)可能可以用于预防 SFSS。在劈离式肝移植术中,对术前存在严重门静脉高压的患者,建议使用血流仪监测门静脉开放后血流量,术中门静脉流量过高的成人受者,可考虑行脾切除,预防 SFSS 发生。保证移植物的最大流出量是劈离式肝移植中最重要的手术步骤。使用不带肝中静脉的右半肝供肝时,对肝右前叶的充分引流至关重要,特别是对于小体积供肝的患者。因此,要尽量重建所有静脉,包括段 V 静脉、段 Ⅷ 静脉和右后下静脉。带肝中静脉的右半肝移植物保证了肝中静脉的最大引流,因而是供者肝脏体积足够情况下一种较好的选择。

第六节 大肝综合征

LFSS 是因较大体积的移植肝植入到较小腹腔内,导致移植肝受压,甚至胸腔或腹腔其余脏器受压,进而影响移植物功能,导致肺部及腹腔感染等的一种肝移植术后并发症。导致全肝移植 LFSS 的原因包括腹腔空间不足和移植肝前后径与受者右上腹前后径不匹配,而对于劈离式肝移植,尤其是使用左半肝或左外叶的儿童受者,移植物厚度与受者腹腔正中前后径不匹配也是导致 LFSS 的原因之一。LFSS 的主要危害源自受限的腹腔空间,尤其是肋弓、膈肌和椎体等包绕的相对固定的腹腔空间压迫移植肝,导致移植肝血供不足,出现移植肝坏死或功能衰竭。儿童受者常合并营养不良、低体重等因素,腹腔容积较小,且儿童受者接受的移植物多为左半肝或左外叶供肝,肝动脉、门静脉吻合口常存在一定程度的夹角或旋转,当移植物受压时,更容易出现血供不足甚至肝动脉或门静脉闭塞,因此在劈离式肝移植受者中,儿童受者出现 LFSS 的风险较成人高。

目前 LFSS 的诊断尚无统一标准,有研究提出将体表面积指数(body surface area index, BSAi),即供者体表面积与受者体表面积之比作为预测指标,当 BSAi>1.4 时,或出现早期移植物功能不全(early allograft dysfunction, EAD)和 90 日内移植物功能衰竭的风险较高。另有研究提出移植物重量(graft weight, GW)和右侧前后径(right anterposterior, RAP)比值的概念,认为 GW/RAP>100 时,出现 EAD、无法关腹、二次移植、受者死亡等风险升高。也有研究发现,当 GRWR>2.5% 时,术后出现呼吸道并发症的风险增加。

当 LFSS 出现时,及时采取措施防止移植肝受压影响血供,避免出现移植肝坏死或功能衰竭是主要的目标。当预计移植物过大,或存在上述 LFSS 的危险因素,预计可能发生 LFSS 时,应提前采取措施预防 LFSS。可采用的手段主要是对移植物进行减体积。对于右半肝或右三叶移植物,主要行右后叶减体积以适应受者的右侧前后径。对于左外叶移植物,可行段 Ⅱ 减体积,以减少移植物的前后径,或行左外叶外侧部减体积以减少移植物总重量及总体积。当移植完成后,发现腹腔空间不足,可能出现 LFSS 时,可考虑延迟关腹。目前,伤口负压吸引技术已日渐成熟,使得一些出现 LFSS 的患者延迟关腹更加可行。当移植肝植入后发现腹腔空间不足无法关腹或关腹后腹压过高导致胸腔压力过高、氧合变差时,不应强求一期关腹,可考虑于腹部切口留置腹压吸引装置并延迟关腹。腹腔腹压吸引装置的留置时间不宜过长,当腹腔和移植肝水肿减轻、腹壁张力降低、呼吸功能改善时,应尽快尝试二期关腹,减少腹腔感染、腹膜及腹肌回缩导致腹壁缺损过大等并发症的发生。

LFSS 一旦发生,可导致腹腔空间不足无法关腹、腹压过高影响氧合、移植物受压血供不足、移植物坏死甚至功能衰竭等严重后果,因此加强术前评估、尽量预防 LFSS 的发生尤为重要。对于劈离式肝移植受者,使用右半肝或右三叶供肝的匹配范围较为自由,但在少数情况下也存在右叶供肝过厚,受者前后径较小,进而出现肋弓压迫供肝引起肝脏缺血的情况。此时需要选择前后径合适的受者,或对供肝进行右后叶部分减体积。使用左半肝或左外叶供肝的往往是儿童受者,出现 LFSS 的风险更高,通常儿童劈离式肝移植受者的 GRWR 应控制在 2%~4%,有条件时应于术前评估左外叶厚度和受者腹壁到椎体前方的前后径,必要时可行段Ⅲ减体积或左外叶外侧部减体积,以免造成儿童受者关腹困难或血管受压扭曲。部分儿童受者门静脉管径纤细、门静脉血流量少,即便 GRWR 处于正常范围、腹腔空间充足,也可能因门静脉血流量不够导致移植物灌注不良,即移植物相对过大,此时可结扎曲张的分流血管或灼烧腹膜后门静脉 - 体循环交通支以增加门静脉血流,进行移植物减体积,增加单位重量移植物的血流量,也可改善移植物灌注。

第七节 移植物抗宿主病

移植物抗宿主病(graft versus host disease,GVHD)是骨髓移植术后的常见并发症,在实体器官移植中发生较少,肝移植术后 GVHD 于 1988 年首次报道,发生率为 1%~2%,主要指肝移植术后供肝内的淋巴细胞识别宿主体内主要组织相容性复合体抗原后致敏并克隆扩增,进而攻击宿主皮肤、消化道、骨髓等器官,最终导致宿主发生严重的全身性疾病,该病治疗困难,预后差,病死率高达 85%。

GVHD 的发病需要三个条件:①移植物内必须含有足够数量的具有活性的免疫细胞;②受者必须被移植物识别为异己;③受者未发生对移植物的排斥反应(受者处于免疫抑制或免疫缺陷状态)。根据发病机制,GVHD 可分为两类:ABO 血型不相容所致的 GVHD 和供者 T 细胞所导致的细胞免疫性 GVHD,前者属于体液免疫反应,后者属于细胞免疫反应,以供者来源 T 淋巴细胞攻击为特征,预后较差。

GVHD 发病危险因素包括:人类白细胞抗原(human leukocyte antigen,HLA)配型、供受者年龄、受者免疫状态、移植前输血、再次肝移植、多器官联合移植等。HLA-A/B 位点配合与 GVHD 发病关系密切,当 2 个或以上 HLA- Ⅰ类抗原位点配合时该病的发病风险可增加至 10.3%;如果再有 1 个或以上 HLA- Ⅱ类抗原位点配合,其发病风险明显升高,可达 22.2%。因此,降低供受者间 HLA-A/B 的配合率可能会降低 GVHD 的发生率。受者年龄 >65 岁或供受者年龄差大于 20 岁也是肝移植术后发生 GVHD 的高危因素,这可能与随着年龄的增长,受者免疫功能逐渐下降有关。

GVHD 的发病与供者输入的免疫活性细胞数量有关。骨髓移植输入供者免疫细胞数量最多,GVHD 发生率最高。在实体器官移植中,输入供者免疫细胞数量由高到低依次是小肠、肝、肺、肾或胰腺,GVHD 发生率依次是 5%~6%、1%~2%、0.04%、0。研究发现移植肝组织中约含有 5.3×10^9 个淋巴细胞,主要是 T 细胞和自然杀伤细胞,肝周淋巴结中含有 20×10^6~500×10^6 个淋巴细胞,以 T 细胞和 B 细胞为主。移植后外周血可检测供者来源的淋巴细胞,48 小时内达到高峰,2 周后迅速下降到极低水平,甚至基本检测不到,GVHD 发生时,其数量将迅速上升到较高水平。同种反应性细胞毒性 T 细胞(cytotoxic T lymphocyte,CTL)和辅助性 T 细胞(helper T cell,Th)参与了 GVHD 的过程。辅助性 T 细胞根据分泌的细胞因子可分为 Th1 和 Th2 亚群,Th1 细胞主要分泌白细胞介素(interleukin,IL)-2、IL-12、干扰素(interferon,IFN)- γ 等细胞因子,而 Th2 细胞主要分泌 IL-4、IL-10 等细胞因子。Th1 细胞可活化 CTL,诱导 GVHD 的发生,而 Th2 细胞可延缓 GVHD 的发生。调节性 T 细胞可控制 GVHD 的发生,有利于移植物的存活。

急性 GVHD 发生在肝移植术后早期,通常 2~6 周,常表现为不明原因的发热、皮疹、腹泻,以及严重的骨髓抑制。发热最早发生于术后 10 日内,常为不明原因的高热,体温多在 38℃以上波动,易被误诊为术后感染。但是早期血、痰、腹水、尿培养均为阴性,病毒检测也是阴性。后期出现严重骨髓抑制时,合并多重感染,持续高热,此时的体液培养或病毒检测可发现阳性结果。

皮疹常伴随发热出现,多为红色斑丘疹,压之可褪色,先见于胸部和颈部,随后逐渐扩展至全身,皮疹颜色逐渐加深并融合成片,常伴有瘙痒,需要与药疹和剥脱性皮炎相鉴别(图 12-5)。

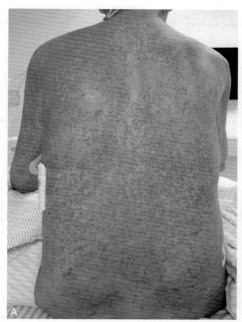
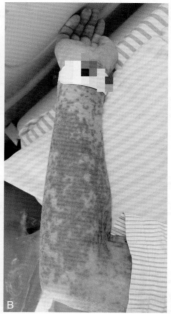
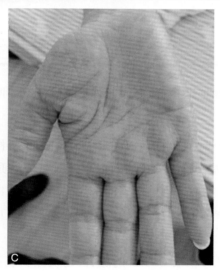

图 12-5　GVHD 患者躯干、四肢部皮疹
A. 躯干皮疹；B. 前臂皮疹；C. 手掌皮疹。

消化道症状一般出现在皮疹与发热之后，水样腹泻较常见，轻者可仅表现为恶心、呕吐及轻微腹泻，重者可出现严重腹泻和消化道糜烂出血。骨髓抑制发生较晚，多为不可逆性，全血细胞减少，以血小板及白细胞降低为主，受者免疫功能下降，继发各种感染等并发症。慢性 GVHD 发生于肝移植 3 个月后，较为罕见，机制不明，表现为皮疹、结膜炎或长期腹泻。

GVHD 的 Triulzi 诊断标准：靶器官受累引起的特异性临床症状和体征，皮疹（94.2%）、发热（66.7%）、腹泻（54%）、骨髓抑制（54%）；受累及器官组织学检查；受累及器官或外周血中存在供者淋巴细胞 HLA 或 DNA 证据（图 12-6）。

对于肝移植术后 GVHD，目前尚无统一治疗方案，文献报道了一些治疗方案，比如与治疗骨髓移植后 GVHD 一样使用大剂量激素，增加免疫抑制剂或者减少免疫抑制剂，使用 IL-2 受者单克隆抗体等。但是总体治疗效果极差，大多数继发感染和多器官功能衰竭，病死率高达 85%。

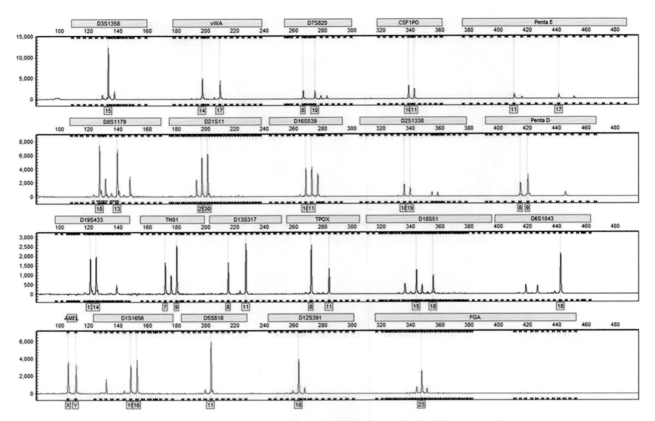

图 12-6　短串联重复序列检测,受者外周血可以监测到供者 DNA 嵌合

激素糖皮质激素冲击:是治疗骨髓移植后 GVHD 的一线用药,有半数患者得到长期缓解。而肝移植后 GVHD 对糖皮质激素敏感性较差,此外,糖皮质激素在抑制炎症介质释放的同时,也会破坏淋巴细胞、抑制免疫反应,使感染风险增加。有报道指出激素冲击疗法虽然能暂时控制症状,但是总的疗效仍然较差。本中心采用静脉小剂量激素持续治疗,既能较好控制全身炎症反应,又不至于破坏淋巴细胞和抑制机体免疫系统。

减少免疫抑制剂用量:对于肝移植后 GVHD 的患者,建议减少或完全停用免疫抑制剂,因为 GVHD 本身就反映了受者过度的免疫抑制,这种状态有助于供者淋巴细胞的输入,加重临床症状;另外,骨髓抑制一旦发生,感染和病死率也随之增加,减少或停用免疫抑制剂可以让受者重建自己的免疫系统,以排斥供者来源的淋巴细胞。笔者中心采取减少免疫抑制剂的治疗方案,部分患者获得不错疗效,但是仍然需要更多的病例加以验证。

IL-2 受者单克隆抗体和抗淋巴细胞治疗:GVHD 的发生过程中 T 细胞的活化需要 IL-2 和 IL-2 受者的特异性结合,阻止 T 细胞的活化,达到治疗的目的。对于某些激素耐药或治疗无效的病例,可尝试以 IL-2 受者单克隆抗体(如巴利昔单抗)进行治疗。抗淋巴细胞药物(包括抗胸腺免疫球蛋白、抗淋巴细胞免疫球蛋白和抗淋巴细胞单克隆抗体 OKT)能清除体内循环中的 T 细胞而保留 B 细胞和其他免疫细胞,但是不能选择性清除供者来源的 T 细胞。

抗感染和其他治疗:大多数肝移植后 GVHD 患者后期常发展为全血细胞减少,导致难以控制的感染和死亡,故早期就应该给予广谱抗生素和抗真菌、抗 CMV 病毒的药物。对于骨髓抑制的患者,应及时应用集落刺激因子(GCSF 和 GM-CSF),可能会改善预后。

慢性 GVHD 在临床上一般症状轻微,对激素治疗有较好的反应,给予低剂量的环孢素和 MMF 也可取得较好的疗效,无论是增加还是减少免疫抑制剂的用量,慢性 GVHD 预后均满意。

GVHD 的预防措施包括:尽量避免使用 HLA 位点相近的供者;供者处理过程中,尽量耗竭供者中的 T 细胞;选择年龄差 <20 岁的供受者匹配;对具有高危因素的受者,术后使用比较温和的免疫抑制方案;术后应加强免疫状态的检测,如白细胞计数和 T 细胞亚群等。

第八节　移植后淋巴细胞增生性疾病

移植后淋巴细胞增生性疾病(post-transplant lymphoproliferative disorder,PTLD)在实体器官移植(solid organ transplant,SOT)受者中具有较特异的临床特征,诊断和治疗均有别于其他人群的淋巴细胞增生性疾病。PTLD 是 SOT 术后 EB 病毒(Epstein-Barr virus,EBV)感染常见表现之一,在移植后 1 年内即免疫抑制最强烈的阶段发病率最高,总体发生率为 1%~20%,肝移植受者发生率为 3%~12%。PTLD 的临床表现与病变部位、严重程度、病理类型等相关。几乎任何器官都可出现局灶病变,淋巴结、胃肠道和移植肝是常见的受累器官。常见症状包括发热或盗汗、厌食、消瘦、乏力、嗜睡、咽痛等,肝脏和胃肠道受累可能出现相关的黄疸、腹痛、恶心、呕吐、消化道出血或穿孔等。阳性体征包括淋巴结肿大、肝脾大、扁桃腺肿大或炎症、皮下结节或多发肿块等。

一、移植后淋巴细胞增生性疾病的诊断

EBV 相关检测,包括血清学检测 EBV 抗体、通过原位杂交方法检查病变组织或细胞中 EBV 感染情况,以及常规采用荧光定量 PCR 方法检测 EBV-DNA 载量。在外周血中异形淋巴细胞及单个核样淋巴细胞增多对诊断传染性单核细胞增多症样 PTLD 有帮助。PTLD 累及骨髓时可出现外周血细胞减少,骨髓穿刺检查可进一步明确患者血常规异常的原因。

PET/CT 检查可进一步明确病变的范围及性质。出现消化道出血、持续腹泻、原因不明的腹痛、消瘦等症状,应及时行消化道内镜检查;出现头痛、局灶神经系统异常表现或视力改变时,需及时考虑行头部 MRI 检查。

组织病理学检测是诊断 PTLD 的金标准,应尽量行组织活检。2008 年,WHO 将 PTLD 分为早期病变、多形性 PTLD、单形性 PTLD 及经典霍奇金淋巴瘤型四大类型,反映了病变从多克隆向单克隆演进,侵袭性逐渐增强,最终发展为淋巴瘤的连续过程。

儿童多形性 PTLD 较常见,成人以单形性 B 细胞淋巴瘤为主,最常见的组织学亚型为弥漫性大 B 细胞淋巴瘤。病理诊断还可以结合 EBER 原位杂交等检测,以明确与治疗相关的 CD20 的表达情况、病毒来源(供者或受者)、EBV 克隆性等。

二、移植后淋巴细胞增生性疾病的治疗

目前 EBV 相关 PTLD 的最佳治疗方法尚未确定。减少免疫抑制是一线治疗方法,可使部分早期病变、病灶局限的病例获得完全缓解,但多数仍需要联合其他治疗方法,包括局部治疗如手术切除、放疗,以及多种系统的治疗手段。

(一)减少免疫抑制

PTLD 治疗的第一步,应尽早开始。如情况许可,应将免疫抑制剂减少至最低允许剂量。各中心报道的有效率差异非常大,可能与疾病类型、样本量大小和减少免疫抑制方法不同有关。对减少免疫抑制反应不佳的预测指标有年龄偏大、大肿块、进展期病变、血清乳酸脱氢酶水平高、多器官功能异常、多器官受累等。减少免疫抑制会增加移植器官排斥反应发生的风险,有时是致命性的。治疗反应通常在减少免疫抑制治疗后 2~4 周出现,观察等待时间一般不超过 4 周,如受者未获得完全缓解,应进行下一步治疗。

对于不能减少免疫抑制或进展迅速的病例,应即刻施行其他治疗。

（二）手术切除／局部放疗

对单一病灶 PTLD 的 SOT 受者,手术切除和／或放疗联合减少免疫抑制是一种有效的治疗方案。肠穿孔、肠梗阻、难以控制的消化道出血等并发症往往需要紧急手术干预。对于某些特定部位（眼、中枢神经系统）或类型（鼻 NK/T 细胞淋巴瘤）的 PTLD、存在危及生命的梗阻或压迫症状、化疗和单克隆抗体治疗无效的病变,需要考虑放疗。

（三）抗 B 细胞单克隆抗体（抗 CD20 单抗）

多数 EBV 相关 PTLD 来源于 B 细胞并表达 CD20,提供了利妥昔单抗的治疗靶点。利妥昔单抗单药治疗减少免疫抑制无效的 CD20 阳性 PTLD 的疗效和安全性,总反应率约为 60%,完全治愈率为 28%~61%,与标准 CHOP 方案（环磷酰胺＋多柔比星＋长春新碱＋泼尼松）疗效相似,但耐受性更好,无严重感染相关的毒性反应及治疗相关的死亡。但利妥昔单抗单药治疗容易复发,远期疗效不理想,且对高肿瘤负荷、多个结外部位受累、EBV 阴性及晚期发生的 PTLD 疗效较差。

（四）细胞毒性化疗方案

化疗能杀伤异常增殖的淋巴细胞,且具有免疫抑制作用,能够防治移植物排斥反应。对利妥昔单抗治疗反应差的病例以及病理类型为 T 细胞淋巴瘤、伯基特淋巴瘤（Burkitt lymphoma）或霍奇金淋巴瘤的病例均应积极考虑化疗。通常为 CHOP 或 CHOP 方案。为了提高利妥昔单抗单药治疗的长期有效性并避免单纯化疗的毒性反应,对于减少免疫抑制无效的 CD20 阳性 PTLD 移植患者,可采用 RTX 加化疗,如 R-CHOP 方案联合序贯治疗。

（五）其他治疗

1. 抗病毒药物和静脉免疫球蛋白　更昔洛韦抑制 EBV 的作用是阿昔洛韦的 10 倍。不支持单用阿昔洛韦或更昔洛韦治疗 PTLD。有研究将静脉免疫球蛋白联合更昔洛韦或阿昔洛韦作为一种辅助治疗手段,治疗早期 PTLD 获得益处。

2. 干扰素　干扰素可能引发排斥反应,已不推荐在 PTLD 治疗中应用。

3. 过继性免疫治疗　过继性输注 EBV 特异性细胞毒 T 细胞耐受较好,无移植物毒性报告,尤其原发中枢神经系统 PTLD、难治性或一般状况较差的病例可考虑。

4. EBV 病毒载量监测　病情稳定以后,前半年可每 1~2 周监测 1 次 EBV 病毒载量,每 2~3 个月进行 1 次影像学检查,半年后可适当延长监测时间。

三、移植后淋巴细胞增生性疾病的预防

移植前应检测肝移植供受者的 EBV 血清学状态,EBV 血清学阴性的受者应优先选择 EBV 阴性的供者。对发生 PTLD 高风险人群（如原发性 CMV 感染）应警惕 EBV 感染的存在,并密切观察 PTLD 相关的临床表现（发热、腹泻、淋巴结肿大、移植物失功等）,情况允许时尽量减少免疫抑制剂的用量。当怀疑移植物急性排斥反应时,免疫抑制剂加量前应谨慎排除 PTLD,监测 EBV DNA 载量,必要时积极采集组织病理学证据。尚无明确证据支持对 SOT 高危受者（供者 EBV 阳性、受者 EBV 阴性）常规预防性应用抗病毒药物（如阿昔洛韦、更昔洛韦等）能够降低 PTLD 的发生风险。接受抗病毒治疗的受者仍可出现 EBV 载量升高并发生 PTLD。输注免疫球蛋白可以在短期内降低 PTLD 的发生风险,但证据有限。EB 病毒载量监测和 EB 病毒感染的抢先治疗是预防肝移植术后 PTLD 的关键手段,对发生 PTLD 的高风险人群,需定期监测 EBV 病毒载量,笔者中心方案为:移植术后 1 周内检测 1 次,术后 3~6 个月每月 1 次,第 9、第 12 个月各 1 次,急性排斥反应经治疗后需复查 1 次,1 年以后不再需要常规检测。

（邓宜南　曾凯宁　汪根树）

参考文献

[1] HERRERO A, SOUCHE R, JOLY E, et al. Early hepatic artery thrombosis after liver transplantation: What is the impact of the arterial reconstruction type?[J]. World J Surg, 2017, 41(8): 2101-2110.

[2] LÓPEZ-BENÍTEZ R, SCHLIETER M, HALLSCHEIDT P J, et al. Successful arterial thrombolysis and percutaneous transluminal angioplasty for early hepatic artery thrombosis after split liver transplantation in a four-month-old baby[J]. Pediatr Transplant, 2008, 12(5): 606-610.

[3] AGARWAL S, DEY R, PANDEY Y, et al. Managing recipient hepatic artery intimal dissection during living donor liver transplantation[J]. Liver Transpl, 2020, 26(11): 1422-1429.

[4] PEREIRA K, SALSAMENDI J, DALAL R, et al. Percutaneous endovascular therapeutic options in treating posttransplant hepatic artery thrombosis with the aim of salvaging liver allografts: our experience[J]. Exp Clin Transplant, 2016, 14(5): 542-550.

[5] BHANGUI P, FERNANDES E S M, DI BENEDETTO F, et al. Current management of portal vein thrombosis in liver transplantation[J]. Int J Surg, 2020, 82S: 122-127.

[6] RODRÍGUEZ-CASTRO K I, PORTE R J, NADAL E, et al. Management of nonneoplastic portal vein thrombosis in the setting of liver transplantation: a systematic review[J]. Transplantation, 2012, 94(11): 1145-1153.

[7] JUNG D H, IKEGAMI T, BALCI D, et al. Biliary reconstruction and complications in living donor liver transplantation [J]. Int J Surg, 2020, 82S: 138-144.

[8] CHOK K S, LO C M. Biliary complications in right lobe living donor liver transplantation[J]. Hepatol Int, 2016, 10(4): 553-558.

[9] SOEJIMA Y, SHIMADA M, SUEHIRO T, et al. Outcome analysis in adult-to-adult living donor liver transplantation using the left lobe[J]. Liver Transplantation, 2003, 9(6): 581-586.

[10] MASUDA Y, YOSHIZAWA K, OHNO Y, et al. Small-for-size syndrome in liver transplantation: Definition, pathophysiology and management[J]. Hepatobiliary Pancreat Dis Int, 2020, 19(4): 334-341.

[11] KINACI E, KAYAALP C. Portosystemic shunts for "too small-for-size syndrome" after liver transplantation: A systematic review[J]. World J Surg, 2016, 40(8): 1932-1940.

[12] GONZALEZ H D, LIU Z W, CASHMAN S, et al. Small for size syndrome following living donor and split liver transplantation[J]. World J Gastrointest Surg, 2010, 2(12): 389-394.

[13] 蒋利, 严律南, 杨家印. 预防成人 DCD 肝移植术后大肝综合征的外科新策略[J]. 中国普外基础与临床杂志, 2022, 29(5): 576-581.

[14] FUKAZAWA K, NISHIDA S, VOLSKY A, et al. Body surface area index predicts outcome in orthotopic liver transplantation[J]. J Hepatobiliary Pancreat Sci, 2011, 18(2): 216-225.

[15] ALLARD M A, LOPES F, FROSIO F, et al. Extreme large-for-size syndrome after adult liver transplantation. A model for predicting a potentially lethal complication[J]. Liver transplantation, 2017, 23(10): 1294-1304.

[16] LEVESQUE E, DUCLOS J, CIACIO O, et al. Influence of larger graft weight to recipient weight on the post-liver transplantation course[J]. Clin Transplant, 2013, 27(2): 239-247.

第十三章　超声在劈离式肝移植中的应用

超声检查在劈离式肝移植（split liver transplantation，SLT）术前、术中及术后评估中均发挥着不可替代的作用。术前，对于供肝质量的评估和解剖变异的辨识决定着 SLT 术式是否可行以及应该如何开展该手术；术中，对于各个管道结构吻合成功与否的判断决定了该手术是否能够顺利进行；术后，对于并发症的诊断、治疗后的检测等也大有益处。本章主要从超声成像技术、超声技术在 SLT 供肝在体评估中的应用、超声技术在体外供肝劈离中的应用以及超声技术在 SLT 术后并发症检测的应用等四个方面展开介绍。

第一节　超声成像技术

超声成像是医学影像诊断技术之一，是利用超声探头发射超声波至人体体内传播，由于不同组织与病灶间存在声阻抗差，故而产生反射、散射、衰减等回声信息，再经由计算机处理后形成超声图像，以提供组织和病灶间的鉴别诊断信息。超声成像具有操作简便、无创、无辐射、价格低廉、实时动态检测、可重复性、可床边及术中检查等优点，已经成为肝移植首选的一线影像学检查手段，具有很高的临床应用价值，在 SLT 术前、术中及术后均发挥着十分重要的作用。目前常用于 SLT 的超声成像技术包括二维灰阶超声、多普勒超声、超声造影及超声弹性成像，本节主要从这四个部分进行介绍。

一、二维灰阶超声

二维灰阶超声又称 B 型超声扫描，是通过辉度调制显示方式表示接收的超声回波幅度，由于体内不同脏器、组织病灶间的声阻抗差异不同，所接收到的回声信号也会不同，其显示的是人体组织的结构信息，因此可以用来观测人体组织的解剖结构，病灶的形态、大小等。二维灰阶超声是最基本的超声成像技术，也是其他诸多超声成像技术的基础。近年来随着超声仪器的更新迭代，二维灰阶超声的图像质量也随之提高。该技术能够区分实质、液体和气体，所以能够判断脏器及病灶的内部成分，并为病变的检出和性质提供信息。在左外叶供肝 SLT 患儿中，可根据实际情况选用凸阵或者线阵探头，以获取更加清晰的图像。

二维灰阶超声在 SLT 中主要发挥以下作用：①直观显示脏器的大小、形态以及实质回声，内部管道结构的走行、管腔内回声；②实时且动态观察脏器随呼吸运动的活动度，寻找并发现病灶，了解病灶位置、大小、数目、形态、边界、内部回声及其与周围组织结构的关系，以初步判断病变的性质等。二维灰阶超声虽然可以提供丰富的诊断信息，但也存在着诸多不足：①受扫查深度及角度、盲区（肋骨、气体）的遮挡和脂肪衰减等的影响，超声的视野受限；②对深部病灶显示欠清晰，且对较大脏器的整体观察存在不足；③超声图像质量以及病灶的显示均受仪器性能影响，存在多种伪像，从而影响诊断的准确性；④受操作者主观因素的影响，如扫查手法、临床经验等，对其诊断的准确性也会造成重要影响。

二、多普勒超声

多普勒超声包括彩色多普勒血流成像（color Doppler flow imaging，CDFI）和脉冲波多普勒成像（pulsed wave Doppler imaging，PWDI），上述成像基础都是利用多普勒效应，即超声声源和接收器之间存在相对运动时，回声的频率会发生变化。通过这种回声频率的变化和方向采用彩色血流图的形式叠加在二维灰阶超声图像上，称为CDFI；若以信号波在基线的上下（正负）来表示，则被称为频谱波型多普勒。

CDFI通过对多普勒频移信号进行红蓝彩色编码，可以直观反映血流的有无、方向及其分布，管腔内有无充盈缺损。其次，可以提供粗略的血流速度等信息，常规情况下红色表示血流方向朝向探头，蓝色表示血流方向背离探头；血流色彩的明暗程度与血流速度有关，流速越快，血流色彩越明亮。频谱多普勒则可以获得取样容积（sampling volume，SV）内的血流方向以及相对准确的血流速度和血流状态。

多普勒超声在SLT中的作用主要包括：①术前判断受者肝门静脉、下腔静脉的通畅程度，确定是否适合移植以及具体的血管吻合方式；②术中随时监测吻合血管的通畅性；③术后通过CDFI辨别移植肝内的管道结构，并且通过脉冲多普勒确定血流性质，区分肝动脉、肝门静脉和肝静脉；④显示搭桥血管并判断该血管的通畅性；⑤检出移植肝内新发病灶内部血流分布以及血流性质。

然而多普勒超声亦具有局限性，首先多普勒超声只能反映较大血管内的血流信息，不能反映组织内的微循环灌注；其次多普勒超声的显示容易受患者脂肪衰减、血管走行角度、目标病灶深度、大血管和心脏搏动造成的伪彩色图像、仪器性能以及操作者熟练度等多个方面的影响。

三、超声造影

超声造影即对比增强超声（contrast-enhanced ultrasound，CEUS），是指利用超声造影剂来改变扫查对象界面的声阻抗差，用造影剂特异成像技术达到增强解剖甚至功能显像的水平，从而提高超声诊断和鉴别诊断能力的技术。CEUS主要包括经血管、腔道造影，经血管造影是通过外周静脉注射造影剂，经过体循环和肺循环进入全身各个脏器，从而达到增强显像的目的，可以反映毛细血管水平的微循环灌注，也可以通过显示血管管腔内的充盈缺损情况来判断是否发生血管并发症。经腔道造影是通过预先留置的管道注入稀释后的造影剂，进行非血管管腔显影，可以提供引流管通畅与否、是否移位以及非血管管腔情况如胆管的形态、分布走行及其分支变异等信息。

CEUS广泛应用于肝脏，是可以媲美CT和MRI增强扫描的影像学方法，同时由于其具备简便、可床旁操作等优点，在SLT各个阶段均发挥着重要作用，尤其是在移植术中和术后ICU期间。SLT术前可以利用CEUS作为多普勒超声的补充，对供肝的肝动脉分型做进一步评估；SLT术中可对胆管的解剖变异进行评估；SLT术后ICU期间，可替代CT/MRI增强扫描，准确地评估移植肝血管的通畅性，以及肝实质的血流灌注情况。

四、超声弹性成像

目前，超声弹性成像技术包括位移或应变弹性成像、剪切波弹性成像及剪切波速度测量等，主要应用后两者检测肝脏硬度，具体包括瞬时弹性成像、实时二维剪切波弹性成像等技术。瞬时弹性成像在国内外应用最早且最为广泛，瞬时弹性成像利用低频机械振动在体外产生剪切波后传播至体内组织，通过系统测量剪切波在肝脏内的传播速度，经过后处理即可得到肝脏硬度测量的弹性模量（又称杨氏模量）数值。然而瞬时弹性成像属于一维检查技术，无法实时观察体内二维的组织结构，并且对于皮下组织较厚、肝前腹水较多等患者的检测成功率及准确性均较低。实时二维剪切波弹性成像通过超声探头连续发射多点聚焦的声辐射力脉冲聚焦于体内不同深度的组织，沿声束方向的体内组织几乎在同一时间产生剪切波,从而产生马赫锥效应,系统通过超高速成像技术显示的实时二维组织弹性成像,并且可以实时测量剪切波在肝脏内的传播速度,经过后处理即可得到肝脏硬度测量的弹性模量数值,从而评估患者的肝脏硬度。该技术通过实时二维超声图像的引导可以准确定位组织结构,且不受肝前腹水的限制,更适用于临床监测。如今,超声弹性成像以其简便、无创、准确且可靠等优势得到国内外的广泛认可,在临床上多用于评估肝病患者肝脏的纤维化程度,从而预测疾病的发展、指导后续的治疗等,而对于肝移植术前及术中供者的肝脏硬度评估及肝移植术后受者肝脏恢复程度等情况的监测亦有助益。

第二节　超声技术在劈离式肝移植供肝在体评估中的应用

超声技术在 SLT 供肝的术前评估起着极其重要的作用,在一定程度上可以替代 CT 扫描。对于供肝的术前评估,超声技术着重于供肝质量的评估、解剖分型的判断、特殊变异的辨别等方面,本节主要从供肝的肝实质和管道系统两个方面的评估进行介绍,主要包括供肝脂肪变性程度、肝纤维化程度、微循环灌注、肝内占性位病变的评估及肝动脉、门静脉、流出道、胆道系统等的评估。

一、评估肝实质

SLT 术前主要进行肝实质微循环灌注情况、肝脂肪变性程度、肝纤维化程度及是否存在肝内占位性病变等评估,这对于供肝的评估、术式的选择以及受者和移植物的预后均有所影响。

1. 评估脂肪变性程度　SLT 术前评估供肝脂肪变性程度旨在选择合适的供者并保证其安全。供肝脂肪变性程度是评估 SLT 早期预后的独立危险因素,不同程度的肝脂肪变性对于供肝质量及受者和移植物预后的影响相差甚远,无脂肪变性者属于较高质量的供肝;轻中度脂肪变性者多为边缘供肝,其对受者及移植物的存活时间没有明显的影响,大多只会影响移植物的术后功能;而重度脂肪变性则属于肝移植的禁忌证,可能会缩短受者及移植物的存活期限,或造成原发性移植肝无功能。临床中,采用肝组织病理学检查是评估供肝脂肪变性程度的金标准,但因其属于有创方法,且可能存在取样误差,因此临床急需一种无创、简便、快捷及准确评估供肝脂肪变性程度的方法。超声检查便是目前用于评估供肝有无脂肪变性及程度最为简易的方法。常规超声评估肝脂肪变性的征象主要包括肝实质回声密集、增高,肝肾回声对比增强,肝脏远场回声可能衰减,甚至会导致肝内血管及膈肌显示欠清晰等。根据文献表明,常规超声用于诊断中重度肝脂肪变性的灵敏度可达 81.2%~84.9%,特异度可达 60%~100%。尽管常规超声检查益处诸多,但仍存在一定局限性,如检查者经验依赖性、设备依赖性及较难诊断轻度脂肪变性。近期,新型超声技术如受控衰减参数(controlled attenuation parameter, CAP)等的应用可定量评估肝脂肪变性程度,明显提高了肝移植术前评估供肝脂肪变性程度的准确度。据研究证实,应用 CAP 评估中重度脂肪变性的准确度较高,受试者操作特征曲线下面积(area under the receiver operator characteristic curve, AUROC)可达 0.77~0.88。笔者团队应用常规超声检查潜在供者时,尽量选取右半肝厚度最大的切面,调整探头以避开肋骨超声声影、肝内大血管、胆囊及肝占位性病变等位置,尽量获得最均匀的肝实质超声图像,存储 3 秒超声原始射频数据,经后期处理分析得到相应的衰减系数,该系数随供肝脂肪变性程度的增加而增大,用于评估轻度脂肪变性及中度脂肪变性时的准确度均较高。

2. 评估纤维化程度　SLT 仅接受无纤维化病变的供肝,因此,在术前准确评估供肝纤维化的程度尤为重要。应用超声弹性成像可以无创、便捷地评估肝纤维化程度,这已受到国内外学者广泛认可。目前,超声弹性成像技术主要包括位移或应变弹性成像、剪切波弹性成像和剪切波速度测量三大类,而临床上则主要应用后两者进行肝脏硬度的检测。既往研究结果提示,超声弹性成像技术评估供肝显著性肝纤维化程度的 AUROC 可达 0.75~0.93。笔者团队根据既往经验及国内外弹性成像临床实践指南建议,检测供肝肝纤维化的方法如下:操作者将探头置于右肋间隙,调节至弹性成像模式,在二维灰阶超声引导下,将感兴趣区放置于右半肝前叶或后叶下段肝包膜下 1~3cm 的肝实质处,避开胆囊、肝内大血管及胆管等管道结构,进行超声弹性成像检测,从而得到肝脏硬度的平均值、最大值、最小值以及标准差(图 13-1)。

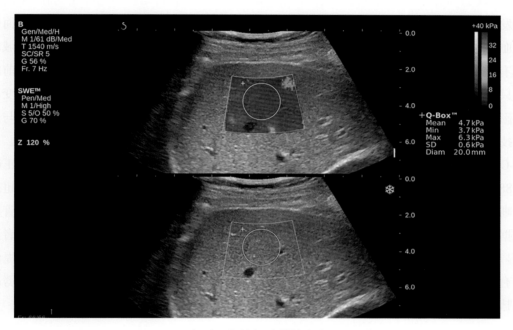

图 13-1　实时二维剪切波弹性成像测量图像

3. 评估肝实质微循环灌注　供肝的肝实质微循环灌注及肝移植术后并发症的发生率与受者死亡率密切相关,主要受供者血压及血氧的影响,若肝实质微循环灌注不良,则可能导致肝组织缺血、坏死等,从而降低供肝质量,导致移植物功能丧失甚至受者死亡。经研究证实,常规超声联合超声造影评估猪脑死亡模型肝损伤情况时,具有较高的准确度及灵敏度。笔者团队应用常规超声联合超声造影对潜在供肝进行检查,统一选取供者肋间右肝门静脉右支主干切面,经深静脉团注提前配备好的造影剂 1.5ml/ 次,之后以 5.0ml 生理盐水冲管,并启动计时器,存储前 120 秒的动态图像,再行全肝扫查,观察肝实质及门静脉的增强水平及分布情况,该检查中常规超声提示肝动脉加速度时间延长以及超声造影提示肝实质灌注水平的降低代表肝实质微循环处于低灌注状态,因此表明常规超声及超声造影均可反映肝实质的微循环灌注状态,这对供肝质量的评估具有不可替代的临床应用价值。

4. 评估肝内占位性病变　通过常规超声检查可检出肝内占位性病变,可以判断病变的位置、大小及性质等,亦可采用超声造影检查进行病灶良、恶性的性质判断,必要时穿刺活检。

二、血管、胆管管径及变异的评估

肝移植术前可行常规超声及超声造影检查,应用常规超声及超声造影可于 SLT 术前在体评估供肝的流入道和流出道、胆道系统等解剖情况,这对于供肝及肝移植手术术式的选择,尤其是 SLT 有重要意义。

1. 肝动脉 主要观察肝动脉系统中的肝外动脉,如肝总动脉及肝固有动脉(图 13-2)的起源、分支、变异、病变及拟吻合动脉的管径等,以及腹腔干、脾动脉、肠系膜上动脉有无变异或发生,如动脉瘤、动脉狭窄、动脉硬化等病变。若是由动脉硬化所引发的腹腔干狭窄,则不能作为供者。肝动脉变异较为常见,主要包括以下两类:一类是发生于腹腔干起源的解剖变异,可具体分为肝总动脉、胃左动脉及脾动脉共干(86.0%),肝总动脉及脾动脉共干(8.0%),肝总动脉、脾动脉及肠系膜上动脉共干(0.5%),胃左动脉及肠系膜上动脉共干(3.0%)等;另一类则是出现不同类型的副肝动脉或替代肝动脉,如肝右动脉起源于肠系膜上动脉(11%)、肝左动脉起源于胃左动脉(10%)、出现副肝右动脉或副肝左动脉(8%)。若于肝移植术前发现肝动脉变异,原则上不可随意结扎,均应保留其变异部分并进行整形与重建,从而保证移植物的动脉血供。详细且准确地了解供者肝动脉起源处有无解剖变异,以及其各个分支供血区域的范围对于 SLT 具有重要的临床意义。但由于胃肠气体干扰、动脉管径细小等因素的影响,在移植术前应用常规超声大多只能显示肝动脉的局部,难以全面及全程地显示完整的肝动脉结构及其出现的解剖变异。而应用超声造影则可更清晰直观地显示肝动脉的走行、变异及病变情况。超声造影技术可以获取与数字减影血管造影技术类似的肝动脉超声造影图,故而可以应用超声造影获取肝动脉形态特征的图像。二维超声造影(2D-CEUS)可以明确诊断肝动脉血栓形成及闭塞,对于肝动脉狭窄部位和程度的诊断正确率高达94.1% 和 88.2%。三维超声造影(3D-CEUS)则既可利用超声造影剂及低机械指数连续实时超声造影技术获得清晰的肝动脉超声造影图,也可通过计算机处理获得立体的三维血管树图,且不受血管曲率变化的影响。据文献报道,3D-CEUS 用于判断供肝段Ⅳ肝动脉的起源,诊断准确率高达 80%。笔者通过研究发现,在显示肝动脉起源、走行、分支、变异及空间关系等解剖结构的特征时,3D-CEUS 能够提供更多直观、准确、有价值的信息,使其在判定供者肝动脉解剖变异等方面有望发挥关键作用,这对于劈离术式选择和肝动脉吻合重建方式的确定具有不可或缺的临床意义。

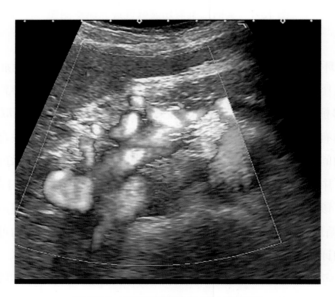

图 13-2 肝固有动脉血流走行图像

2. 门静脉 主要观察门静脉系统中门静脉主干及其肝内分支的解剖特征、有无变异、有无病变(如血栓、癌栓等)及病变累及范围等。门静脉可以分为左、中、右三个分支,也可以由主干直接发出右前支及右后支。门静脉解剖变异虽然罕见,但其可能导致肝叶切除或吻合方式的改变,甚至可能使供肝不适用于 SLT。移植术前应该测量门静脉主干管径,这不仅影响供者及受者的选择,而且对供者与受者门静脉吻合方式的判断有不可忽视的意义。此外,门静脉管径还可能会影响移植术后影像学评价的准确性,若供者的门静脉管径小于受者,则移植术后进行影像学检查时应注意与吻合口狭窄相鉴别。常规超声可以清晰且可靠地显示门静脉,这为 SLT 提供了准确且有用的信息。

3. 肝静脉及下腔静脉　主要了解肝左、肝中及肝右静脉汇入下腔静脉的方式;肝中及肝右静脉有无解剖变异及引流区域;肝中静脉有无粗大(>5mm)的属支和引流区域;副肝右静脉的走行及管径、其汇入下腔静脉的位置及其与主肝静脉汇合处之间的距离等。CT 可以提供较为直观的造影图像,为临床医师提供更多立体解剖的信息,故而更为常用。既往研究表明,采用常规二维超声、彩色多普勒超声与 CT 评估肝静脉的一致性高达 73.7%~97.4%。而根据笔者既往经验,经验丰富的超声医师进行详细的检查亦可为术者提供较为准确的肝静脉及下腔静脉的解剖信息。

4. 胆道系统　了解是否有胆道系统相关病变,如胆管结石、胆管扩张等。对超声显示困难的胆道系统的解剖变异、迷走胆管、肝左叶或肝右叶部分肝段的胆管直接汇入肝总管或肝右管汇入肝左管等情况,可行胆道造影检查等以进一步明确诊断。

第三节　超声技术在体外供肝劈离中的应用

超声技术在 SLT 供肝体外评估中具有尤其独特的应用价值,术中难以进行 CT 检查,所以应用超声技术可以评估离体供肝血管和胆管的解剖结构及变异情况,亦可评估离体供肝肝实质的肝脂肪变性及肝纤维化程度,本节将主要从上述两个部分展开介绍。

一、评估离体供肝管道

供者术前经过详细的影像学检查,以明确其肝内的管道结构是否存在变异,评估供肝是否适合劈离。管道结构的评估包括血管(肝动脉、门静脉、肝静脉)和胆管。供肝的血管情况可以通过普通二维灰阶超声、多普勒超声及超声造影检查得以明确,但肝内胆管的走行却难以通过超声检查准确鉴别。供肝肝内胆管解剖结构的变异是 SLT 术后胆道并发症的重要原因,部分解剖变异的类型是 SLT 的禁忌证,评估不准确会造成术后胆道并发症的发生,如胆漏和胆管狭窄的发生率明显升高,严重时可导致移植物失功,因此劈离术前对肝内胆管解剖结构进行准确评估显得尤为重要。对供肝胆管解剖结构的评估至今仍需术中常规行 X 线(X-ray)胆道造影来明确诊断,但 X 线胆道造影获得的是前后位重叠的二维图像,无法进行多角度观察,且会产生放射性损伤。笔者中心曾报道,在 13 例肝移植供者术中应用三维超声造影对供肝胆管解剖结构进行评估,该技术显示出很好的临床应用价值。因此,在供肝体外劈离时,笔者中心尝试在胆道评估中运用三维超声造影,在供肝游离出胆总管时将 1∶300 稀释后的 30ml 造影剂,通过胆总管插管注入肝内胆管,超声探头置于肝门部肝表面,肝内胆管开始显影时开启三维造影扫描,从而获得显示肝内胆管走行的三维图像。该技术也能够清晰显示三级以上肝内胆管的解剖结构(图 13-3),与 X 线胆道造影相比,具有无辐射损伤、能多角度动态观察等优势。因此,三维超声造影有望成为除 X 线超声造影外,可以用于评估体外劈离供肝胆管解剖变异的一种重要技术。不过由于其探头紧贴肝脏表面,视野有限,有可能不能同时显示体积较大的供肝中的肝左、右管,需要行两次胆道造影分别显示左、右半供肝影像。另外,对于术前由于循环不稳定,无法进行详细影像学检查以评估血管走行的供肝,也可以在体外劈离时尝试使用常规超声及经腔道超声造影来评估门静脉和肝静脉的解剖变异。通过门静脉注入稀释后的造影剂,同样可以清晰显示肝内门静脉及肝静脉的走行情况。

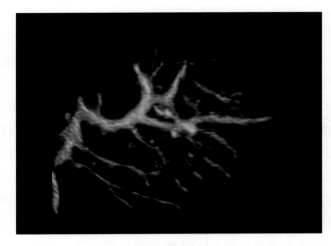

图 13-3　离体供肝三维超声造影评估左外叶胆管

二、评估离体供肝肝实质纤维化及脂肪变性的程度

目前,临床上对于供肝纤维化、脂肪变性程度的评估主要依靠临床医师的经验和病理组织的结果。临床医师的评估可能存在主观性,因为仅凭视诊、触诊等方式难以准确地诊断。病理组织结果虽为可靠的金标准,但却无法实时且无创地进行评估。因此,临床上亟须探索可用于评估离体供肝质量的无创、准确且全面的新方法,而目前兴起的新型超声技术如弹性成像、衰减系数的检测等则可较好地解决这一难题。

超声弹性成像对于慢性肝病患者肝纤维化程度的评估准确程度极高,而且,亦可用于供肝肝纤维化程度的评估。笔者团队通过对 40 例肝移植的术前离体供肝进行实时二维剪切波弹性成像检查,将离体供肝置于 UW 液中,探头距离肝包膜 0.5~1.0cm,避免压迫肝实质,感兴趣区选取在右前叶或右后叶的下段,位于肝包膜下 1~3cm 的肝实质处,避开胆囊及肝内大的管道结构(如血管及胆管等),进行超声弹性成像检测。以病理结果为金标准与其进行对照,病理结果提示供肝肝纤维化的程度均为未发生或轻度肝纤维化,而相应的弹性成像检测所得的肝脏硬度测值为 5.5~6.7kPa。

超声衰减系数是一种无创且可以定量检测脂肪变性程度的新型方法。在术中对离体供肝进行超声衰减系数检测时,可以避免皮下组织和其他体内肝周脏器的干扰,检测更加简便、准确。笔者团队通过对 46 例肝移植术前离体供肝进行超声衰减系数检测,获取右半肝超声图像,将离体供肝放置于 UW 液中,将探头置于肝包膜上,尽量紧邻,选择右半肝厚度最大切面,调整探头的位置以避开肋骨声影、胆囊、肝内大血管以及占位性病变等,以求获得最均匀的肝实质超声图像,存储 3 秒超声原始射频数据,经过后期处理分析得到相应衰减系数。以病理结果为金标准进行对照,结果显示得到超声衰减系数对于轻度和中度脂肪变诊断的准确度达到 89%~93%。

第四节　超声技术在劈离式肝移植术中的应用

术中超声是指在手术进行时,用无菌套包裹探头后,直接置于脏器表面进行超声扫查。在肝移植手术血管重建后,术中超声可准确地判断肝动脉、门静脉及肝静脉的血流情况;了解血管通畅程度,有无栓塞、狭窄、扭曲等情况发生,以便及时处理,从而减少术后并发症的发生,提高肝移植手术的成功率。

相较于全肝移植,SLT 的血管重建更为复杂,且劈离式左外叶肝移植的绝大多数受者是婴幼儿,存在血管纤细及管径不匹配等客观因素,均增加了手术的难度且更易发生血管并发症,因此更加凸显了术中超声的重要性。SLT 术中超声监测一般需多次进行,尤其是开展左外叶肝移植手术期间。第一次常规术中超声检查是在流出道重建完毕且门静脉吻合完成后,用来评估门静脉及流出道的通畅程度;第二次常规术中超声检查是在肝动脉吻合完成后,以评估肝动脉的通畅性;第三次常规术中超声检查则是在关腹后,为了再次评估肝动脉、门静脉及流出道的通畅性。前两次术中超声的目的为即时评估重建血管的血流情况,若发现异常即可及时处理并再次检查(异常表现请见第五节血管并发症部分)。当左外叶肝移植的受者为婴幼儿患者时,还涉及供肝大小与受者无法匹配的情况,关腹后有可能会使供肝受压、血管扭曲,引起血流动力学变化,因此第三次术中超声的重点就在于监测肝动脉、门静脉和肝静脉的血流情况是否与前两次有明显变化,以确保肝移植手术的顺利完成。

使用普通彩色多普勒超声诊断困难时,必要时可使用超声造影技术,后者对血管的显像更为直观准确,并且可以同时观察肝实质的血流灌注情况。

第五节　超声技术在劈离式肝移植术后并发症检测中的应用

SLT 术后一般建议密切复查常规超声及超声造影,即术后 3 日内每日检查 1 次、术后两周内每周检查 1 次。之后则可适当减少常规超声复查的次数,即术后两个月内每月复查 1 次、术后 5 年内至少每半年至 1 年复查 1 次。若患者病情发生变化或实验室、影像学检查等指标异常,则应根据患者的具体情况进行常规超声或超声造影的复查,以便及时诊断并治疗。

SLT 术后超声检查的观察内容大致与全肝移植相同,但 SLT 由于术式的不同,会出现部分特殊并发症,将在下文逐一阐述。

一、血管并发症

1. 肝动脉并发症　SLT 术后肝动脉并发症主要包括肝动脉血栓闭塞、狭窄及肝动脉假性动脉瘤等,其中肝动脉血栓闭塞最为常见,在儿童肝移植中的发生率为 7%~8%。若对肝动脉并发症发现不及时或处理不得当,则可能造成胆道缺血坏死、移植物失功甚至患者死亡。因此,术后早期行床边常规超声及超声造影的连续追踪检查对及时发现肝动脉并发症格外重要。

正常情况下,SLT 术后可在肝内门静脉周围看到肝动脉,呈收缩期陡直上升、舒张期出现持续血流的搏动性频谱,收缩期峰值流速 ≥20cm/s,阻力指数 ≥0.4,收缩期加速度时间 <0.08 秒。

肝动脉血栓闭塞是 SLT 术后常见且严重的并发症,常导致缺血性胆道并发症,可造成术后移植物失功。肝动脉血栓闭塞的危险因素主要有肝动脉血管内径较小或内膜损伤、受者血液高凝状态、血细胞比容升高、严重的急性排斥反应伴肝动脉阻力增高及冷缺血时间延长。超声检查是肝动脉血栓闭塞首选的监测方法。肝动脉血栓闭塞多发生于吻合口处,超声检查主要显示为第一肝门处动脉血流信号消失,肝内门静脉旁未见动脉血流信号。当肝内出现缺血梗死灶时,可见肝边缘楔形低回声区,其内血流信号降低或未见血流信号。若发现肝内或肝外动脉血流异常,则可进行超声造影检查。出现肝动脉血栓闭塞时,超声造影表现为动脉期第一肝门及肝内动脉处均无造影剂灌注,仅可见门静脉处造影剂填充。若合并局部肝内缺血梗死灶时,缺血灶表现为动脉期低增强、门脉期及延迟期等增强;梗死灶则表现为上述三期无增强,且缺血梗死灶与周围肝组织分界清楚。若怀疑肝动脉血栓闭塞,应及时行介入血管造影术以明确诊断并且及早治疗。据文献报道,发生肝动脉血栓闭塞的肝移植患儿生存率约为 80%,其中 40%

因为形成可足够维持肝脏及胆道血供的动脉侧支循环而无须再次肝移植便可存活,因此,超声检查过程还应关注肝动脉血栓栓塞后是否形成侧支循环,若已建立了良好的侧支循环,且受者病情稳定、肝功能正常,则可暂不处理,密切观察即可。

SLT 术后肝动脉狭窄主要发生于肝动脉吻合口处,可因局限性积液或淋巴结肿大等压迫导致局部肝动脉狭窄,超声检查主要显示为肝动脉狭窄处可见高速湍流(>200cm/s);肝内肝动脉血流速度减缓,其频谱呈小慢波,即阻力指数降低(<0.4)且收缩期加速度时间延长(≥0.08 秒)。超声造影检查有助于判断肝动脉狭窄部位,可表现为吻合口处局限性狭窄,也可显示为肝外或肝内动脉的串珠状或节段性狭窄,亦有少数表现为肝动脉弥漫性变细狭窄。

SLT 术后肝动脉假性动脉瘤的超声检查表现为邻近门静脉或在肝实质内的搏动性无回声区,其内可见涡流状血流信号,较大的假性动脉瘤内可探及双向血流或高速血流,较易诊断;但若出现较小或位置较深的假性动脉瘤,则可能会因为难以辨别或不易引出血流频谱而造成漏诊,此时可行超声造影加以鉴别,若动脉旁无回声区动脉期与肝动脉出现同等同步增强,则可明确诊断。

尽管超声是评估肝移植术后是否出现肝动脉血栓闭塞或狭窄的首选方法,但仍受多种影响因素制约:①若患者伴有动静脉瘘、门静脉狭窄或闭塞、门静脉海绵样变,阻力指数可受上述因素影响而降低;②由于肝动脉内径细小且大多走行迂曲,经常受到胃肠气体及术后敷料、切口等遮挡而难以全程显示,以及术后部分患者尚未清醒、难以配合检查,这均严重影响对肝动脉血栓闭塞或狭窄部位的显示及狭窄程度的判断;③在诊断肝动脉血栓栓塞时,超声可能出现假阳性或假阴性的结果,即当患者出现急性排斥反应、移植术后早期急性肝水肿、肝动脉变异或移位、肝动脉血流速度缓慢、超声仪器灵敏度不足时,可能暂时无法探测到动脉血流的信号,从而会造成假阳性的结果;而当机体发生肝动脉血栓闭塞、周围形成侧支循环时,却仍然可以探测到动脉血流信号,这就可能会出现假阴性的诊断。既往文献报道显示,超声诊断肝动脉血栓闭塞的准确度仅为 64%~82%,而阳性预测值仅为 64%~68%。

超声诊断肝动脉并发症时应重点关注以下指标:①是否可见肝门部及肝内动脉;②肝内动脉频谱是否呈小慢波(阻力指数 <0.4 且收缩期加速度时间 ≥0.08 秒);③肝外动脉处是否可见高速湍流(>200cm/s);④超声造影在动脉期是否存在异常征象。

SLT 术后采用常规超声床边检查可简便、及时地评估肝动脉并发症。而超声造影则可进一步明确血管病变的位置及程度,连续动态观察术后肝动脉情况对于移植物功能的恢复和受者的存活均有助益(图 13-4)。

2. 门静脉并发症　门静脉并发症是 SLT 术后较为严重的并发症,儿童受者比成人受者的发生率高 0~33%。门静脉并发症主要包括门静脉血栓形成、门静脉狭窄、门静脉成角等。肝移植术后导致上述并发症发生的高危因素主要包括受者血液浓缩或处于高凝状态、门静脉内径较细、门静脉发育不良、术前门静脉有血栓或癌栓形成、术前曾行门静脉分流术或脾切除术、严重感染病史等。而就儿童受者而言,年龄、体重、是否为再次移植等也与门静脉并发症的发生有重要关系。

超声检查是监测肝移植术后门静脉并发症的首选影像学手段。正常情况下,超声检查显示 SLT 术后正常门静脉吻合口清晰可见,肝外及肝内门静脉管腔透声性好,门静脉吻合口内径≥4mm,门静脉为入肝血流,部分受者肝内门静脉可见涡流形成,门静脉吻合口峰值流速的参考值范围是 10~100cm/s,门静脉吻合口峰值流速与门静脉受者段峰值流速比值≤4。

门静脉血栓形成的超声声像表现为门静脉管腔透声性差或在管腔内可见团块状低或等回声,血流充盈缺损;若出现门静脉栓塞则可见低或等回声充满管腔,且无明显门静脉血流显示。SLT 术后门静脉栓

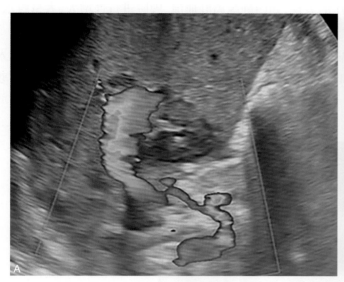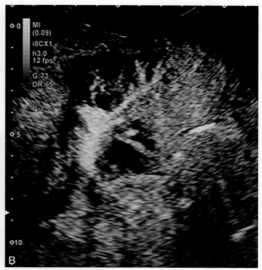

图 13-4　劈离式左外叶肝移植术后 1 日肝内动脉栓塞超声声像图

A. 门静脉左支矢状部旁未见明确动脉显示,肝内多发缺血灶形成;B. 超声造影未见明确肝内动脉显示,肝实质不均匀增强。

子多为血栓,术后早期发生可能造成急性肝功能损伤,后期逐渐代偿后则以门静脉高压表现为主,包括脾脏进行性增大、腹水、侧支循环的建立等。若受者原发疾病为肿瘤性疾病,则无法排除门静脉癌栓形成的可能,可以通过以下方法鉴别栓子的性质:①根据受者既往病史及相关肿瘤指标判断;②癌栓内可见动脉血流信号,而血栓内无此信号;③血栓的超声造影表现为三期无增强,而癌栓动脉期超声造影呈高增强、门脉期及延迟期可见消退。

SLT 术后门静脉狭窄多发生于门静脉吻合口处,主要表现为门静脉吻合口显示不清或内径 <4mm,门静脉吻合口流速加快,受者段流速减缓,门静脉吻合口峰值流速与门静脉受者段峰值流速比值 >4,重度门静脉狭窄时可见吻合口处高度湍流及管腔狭窄后扩张。由于肝移植手术常规将门静脉吻合口缩窄1/3~1/2,因而不能仅凭门静脉局部的变细变窄而诊断其为门静脉狭窄。当超声检查显示门静脉吻合口内径 <4mm,门静脉吻合口峰值流速及门静脉受者段峰值流速比值 >4 时,可疑诊门静脉狭窄;而当超声检查同时发现门静脉离肝血流、脾大、腹水进行性增多、肝门部侧支循环形成等门静脉高压征象时,则可确诊门静脉狭窄。

门静脉成角在 SLT 术后偶有发生,若门静脉受者段与供者段所形成的角度为直角或锐角,即便门静脉吻合口内径并不细小,亦可能在此处探及高速湍流,且门静脉吻合口峰值流速与门静脉受者段峰值流速比值亦有可能大于 4 倍。

超声诊断门静脉并发症的临床价值较高,然而,其仍存在一定局限性,如术后敷料或引流管、术区组织及胃肠气体等影响因素可使门静脉吻合口显示不清;而彩色多普勒超声技术的不足如外溢等,可能导致在诊断部分血栓形成时,出现假阴性的结果。

超声诊断门静脉并发症时,应重点关注以下指标:①门静脉吻合口是否清晰显示,肝外及肝内门静脉管腔内透声情况,是否存在栓子形成;若有栓子形成则可行超声造影来明确其性质(血栓或癌栓);②门静脉吻合口内径是否偏小(<4mm);③门静脉吻合口峰值流速是否减慢(<10cm/s)或加快(>100cm/s);④门静脉吻合口峰值流速与门静脉受者段峰值流速比值是否增大(>4 倍);⑤门静脉受者段与供者段的角度是否较小(≤90°);⑥是否存在门静脉高压的表现,如门静脉离肝血流、脾脏进行性增大、大量腹水、侧支循环形成等。

超声检查对于SLT术后门静脉并发症的发现至关重要(图13-5),若发现异常征象,应尽早进行介入血管造影术以明确诊断并进行治疗,这对于SLT术后受者及移植物功能的恢复和生存率的提高有重要临床价值。

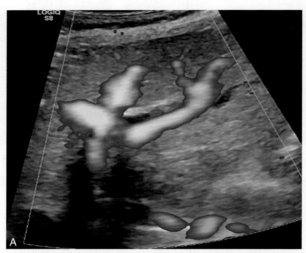

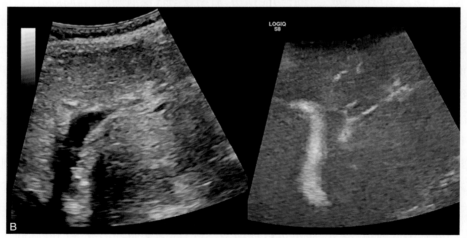

图13-5 劈离式肝移植术后2日门静脉段Ⅲ分支栓塞超声声像图
A. 彩超显示门静脉段Ⅲ分支未见明显血流信号;B. 超声造影显示门静脉段Ⅲ分支未见造影剂灌注。

3. 流出道并发症 SLT术后流出道并发症主要包括肝静脉狭窄、肝静脉与下腔静脉栓子形成等。

超声所示SLT术后正常肝静脉吻合口清晰可见,管腔透声性好,肝静脉血流速度≥15cm/s,呈三相波或二相波,肝静脉吻合口峰值流速与肝内肝静脉峰值流速比值≤4。

SLT术后肝静脉狭窄主要发生在肝静脉吻合口处,主要表现为肝静脉吻合口细小或显示不清、吻合口处可见高速湍流及吻合口峰值流速与肝内肝静脉峰值流速比值 >4,肝内肝静脉管径可代偿性增宽,肝内肝静脉血流速度缓慢、频谱波形平坦。若肝静脉狭窄进行性加重,则可能出现肝静脉血流反向、肝大、脾大、腹水增多等表现。

SLT术后肝静脉/下腔静脉血栓形成常见于吻合口处(图13-6),主要表现为管腔内团块状低或等回声,无血流信号或血流充盈缺损。怀疑肝静脉/下腔静脉栓子形成时要注意横切面的动态扫查,若受者原发疾病为肿瘤性疾病,则无法仅凭超声检查排除肝静脉/下腔静脉癌栓形成的可能;需要进一步行超声造影,若管腔内低或等回声处可见造影剂灌注,则癌栓形成的可能性大,若呈三期均无增强,则可诊断为血栓形成。

超声诊断流出道并发症时应重点关注以下指标:①肝静脉吻合口是否清晰显示,肝静脉及下腔静脉管腔内透声如何,是否有血栓形成;②肝静脉波形是否平坦;③肝静脉吻合口峰值流速与肝内肝静脉峰值流速比值是否增大(>4倍)。当超声检查同时显示肝静脉波形平坦、肝静脉吻合口探及高速湍流或未见血流信号时则高度提示肝静脉吻合口狭窄或闭塞,超声造影则可进一步帮助明确狭窄或闭塞累及的部位和长度。

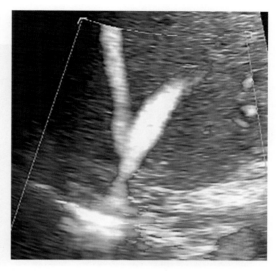

图 13-6　劈离式左外叶肝移植术后 5 个月,肝静脉吻合口狭窄

二、胆管并发症

据文献报道,SLT 术后胆管并发症的发生率与全肝移植相比较高,为 10%~35%,是导致移植物失功、影响肝移植受者生存率和生活质量的主要因素。该并发症主要与胆道重建的方法、肝断面微血管及胆管结构不易鉴别、冷缺血时间延长、胆管血供受损、尾状叶胆管及 4 段胆管开口的不明确、免疫排斥等相关。超声检查是肝移植术后首选的影像学检查方法,可以提高对 SLT 术后胆道并发症的识别,早期发现、及时治疗,对于患者预后的改善、生活质量的提高和长期的生存率具有重要意义。常见的胆管并发症包括胆漏、胆管狭窄、泥沙性胆石症等,下文将依次阐述。

1. 胆漏　SLT 术后胆漏的发生率较全肝移植增高,有报道显示其发生率可高达 15.7%,于体外劈离方式中尤为多见。与全肝移植相比,由于 SLT 需要对肝脏组织进行分割,因此胆漏好发于肝断面旁及吻合口周围。

超声作为肝移植术后早期最常用的检查手段,可对术后肝周积液进行监测,是检测胆漏最主要的影像学方法。典型胆漏的超声表现为肝周(主要是肝断面旁)或肝门部边界清晰的液性区域,可见类椭圆形或不规则形回声区,内部回声为无回声,如果术后早期随着时间推移肝周无回声区从无到有,范围从小到大,则需高度怀疑胆漏可能。合并感染时无回声区内部可出现点状、絮状回声漂浮,但多不出现内部分隔。由于胆漏多局限于肝周,部分患者可出现腹痛、发热等并不明显的临床症状,因此超声医师需要细致且耐心地扫查,警惕胆漏的发生(图 13-7)。需将胆漏与其他肝周积液,如血肿、包裹性积液等进行鉴别,怀疑发生胆漏时,可在超声引导下穿刺抽液以明确积液性质,对于鉴别诊断及治疗具有重要作用,而且部分胆漏(尤其是切缘胆漏)可以通过置管引流以达到治疗效果,无须再次手术。若胆汁漏入腹腔,未能全部局限于肝周,超声诊断困难,则需结合临床表现如腹痛、发热等进行诊断。若在腹腔引流液中发现胆汁即可确诊。

2. 胆管狭窄　胆管狭窄是 SLT 术后常见并发症之一,发生率为 9%~15%,可分为吻合口狭窄及非吻合口狭窄,后者又称为缺血性胆管炎。引起吻合口狭窄的原因主要包括胆道吻合方式、手术后纤维瘢痕组织的形成等;术后早期多为手术技术原因引起,晚期则多为术后纤维瘢痕形成引发。造成非吻合口狭窄的最常见的原因是肝动脉狭窄、闭塞导致的胆管缺血,其他原因还包括缺血再灌注损伤、排斥反应及原

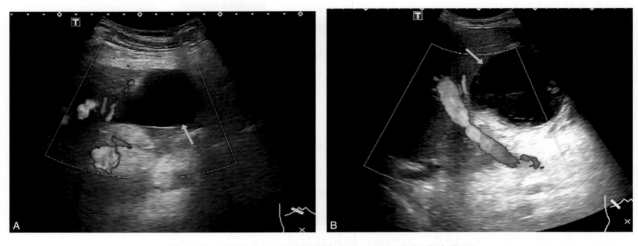

图 13-7　劈离式右三叶肝移植术后 3 周胆漏超声声像图
A. 肝门部胆漏（黄色箭头所示）；B. 肝切缘处胆漏（黄色箭头所示）。

发性硬化性胆管炎复发等。吻合口狭窄可见吻合口以上的肝内胆管弥漫性均匀扩张；非吻合口狭窄则见狭窄远端的肝内胆管不均匀扩张。X 线胆道造影等侵入性检查是诊断胆道并发症的金标准，但不宜反复检查，更适合用来明确病变部位，与微创介入治疗同时进行。超声作为一种无创、便宜、可多次重复操作的影像学方法，已成为早期诊断肝移植术后受者胆管并发症的主要检查手段。

　　与全肝移植相比，劈离式右半肝移植供肝通常保留胆总管，因此肝门部的解剖结构没有较大的改变，该处胆管与门静脉主干依旧呈平行走行。但在开展儿童左外叶肝移植手术时，一般于肝左管处离断胆管，行胆管空肠吻合术，肝门部胆管与门静脉的解剖结构改变较大，肝门部胆管与门静脉呈交叉走行。儿童左外叶肝移植胆管吻合口位于肝切缘旁，与全肝及右半肝移植相比不易受肠气及肋骨遮挡，故而较易显示，但由于肝门部胆管仅为肝左管，管径细小，扫查时需要借助局部放大高分辨成像技术进一步清晰成像（图 13-8）。

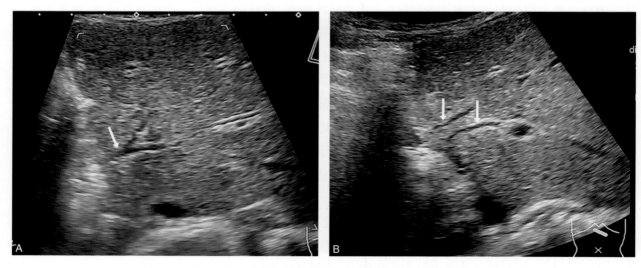

图 13-8　正常劈离式左外叶肝移植肝门部胆管图
A. 单开口；B. 双开口。

由于正常胆管本身管径细小,该特点在狭窄时则更加明显,因此一般认为普通二维灰阶超声对胆管狭窄并不敏感,主要通过肝内胆管扩张、管壁回声增强、管壁增厚及胆管内胆泥胆石症形成等间接征象提示狭窄的存在。吻合口狭窄通常表现为吻合口处管腔局部变窄,呈截断样,管壁无增厚,肝内胆管均匀扩张,与伴行的门静脉呈平行管道征。非吻合口狭窄则常为多灶性发生,表现为吻合口附近管腔呈细线状或显示不清,肝门部及肝内胆管管壁不均匀增厚,肝内胆管呈不均匀扩张,呈串珠样,甚至不扩张(图 13-9),严重时可发生胆管坏死,进而形成胆漏及肝内胆汁瘤。

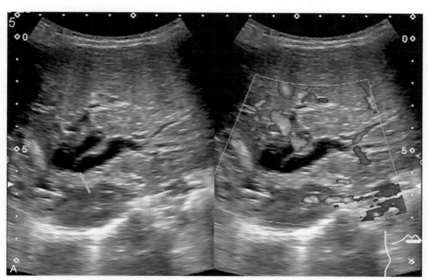

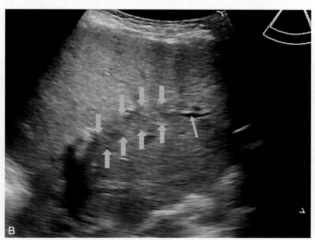

图 13-9　胆管狭窄超声声像图
A. 劈离式左外叶肝移植,胆肠吻合口狭窄,肝内胆管扩张(黄色箭头所示);B. 劈离式左外叶肝移植,非吻合口狭窄,肝内胆管壁增厚,管腔显示不清(黄色箭头所示),远端胆管管腔尚可显示(黄色细箭头所示)。

但就现有文献来看,儿童肝移植患者胆管非吻合口狭窄的发生率低于成人,这可能与供肝的选择有关。需要注意的是,部分肝移植患者术后早期会出现一过性胆管扩张,无须干预,1~2 周后可自行消失,这可能与术后早期胆管吻合口附近水肿有关。另外,胆管吻合口狭窄也需要排除肝门部淋巴结、局限性积液,甚至胆囊管囊肿压迫胆管导致的肝内胆管轻度扩张等可能。在极少数情况下,超声上没有发现明显肝内胆管扩张并不能完全排除吻合口狭窄的可能性,需行 MRCP 或胆道造影以进一步协助诊断。

　　由于移植肝胆管由肝动脉单一供血,因此对于胆管狭窄的患者,应仔细检查其肝动脉的情况。肝动脉异常包括肝动脉狭窄、栓塞、肝动脉-门静脉瘘等。多普勒超声及超声造影有助于肝动脉异常的诊断(详见肝动脉并发症部分)。与之相对应的是,在发现肝动脉异常时,检查者也要格外注意胆管的血供情况。超声造影可观察到胆管壁的微血流灌注情况,对于疾病的鉴别、病变程度及预后的评估具有重要价值。与全肝移植相同,SLT 术后正常胆管及单纯胆管吻合口狭窄的患者,超声造影表现为动脉期胆管壁与周围肝实质相比呈高或等增强,门脉期及延迟期呈等增强或低增强,提示胆管壁微血流灌注好。当发生非吻合口狭窄时,胆管壁出现不同程度的缺血,超声造影表现为动脉期胆管壁呈不均匀低增强,门脉期及延迟期呈低增强。若发生了肝动脉栓塞,胆管壁完全失去血供,则胆管壁三期均呈无增强。

　　3. 胆泥和胆管结石　肝移植术后可出现胆泥和胆管结石,发生率为 5.3%~20.6%。在肝移植术后早期很少出现胆泥和胆管结石形成,60% 以上的胆泥和胆管结石合并胆管狭窄。此外,胆道感染、胆管缺血、缺血再灌注损伤及慢性排斥反应等均与肝移植术后胆泥胆石发生有关。由于肝移植术后胆管排空能力减弱,胆管上皮细胞脱落,胆固醇结晶在胆管内沉积等都会导致胆泥的出现,在此基础上若合并胆管狭窄、胆汁引流不畅、胆汁黏稠,则更加促进胆泥的形成,而胆泥则会进一步浓缩形成胆石(图 13-10)。尽管以往文献认为,超声对胆泥的诊断准确性不是很高,但作为肝移植术后最常用的影像学方法,超声仍是检出或复查胆泥的一线手段。合并胆管吻合口狭窄的胆泥多局限于肝门部,非吻合口狭窄的胆泥胆石则于肝门部与肝内均可同时发生。合并胆管非吻合口狭窄时由于胆管壁缺血,胆管上皮细胞坏死后脱落增多导致胆管壁增厚,胆泥、胆结石与胆管壁分界多不清晰,形成胆管铸型,采用普通超声难以将二者鉴别诊断。超声造影则可以通过有无微血流灌注来鉴别增厚的胆管壁和胆泥。合并缺血性胆道病变的胆泥胆石预后较差,可能需要积极采用介入治疗。

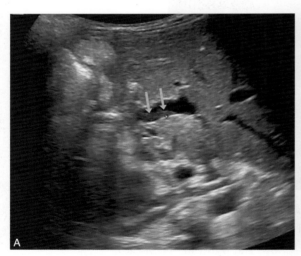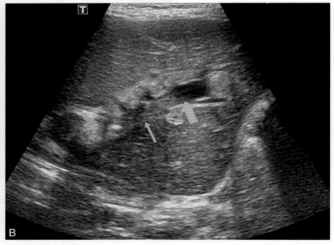

图 13-10　胆泥图

A. 劈离式左外叶肝移植,肝左管内胆泥(黄色箭头所示);B. 劈离式左外叶肝移植缺血性胆管炎,显示肝内胆管胆泥(黄色细箭所示)及远端胆管扩张(黄色粗箭所示)。

　　4. 胆管炎　据文献报道,约 18% 的肝移植患者术后发生胆管炎,许多因素可导致病原菌易于潜伏在肝移植术后患者的胆道内引发胆管炎,如患者免疫抑制状态、巨细胞病毒感染、胆道支架置入及胆管狭窄等,严重的胆管炎可导致移植肝衰竭。另外,原发性硬化性胆管炎和行 Roux-en-Y 胆管空肠吻合术的患者发生胆管炎的风险更高。未合并胆道梗阻的胆管炎患者,胆管扩张通常不明显,所以超声检查对此类胆管炎的诊断并不敏感,据文献报道诊断的灵敏度仅约为 38%,需要诊断灵敏度较高(80%~100%)的 MRCP 来明确诊断。不合并胆道梗阻的胆道感染,超声可表现为胆管壁增厚,回声减低或增强,有时肝门部胆管壁可呈双边征改变,肝内小胆管轻微扩张。若为缺血性胆管炎,则超声表现与非吻合口狭窄一致,局部胆管缺血坏死可形成肝实质内胆汁瘤,后者容易合并感染形成肝脓肿。超声造影可评估胆管壁微血流灌注情况,以鉴别缺血性胆管炎(图 13-11)。

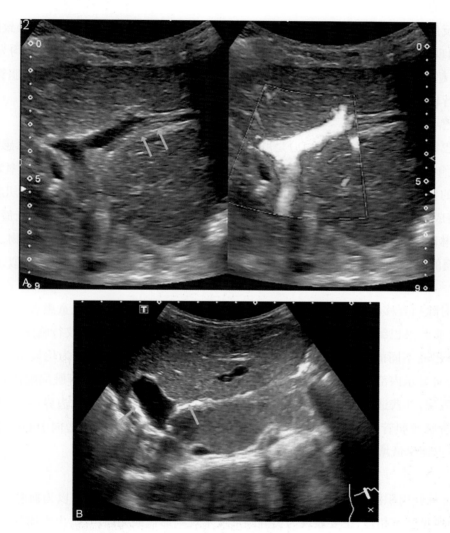

图 13-11 胆管炎超声声像图

A. 劈离式左外叶肝移植术后发现胆管炎,胆管壁增厚(黄色箭头所示);B. 劈离式左外叶肝移植术后,肝内胆管积气,患者无特殊,常规复查。

Roux-en-Y 胆管空肠吻合术是儿童劈离式左外叶肝移植常见的胆管吻合方式,由于缺少奥迪(Oddi)括约肌的制约,此类术式受者肝内胆管常可见气体回声,这些气体均来自于肠道,通常并无临床意义。但因肝移植患者胆汁细菌培养中常见肠球菌,则可推测此类患者可能较易发生胆管炎。

三、排斥反应

急性排斥反应是肝移植术后尤其是术后早期最常见的并发症,可发生于 1/3 以上的患者,通常发生在移植术后 3 个月内。应用超声技术诊断肝移植术后急性排斥反应是否具有临床价值尚存在争论。多数学者认为发生急性排斥反应时超声表现无特异性,其诊断价值有限,肝实质回声不均匀可能是其唯一的影像学表现。急性排斥引起的肝脏水肿,虽然可表现为肝脏肿胀,肝实质整体回声增高、密集,亦可无明显异常,但药物性肝损伤、感染或肝炎复发等也可呈类似表现。部分文献报道,在急性排斥反应时,可观察到肝动脉、门静脉或肝静脉发生血流动力学改变。但是根据大部分文献及笔者中心的经验显示,在发生急性排斥反应时,除肝动脉阻力明显增高具有一定灵敏度外,门静脉和肝静脉的血流动力学改变均没有表现出明显的诊断意义。

慢性排斥反应是晚期移植失败的主要原因,超声表现通常也无明显异常,有时会导致胆管扩张和胆汁淤积,甚至出现胆管消失综合征。无论是急性还是慢性排斥反应,其确诊的金标准均为肝组织活检。需要指出的是,超声检查虽然不能明确排斥反应的诊断,但是可以用于排除其他血管和胆管等并发症,更重要的是可以行超声引导下肝组织活检,用以明确诊断。

四、移植后淋巴细胞增生性疾病

移植后淋巴细胞增生性疾病(PTLD)是肝移植后较严重的并发症之一,与 EB 病毒感染及免疫抑制剂应用有关,近年来其发病率呈增加的趋势。据文献报道,肝移植术后 PTLD 的总发生率为 2.0%~8.4%,移植后 1 年内的发生率达到最高值。由于儿童肝移植受者的免疫系统尚未成熟,因此儿童肝移植受者 PTLD 发病率较成人受者更高。PTLD 可累及全身任何组织器官,表现多样,影像学检查最常见的表现为远离移植肝的淋巴结肿大、无任何局灶性病变的肝大以及肝门部门静脉周围的实性肿物,或者脾大。但是 PTLD 淋巴瘤的影像学表现是非特异性的,通常与其他免疫缺陷病所致的淋巴瘤相似,确诊需病理组织检查。

超声检查时除扫查移植肝外,还需注意对肝外淋巴结的扫查,特别是对儿童患者。发现异常肿大的淋巴结,尤其是腹腔淋巴结及不明原因的肝大时,均要考虑 PTLD 的可能,建议行临床活检以明确诊断。PTLD 与普通淋巴瘤不同的是其内部常合并坏死,这在普通超声无法辨别,因为均显示为不均匀的低回声;而超声造影可显示内部无增强的坏死区。唐缨等研究报道了门静脉周围肝脏局限性 PTLD 的普通超声及超声造影表现,其普通灰阶超声表现为肝门部的局灶性低回声实性病变,边界不清,占位效应明显,包绕并压迫门静脉及胆管;超声造影表现为动脉期快速不均匀高增强,由周边向中心强化,之后迅速消退,门脉期及延迟期呈低增强,内部多见无增强的坏死区(图 13-12)。

五、肝周积液

SLT 术后常见肝周积液,常见于肝切缘、第一肝门部等位置。肝周积液可以为血肿、胆漏、脓肿或淋巴漏,常规超声所见基本相似,主要表现为类椭圆形或不规则形低或无回声区,出现均匀或不均匀的内部回声,内部无明显血流信号显示;超声造影呈三期无增强。血肿常发生于术后早期,患者可不出现任何症状,随着时间的变化,超声表现有所不同。胆漏包括胆道吻合口胆漏和移植肝切缘胆漏,在 SLT 中发生率高于全肝移植,患者常出现腹痛、发热等症状。超声检查多可探及肝动脉血栓闭塞或肝动脉狭窄、胆道缺血坏死等异常改变,通过胆管内超声造影检查可见肝周积液内有造影剂填充,根据对肝周积液穿刺行病理检查则可明确诊断。脓肿可发生于 SLT 术后任何时期,患者多伴腹痛、发热等症状,超声所示移植肝可无异常,脓肿周围可见较丰富血流信号或多发肿大淋巴结。SLT 术后淋巴漏多无特异性的临床和超声表现,通常根据积液穿刺的病理结果进行诊断。SLT 术后肝周积液多可自行吸收,但若患者出现持续性腹痛、反复发热等症状,或者肝周积液压迫血管、胆管等重要结构变化时,建议进行穿刺引流,以免移植物及受者情况恶化。

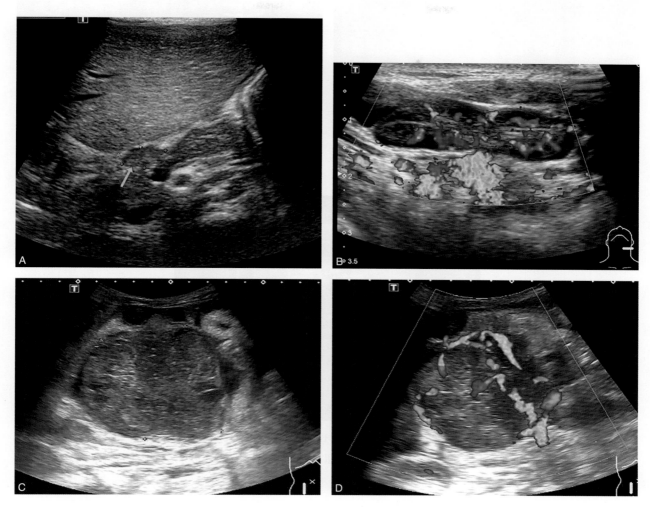

图 13-12　移植后淋巴增生超声声像图

A. 劈离式左外叶肝移植术后 2 年,PTLD 极早期发生改变,胰头区淋巴结肿大(箭头所示);B. 劈离式左外叶肝移植术后 2 年,PTLD 极早期改变,颈部淋巴结肿大;C. 劈离式左外叶肝移植术后 1 年,PTLD,肠系膜淋巴结伯基特淋巴瘤;D. 淋巴结内血流丰富。

六、肝实质病变

超声检查可以用于评估肝实质病变,正常移植肝在普通二维灰阶超声上表现为中等强度、均匀分布的点状回声,与自体肝移植相同,移植肝内出现局灶性病变可能的原因有肝局部缺血、梗死、胆汁瘤、炎性病变或恶性肿瘤等。SLT 患者术后第一周内出现肝内局灶性低回声或高回声病变多为肝梗死灶、缺血灶及局部肝静脉引流不畅导致的淤血。肝梗死灶及缺血灶多位于肝包膜下及断面处,呈楔形或不规则形,边界不清,超声造影表现为三期低增强或无增强。由于段Ⅳ门静脉血供被阻断,在劈离式右三叶肝移植肝脏断面处的缺血灶更为常见,表现为动脉期与周围肝实质同步增强、门脉期及延迟期呈低增强(图 13-13)。

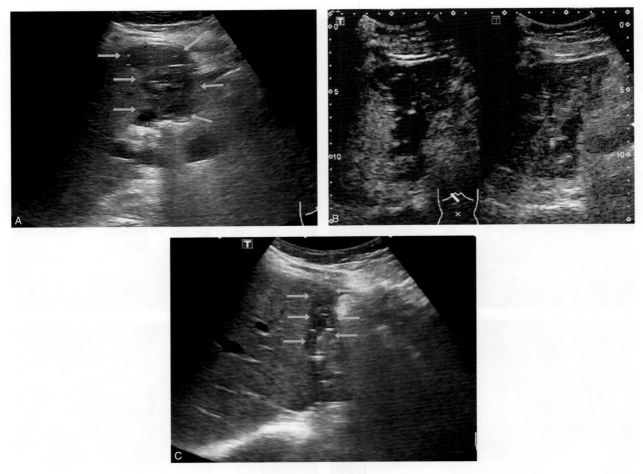

图 13-13　肝切缘缺血灶图

A. 劈离式右三叶肝移植术后 1 周,可见肝切缘缺血灶;B. 超声造影清晰显示缺血灶边界及范围;C. 术后 3 个月,缺血灶逐渐缩小。

　　对于术前疾病是恶性肿瘤的患者,术后肝内出现局灶性低回声区时,需要高度警惕肿瘤复发的可能,绝大部分肝移植术后肿瘤肝内复发发生于术后 2 年内,其影像学特征与原发肿瘤相似,但需与移植肝不均匀脂肪变性、炎性病变及坏死灶鉴别。超声造影可以通过观察低回声团内的增强模式来鉴别病灶性质。超声造影下,不均匀脂肪变性呈三期等增强;坏死灶呈三期无增强;肿瘤复发灶动脉期多呈高增强后迅速消退,门脉期及延迟期呈低增强,呈快进快退表现;但炎性病变也可呈类似表现,因此需要通过在超声引导下穿刺活检明确诊断。需要指出的是,术前无肿瘤的肝移植患者,由于术后长期处于免疫抑制状态,术后也可发生肝内恶性肿瘤。笔者曾遇到一例肝移植患者,术前疾病为急性肝衰竭,术后半年肝内出现局灶性低回声区,超声造影、CT 和 MRI 增强均表现为快进快退,考虑炎症与恶性肿瘤待鉴别,后经穿刺活检确诊为腺癌。而另有一例具有相同影像学表现的患者,穿刺活检结果则为炎性假瘤(图 13-14)。

　　胆汁瘤一般继发于肝动脉闭塞或重度狭窄引起的缺血性胆管炎,表现为肝内沿胆管走行区分布的类圆形低回声区或无回声区,多伴后方回声增强,内部出现絮状、点状及气体回声则提示合并感染,形成肝脓肿。较大的胆汁瘤合并感染者可行超声引导下经皮穿刺引流来缓解症状并且需行抗感染治疗(图 13-15)。

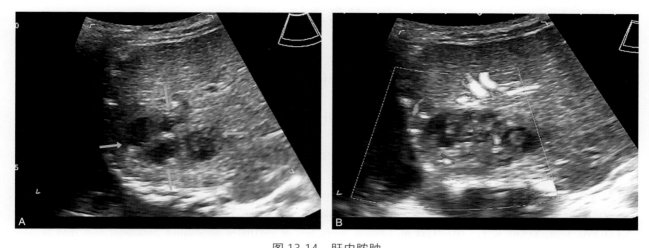

图 13-14　肝内脓肿

A. 劈离式左外叶肝移植,术后半年,肝内脓肿;B. 劈离式左外叶肝移植,术后半年,肝内脓肿,病灶内见少量血流信号。

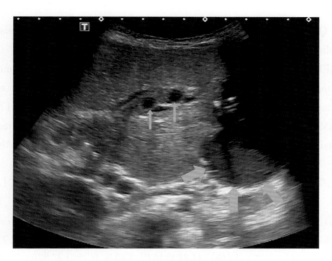

图 13-15　劈离式左外叶减体积肝移植术后 1 年

术后 1 年缺血性胆管炎,肝内胆汁湖(细箭头所示),肝减体积切缘处胆漏(粗箭头所示)。

（吕　艳　金洁玚　任　杰）

参考文献

［1］杨皖东,肖春华,陈晓,等.弹性成像技术对肝移植供体评估的研究进展[J].中国当代医药,2018,25(1):18-20.

［2］罗燕,李波,卢强,等.供肝移植前超声快速评价供肝脂肪变性的初步研究[J].中国医学影像技术,2006,22(3):433-435.

［3］史瑞,蒋文涛,朱志军,等.脂肪肝供肝活体肝移植的术前评估[J].中国组织工程研究与临床康复,2010,14(31):5725-5728.

［4］JUN M J,SHIM J H,KIM S Y,et al. Clinical implications of preoperative and intraoperative liver biopsies for evaluating donor steatosis in living related liver transplantation[J]. Liver Transpl,2014,20(4):437-445.

［5］HONG Y M,YOON K T,CHO M,et al. Clinical usefulness of controlled attenuation parameter to screen hepatic steatosis for potential donor of living donor liver transplant[J]. Eur J Gastroenterol Hepatol,2017,29(7):805-810.

［6］MANCIA C,LOUSTAUD-RATTI V,CARRIER P,et al. Controlled attenuation parameter and liver stiffness measurements for steatosis assessment in the liver transplant of brain dead donors[J]. Transplantation,2015,99(8):1619-1624.

［7］JIN J,GONG P,YANG Q,et al. Noninvasive,quantitative evaluation of hepatic steatosis of donor livers by reference frequency method:A preliminary study[J]. Eur J Radiol,2021,143:109909.

［8］DIETRICH C F,BAMBER J,BERZIGOTTI A,et al. EFSUMB guidelines and recommendations on the clinical use of liver ultrasound elastography,update 2017(long version). efsumb-leitlinien und empfehlungen zur klinischen anwendung der leberelastographie,update 2017(langversion)[J]. Ultraschall Med,2017,38(4):e48.

［9］ABDELHALEEM H,GAMAL ELDEEN H,NABEEL M M,et al. Evaluation of acoustic radiation force impulse(ARFI) elastography as non-invasive diagnostic tool in living donor liver transplantation[J]. Abdom Radiol(NY),2019,44(2):464-472.

［10］唐缨,赵静雯,牛宁宁,等.超声多模态评价猪脑死亡状态下肝脏损伤的实验研究[J].中华超声影像学杂志,2017,26(5):435-441.

［11］ZHANG H J,ZHENG B W,GU S J,et al. Doppler ultrasonography and contrast-enhanced ultrasonography to evaluate liver allograft discard:A pilot prospective study[J]. Clin Hemorheol Microcirc,2021,77(1):107-114.

［12］廖梅,郑荣琴,任杰,等.三维超声造影评价活体肝移植供肝段Ⅳ肝动脉起源的应用价值[J].中华超声影像学杂志,2010,29(11):940-942.

［13］吕艳,任杰,廖梅,等.超声评估活体肝移植供体肝静脉临床价值的研究[J].临床医学工程,2012(1):8-9.

［14］WOJCICKI M,SILVA M A,JETHWA P,et al. Biliary complications following adult right lobe ex vivo split liver transplantation[J]. Liver Transpl,2006,12(5):839-844.

［15］BATTULA N R,ANBARASAN R,THUMMA V,et al. Utility of a routine bench cholangiogram for ex situ split liver procedure[J]. Clin Transplant,2019,33(7):e13614.

［16］许尔蛟,毛仁,廖梅,等.术中和经皮三维超声胆道造影技术在胆管解剖变异诊断中的价值[J].中华肝胆外科杂志,2011,17(8):631-634.

［17］REN X,GUAN J,GAO N,et al. Evaluation of pediatric liver transplantation-related artery complications using intra-operative multi-parameter ultrasonography[J]. Med Sci Monit,2016,22:4495-4502.

［18］MUIESAN P,VERGANI D,MIELI-VERGANI G. Liver transplantation in children[J]. J Hepatol,2007,46(2):340-348.

［19］任杰,郑荣琴,阎萍,等.实时超声造影技术评价肝移植术前门静脉通畅性的研究[J].中国超声医学杂志,2007,23(1):46-48.

［20］NAIK K S,WARD J,IRVING H C,et al. Comparison of dynamic contrast enhanced MRI and Doppler ultrasound in the pre-operative assessment of the portal venous system[J]. Br J Radiol,1997,70:43-49.

［21］DODD G D 3RD,MILLER W J,BARON R L,et al. Detection of malignant tumors in end-stage cirrhotic livers:

Efficacy of sonography as a screening technique [J]. Am J Roentgenol, 1992, 159 (4): 727-733.

[22] SINGH A K, NACHIAPPAN A C, VERMA H A, et al. Postoperative imaging in liver transplantation: What radiologists should know [J]. Radio Graphics, 2010, 30 (2): 339-351.

[23] WAN P, LI Q, ZHANG J, et al. Right lobe split liver transplantation versus whole liver transplantation in adult recipients: A systematic review and meta-analysis [J]. Liver Transpl, 2015, 21 (7): 928-943.

[24] 高伟, 朱志军, 魏林, 等. 劈离式肝移植术后胆管并发症 [J]. 中华肝胆外科杂志, 2011, 17 (11): 912-915.

[25] BONNEY G K, ALDOURI A, ATTIA M, et al. Outcomes in right liver lobe transplantation: a matched pair analysis [J]. Transpl Int, 2008, 21 (11): 1045-1051.

[26] DIAMOND I R, FECTEAU A, MILLIS J M, et al. Impact of graft type on outcome in pediatric liver transplantation: A report from studies of pediatric liver transplantation (SPLIT) [J]. Ann Surg, 2007, 246 (2): 301-310.

[27] 宿愿, 何恩辉, 钱林学, 等. 超声检查在儿童肝移植术后胆道并发症诊断中的应用价值 [J]. 临床和实验医学杂志, 2016, 15 (22): 2261-2265.

[28] REN J, ZHENG B W, WANG P, et al. Revealing impaired blood supply to the bile ducts on contrast-enhanced ultrasound: A novel diagnosis method to ischemic-type biliary lesions after orthotropic liver transplantation [J]. Ultrasound Med Biol, 2013, 39 (5): 753-760.

[29] ABERG F, MÄKISALO H, HÖCKERSTEDT K, et al. Infectious complications more than 1 year after liver transplantation: A3-decade nationwide experience [J]. Am J Transplant, 2011, 11 (2): 287-295.

[30] CATALANO O A, SAHANI, FORCIONE D G, et al. Biliary infections: Spectrum of imaging findings and management [J]. Radiographics, 2009, 29 (7): 2059-2080.

[31] BHARGAVA P, VAIDYA S, DICK A A, et al. Imaging of orthotopic liver transplantation: Review [J]. AJR Am J Roentgenol, 2011, 196 (3 Suppl): WS15-WS25.

[32] JÉQUIER S, JÉQUIER J C, HANQUINET S, et al. Orthotopic liver transplants in children: Change in hepatic venous doppler wave pattern as an indicator of acute rejection [J]. Radiology, 2003, 226 (1): 105-112.

[33] QIN T, GU X Q, JEONG S S, et al. Impact of EBV infection and immune function assay for lymphoproliferative disorder in pediatric patients after liver transplantation: A single-center experience [J]. Hepatobiliary Pancreat Dis Int, 2020, 19 (1): 3-11.

[34] 刘静怡, 孙丽莹, 朱志军, 等. 儿童肝移植术后淋巴组织增殖性疾病临床分析 [J]. 中华器官移植杂志, 2019, 40 (7): 404-409.

[35] WU L, RAPPAPORT D C, HANBIDGE A. Lymphoproliferative disorders after liver transplantation: Imaging features [J]. Abdom Imaging, 2001, 26 (2): 200-206.

[36] CRAIG E V, HELLER M T. Complications of liver transplant [J]. Abdom Radiol (NY), 2021, 46 (1): 43-67.

14

第十四章　放射影像学在劈离式肝移植中的应用

劈离式肝移植术前对供肝血管及胆道的解剖评估极为重要,因为血管及胆管的解剖变异会对劈离方式的选择产生重大影响。因此,术前影像检查对于优化临床结局和最大限度降低劈离式肝移植的风险起至关重要的作用。影像学的主要目的是了解供者的血管和胆道解剖结构,确定变异体解剖结构,评估肝节段体积,并排除潜在的肝胆病变。肝脏体积不足,检出病理学或解剖学变异以及可能需要大量血管或胆道重建是影响供肝选择的主要因素。目前,磁共振成像(magnetic resonance imaging,MRI)和计算机体层成像(computed tomography,CT)均可用于肝移植术前供者评估。但由于劈离式肝移植肝源均来自公民逝世后器官捐献,因此 MRI 并不常规用于劈离式肝移植术前供者评估。所以,本章在劈离式肝移植供者术前评估部分主要聚焦于 CT 的应用。鉴于劈离式肝移植术中会对供肝进行常规术中胆道造影,且用于 CT 胆道成像的对比剂在国内并未获得广泛临床应用,因此主要阐述 CT 技术在术前血管评估中的应用。

劈离式肝移植术后需要对患者进行密切监测和随访,预防和早期发现各种并发症,因此影像学检查在术后的监测和随访中发挥着重要作用。虽然超声是劈离式肝移植术后监测和随访首选的影像学检查方式,但是 CT 和 MRI 有着超声不具备的优势。CT 可以清晰观察术后血管结构,通过多平面重建技术及 3D 重建技术明确是否发生血管并发症,同时 CT 也可以对整个腹腔进行评估,观察是否出现肝脏血管及胆道外的并发症,如肠穿孔等。MRI 具有极高的软组织对比度,同时可以提供各种功能序列,使我们能够在微观水平对肝实质进行评估。同时 MRI 可以使用肝胆特异性对比剂(hepatobiliary-specific contrast agent)和细胞外对比剂(extracellular contrast agent),为临床提供不同的信息。因此,在劈离式肝移植术后随访中 CT 和 MRI 起着重要作用。

第一节　放射影像技术概述及相关扫描方案

一、影像技术概述

多排计算机体层成像(multi-detector computed tomography,MDCT)的引入改变了医学成像领域,同时也改变了肝移植供肝术前评估及术后随访监测的方法及方式。与常规螺旋 CT 获取的单个截面数据相反,多排探测器能够以更高的时间分辨率实现更快的采集,并以更高的空间分辨率实现更好的扫描覆盖率,从而 MDCT 能够获取容积数据集。容积数据集的获取使各向同性成像走进临床,即通过该成像可以将数据排列在不同的平面中,而不会降低空间分辨率,从而形成精确的高质量多平面重建图像和 3D 渲染图像。因此,近年来 MDCT 的出现及发展使有创血管造影术评估不再用于术前及术后血管解剖结构的评估。MDCT 多期扫描可以准确评估肝节段的体积和动静脉解剖结构,还可以有效监测肝实质病理性改变以及清晰观察腹腔其他脏器情况。而 MRI 和磁共振血管成像（magnetic resonance angiography, MRA）的改进使其能够准确评估潜在的肝脏病理状况和血管解剖结构。同时，磁共振胆胰管成像（magnetic resonance cholangiopancreatography, MRCP）可以进一步评估胆道解剖结构，而这在传统 MDCT 中很难详细评估。

二、MDCT 扫描方案

劈离式肝移植供肝的评估及术后移植物随访监测主要采用 MDCT 多期扫描，包括平扫图像，增强扫描动脉期图像、门脉期及肝静脉期图像。平扫图像可用于定性评估肝脏密度，发现可能潜在的供肝脂肪变性。多期动态增强扫描主要用于评估肝动脉、门静脉及肝静脉的解剖结构，同时用于肝体积计算，为劈离式肝移植供者术前评估及术后恢复提供可靠的影像学依据。MDCT 检查推荐使用 64 排或以上的扫描机器，原因是高排数 CT 机器空间分辨率高，扫描速度快，可以减少患者呼吸运动伪影，特别是针对婴幼儿等无法屏气的患者。同时，因为劈离式肝移植受者之一常为婴幼儿患者，所以建议为此部分患者单独设定扫描方案及参数，如增大螺距来提高扫描速度从而减少呼吸伪影和适当降低 KV 值以降低辐射剂量等。在成人方面，应选用高浓度（350mgI/ml 或 370mgI/ml）非离子型碘对比剂提高组织对比度，对比度具体用量为 80~100ml，注射速度 4~5ml/s，然后使用 30~40ml 生理盐水冲刷；动脉期推荐使用智能触发技术，把触发感兴趣区放置于横膈下 1cm 腹主动脉处，触发阈值常规定于 150~200 亨氏单位（Hounsfield unit, Hu），具体阈值可根据扫描机器的扫描速度调整；门脉期及延迟期均使用固定延迟时间扫描触发，延迟时间分别为 50~55 秒及 90~120 秒，具体延迟时间设定因机器而异。在儿童方面，对比剂选用 300mgI/ml 或 320mgI/ml 的低渗非离子对比剂，需根据患者体重计算剂量，目前推荐的是 2ml/kg。动脉期同样推荐使用智能触发技术，但是门脉期及延迟期需因患者年龄而异，各中心需根据自己的经验灵活设定延迟时间。

MDCT 各期的扫描覆盖范围均从横膈至髂嵴，所有期相的扫描均在吸气相屏气完成。MDCT 扫描获得的三期增强图像常规水平面图像层厚和层间隔均为 3mm，并均进行多平面重建（multiplanar reconstruction, MPR）获得冠状面及矢状面图像，层厚和层间隔设定为 2mm。同时应使用原始数据重建获得层厚和层间隔均为 1mm 的三期图像，用于最大密度投影（maximum intensity projection, MIP）、容积重建（volume reconstruction, VR）等图像后处理。

三、MRI 扫描方案

肝脏 MRI 是一种具有多参数的成像方式。但是，在临床实践中要充分发挥 MRI 多功能成像的优势必须熟练掌握 MRI 相关技术并了解如何优化扫描方案，以及应用先进的成像理念并了解不同对比剂的用法。扫描机器推荐优先使用 3.0T MRI，因为与 1.5T MRI 相比，3.0T MRI 能提供更高的信噪比（signal-to-noise ratio, SNR）。在对比剂方面，推荐常规使用细胞外对比剂。而当怀疑胆道并发症或肝细胞源性肿瘤，建议使用肝胆特异性对比剂。

劈离式肝移植术后 MRI 扫描方案与常规肝脏的 MRI 扫描方案类似，包括冠状面单次激发快速自旋回波（single shot fast spin echo, SSFSE）图像，水平面 T_2 加权像（T_2-weighted image, T_2WI），双回波（dual echo）同相位（in-phase）及异相位（out-of-phase）图像，多 b 值弥散加权成像（diffusion weighted imaging, DWI），以及动态增强扫描图像。当怀疑胆道病变时，可同时获取 MRCP 进一步评估胆道解剖结构。

在肝脏 MRI 扫描开始时首先获取冠状面 SSFSE 图像。许多放射医师建议使用回波时间（echo time, TE）大于 160 毫秒（理想情况下为 180~200 毫秒）的 T_2 加权像。在 SSFSE 图像中，软组织的细节通常欠佳,并且长回波序列会产生相当大的 T_2 衰减,因此目前不建议在此序列中使用脂肪饱和技术,因为它会使肝脏边缘模糊并降低已经相对较低的 SNR。

T_1WI 序列可检测脂肪和其他具有高 T_1 信号的物质,如出血、高蛋白含量物质及铜或糖原的沉积。另一方面,液体、细胞或纤维化成分在 T_1WI 加权序列上为低信号。目前 T_1 序列主要通过改良的 Dixon 技术获得 3D 梯度回波(gradient echo, GRE)序列,该技术检测水和脂肪的化学位移效应,能够分离水和脂肪峰,从而有助于提高图像均匀性,进行压脂(fat saturation, FS),还提供更薄的层厚和层间距。3D GRE FS T_1WI 加权序列(如 LAVA、VIBE、THRIVE)通常用于动态增强扫描。

T_2WI 序列常规使用快速/涡轮自旋回波(fast spin echo, FSE)获取,重复时间(repetition time, TR)设定在 2 500ms 内,TE 范围为 60~120ms,理想情况下为 80~100ms,从而获得中等强度的 T_2WI 效果。由于 FSE T_2WI 序列受到磁化传递效应(magnetization transfer effect)的影响,从而使腹部脂肪的高信号得到保留,因此应常规应用脂肪抑制。在劈离式肝移植术后,若发生移植物水肿或炎症反应,肝脏 T_2WI 序列信号可能会增高。

平面回波成像(echo planar imaging, EPI)序列广泛用于 DWI 的获取,其本质上是 T_2WI 图像,主要是通过单次激发技术和 FS 采集。这两项技术对于在扩散信号变为零之前迅速捕获扩散信号至关重要,同时对患者的运动也相对不敏感。DWI 序列的 TR 应该大于 2 500ms,从而最小化 T_1 饱和效应并提高表观扩散系数(apparent diffusion coefficient, ADC)计算的准确性。随着 TE 的增加,图像质量迅速下降,因此应通过减少采集矩阵来降低 TE,该矩阵通常在 128×128 的范围内,低于其他序列的矩阵大小。EPI 序列对磁场的不均匀性和磁敏感伪影非常敏感,这会导致图像质量下降和失真。导致磁场不均匀性增高的原因包括空气-组织交界面,金属植入物和由快速切换梯度产生的涡流引起的 ghost 伪影。临床实践中可以通过增加场强等手段来改善 SNR。DWI 至少需要获取一组低 b 值图像和高 b 值图像来计算 ADC 值,在肝脏 MR 中通常为 b=0 及 b=800。为了准确计算 ADC 值,可以获取两个 b 值以上的 DWI 序列,不过会延长扫描时间。

MRCP 根据扫描方式的不同可大致分为 2D MRCP 和 3D MRCP。2D MRCP 和 3D MRCP 均有各自独特的优势,因此建议在临床实践中同时采集。得益于近年软件和硬件技术的发展,压缩感知和人工智能这些新技术可使 3D MRCP 扫描时间明显缩短且并不降低图像质量。因此,如有条件可在扫描中运用这些新技术从而缩短扫描时间。

第二节　CT 技术在供者评估中的应用

一、肝动脉 MDCT 评估

鉴于劈离式肝移植的特殊性及肝动脉血供充足是移植肝存活的充分必要条件,同时肝动脉解剖变异是影响移植术后肝动脉并发症的独立危险因素,因此术前通过影像学检查明确是否存在肝动脉解剖变异对劈离式肝移植供者的选择及劈离方式均有重要的影响。肝动脉分支和起源的解剖学变异多见,迄今为止样本量最大的研究显示在接受手术的 1 000 例患者中,有 24.3% 的患者具有肝动脉解剖学变异。因此,通过术前影像学检查对肝动脉解剖进行准确评价具有重要价值。

目前劈离式肝移植术前对供者肝脏动脉解剖的影像学评估主要由 CT 血管成像(computed tomography angiography, CTA)完成。动态增强 MDCT 扫描完成后,除获得水平面图像外,通过原始数据可重建出薄层(层厚及层间隔均≤1mm)图像,还可以通过多平面 MPR 重建获得冠状面及矢状面图像,用于 MIP 及 VR 图像重建肝脏 CTA 图像。MDCT 具有高空间分辨率的特点,通过结合先进的 CT 后处理技术能够清晰展示肝脏动脉解剖变异。MIP 的原理是将整个容积中每个视图上衰减值最高的体素投影到 2D 图像上,可以提供清晰的肝动脉解剖学关系。VR 是一种数据可视化技术,可创建数据的三维(3D)展示,主要是为了更好地可视化肝动脉解剖结构。

目前国际学术界存在许多肝动脉解剖变异的分型,以下将根据常用的经典 Michels 分型标准来阐述正常肝动脉解剖变异的影像表现。Michels 分型将肝动脉变异主要分为替代肝动脉和副肝动脉两大类共 10 种类型。替代肝动脉的定义是指变异肝动脉取代了同名正常肝动脉对肝脏进行供血;而副肝动脉的定义是变异肝动脉与同名正常肝动脉一起参与部分肝脏区域的供血。①Ⅰ型:正常解剖,肝左动脉与肝右动脉均由肝固有动脉分出,约占 60%;②Ⅱ型:胃左动脉分出替代肝左动脉,约占 7.5%;③Ⅲ型:肠系膜上动脉分出替代肝右动脉(图 14-1),约占 10%;④Ⅳ型:肠系膜上动脉分出替代肝右动脉,同时合并胃左动脉分出替代肝左动脉,约占 1%;⑤Ⅴ型:副肝左动脉源自胃左动脉(图 14-2),约占 10%;⑥Ⅵ型:副肝右动脉源自肠系膜上动脉,约占 5%;⑦Ⅶ型:副肝右动脉源自肠系膜上动脉,同时合并副肝左动脉源自胃左动脉(图 14-3),约占 1%;⑧Ⅷ型:替代肝右动脉合并副肝左动脉(图 14-4),或替代肝左动脉合并副肝右动脉(图 14-5),约占 2.5%;⑨Ⅸ型:肝总动脉来自肠系膜上动脉(图 14-6),约占 3%;⑩Ⅹ型:肝总动脉由胃左动脉分出,约占 5%。一个肝叶副肝动脉的存在使其至少需要进行两处动脉吻合,增加了术后发生肝动脉并发症的发生率。

除此之外,Michels 分型中尚未描述的罕见的肝动脉解剖变异类型还包括以下几种,①双肝动脉:肝总动脉缺失,肝右动脉和肝左动脉分别起源于腹腔干,胃十二指肠动脉起源于肝左动脉或肝右动脉;②四分叉肝动脉:肝左动脉、肝中动脉、肝右动脉和胃十二指肠动脉均源自肝总动脉;③3 支副肝动脉:肝固有动脉分出肝左动脉和肝右动脉,同时肝固有动脉起源正常,由肝总动脉发出;一支副肝右动脉源自胃十二指肠动脉,一支副肝左动脉源自胃左动脉,另外一支副肝左动脉发自胃右动脉;④肝总动脉独立起自腹主动脉等。

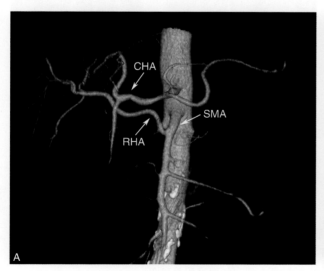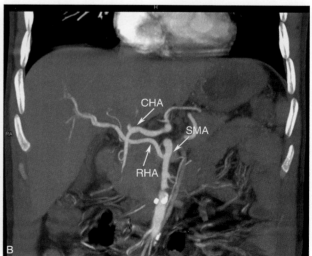

图 14-1　Michels Ⅲ型,肠系膜上动脉分出替代肝右动脉

RHA. 肝右动脉;CHA. 肝总动脉;SMA. 肠系膜上动脉。

A. 容积重建图;B. 冠状面动脉期最大密度投影图。

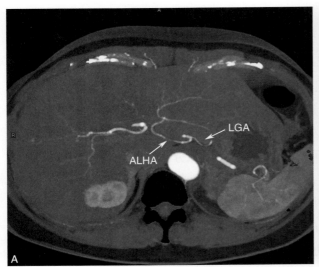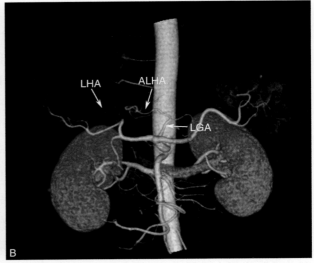

图 14-2　Michels V 型，副肝左动脉源自胃左动脉

LGA. 胃左动脉；ALHA. 副肝左动脉；LHA. 肝左动脉。

A. 动脉期水平面最大密度投影图；B. 动脉期容积重建图。

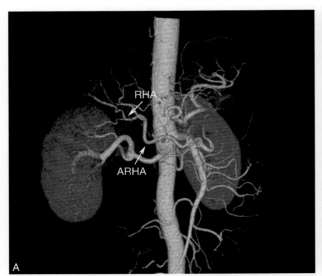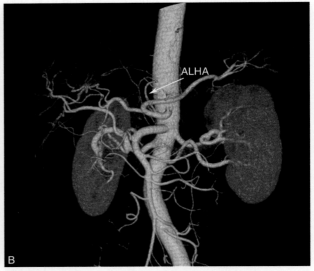

图 14-3　Michels Ⅶ 型，副肝右动脉源自肠系膜上动脉，同时合并副肝左动脉源自胃左动脉

RHA. 肝右动脉；ARHA. 副肝右动脉；ALHA. 副肝左动脉。

A. 动脉期左斜冠状面容积重建图；B. 动脉期右斜冠状面容积重建图。

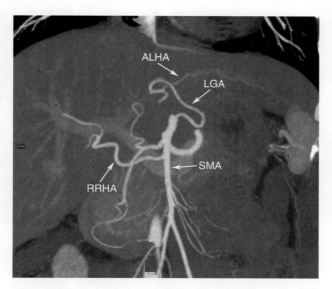

图 14-4 Michels Ⅷ型，替代肝右动脉合并副肝左动脉，
动脉期最大密度投影图

RRHA. 替代肝右动脉；SMA. 肠系膜上动脉；LGA. 胃左动
脉；ALHA. 副肝左动脉。

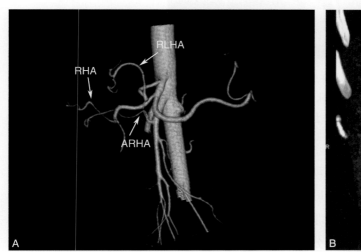
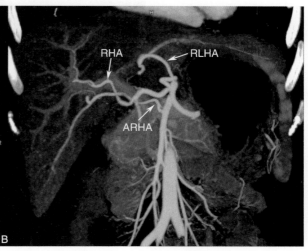

图 14-5 Michels Ⅷ型，替代肝左动脉合并副肝右动脉
RLHA. 替代肝左动脉；ARHA. 副肝右动脉；RHA. 肝右动脉。
A. 动脉期容积重建图；B. 动脉期最大密度投影图。

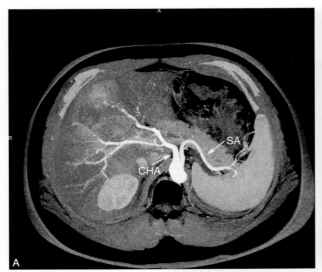
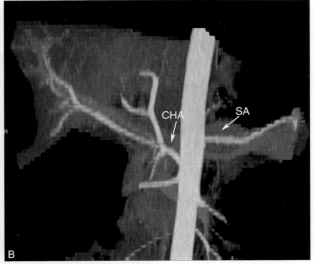
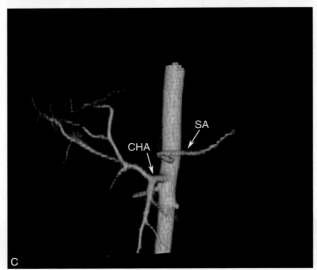

图 14-6　Michels Ⅸ 型，肝总动脉来自肠系膜上动脉

CHA. 肝总动脉；SA. 脾动脉。

A. 动脉期水平面最大密度投影图；B. 动脉期冠状面最大密度投影图；C. 动脉期容积重建图。

　　CTA 检查中除了要清晰展示肝总动脉、肝固有动脉、肝左动脉及肝右动脉的起源及走行之外，还需要清晰显示肝中动脉的起源及走行。肝中动脉供血肝段Ⅳa 和段Ⅳb，而段Ⅳ的血管解剖变异对劈离方式的选择具有重要影响。肝中动脉通常起源于肝左动脉，但可发生以下解剖变异：肝中动脉可能起源于肝右动脉；肝中动脉可能由位于肝门的肝固有动脉三分叉；在存在替代肝左动脉的患者中，肝中动脉来自肝右动脉；在存在替代肝右动脉的患者中，肝中动脉来自肝左动脉；如果肝固有动脉在肝门低位分叉，则肝中动脉可能会存在肝外走行并横穿 Calot's 三角的情形。不同的肝中动脉变异可能会导致不同的劈离手术方式，如当肝中动脉起源自肝左动脉时，常规的肝左外叶劈离将受到限制。

　　CTA 检查中除了需关注以上所述的解剖变异外，还需要注意观察是否存在以下少见但重要的影像变异，包括：肝动脉独立起源于腹主动脉；肝左动脉或肝右动脉起源于胃十二指肠动脉分支前的肝总动脉；肝总动脉分为肝左、肝右和胃十二指肠动脉 3 支；肝左动脉干或肝右动脉干短小；肝左动脉起自腹腔干。

在术前肝动脉 MDCT 评估中，除了要关注血管起源及走行变异外，还要关注肝动脉的管径大小。既往有研究显示，供者肝动脉口径细小（直径小于 2~3mm）是导致肝移植术后胆管狭窄及肝动脉并发症的重要危险因素，因此当肝动脉直径过小时，可能需用供者的髂动脉进行血管搭桥以重建肝动脉。所以术前 MDCT 检查需要评估供肝血管直径，尤其需要在冠状面及矢状面 MPR 图像上对肝动脉管径进行测量以减少误差，选择与受者肝动脉匹配的血管进行吻合，从而减少肝动脉并发症及胆道并发症的发生。

二、门静脉 MDCT 评估

在劈离式肝移植供者术前 MDCT 检查中，需常规用 CT 静脉血管成像（CT venography，CTV）扫描方式获取高质量的门静脉期图像，以便充分观察门静脉的详细解剖结构。与肝动脉 CTA 相似，常规 CTV 扫描除了获得水平面图像外，利用原始数据重建出薄层（层厚及层间隔均≤1mm）图像，用于 MIP 及 VR 图像重建的后处理重建，并要通过 MPR 获得冠状面及矢状面图像。而就门静脉解剖而言，冠状面图像尤为重要，因为冠状面可以在同一层面清晰展示门静脉主干及分支的解剖关系。MIP 及 VR 图像对于门静脉解剖的评估极为重要，而临床实践中 CTV 能够清楚显示门静脉 4~5 级分支，所显示的门静脉解剖结构与术中所见一致。

正常门静脉分为左右 2 支（图 14-7），即门静脉左支和门静脉右支，分别为左半肝及右半肝供血。与肝动脉相比，门静脉解剖变异相对较少，约占影响肝移植手术的主要血管变异的 35%。门静脉解剖变异的分类尚没有一个公认的分类体系，因此只需对门静脉是否存在解剖变异以及具体变异表现进行详细描述即可。最常见的门静脉解剖变异为门静脉主干三分改变，即门静脉主干在肝门处同时分为门静脉左支、右前支及右后支，占门静脉变异的 30%~40%（图 14-8）。当供者右半肝有 2 条门静脉主干分支时，劈离右半肝移植时受者需进行 2 次门静脉吻合，手术难度及风险性增加，同时也会增加术后门静脉并发症的风险，如门静脉血栓及狭窄等。其他少见门静脉变异还包括：门静脉右后支起自门静脉主干、门静脉主干和右支短小、门静脉右支缺如、门静脉主干分 4 支及门静脉右上支起于门静脉左支等。门静脉左

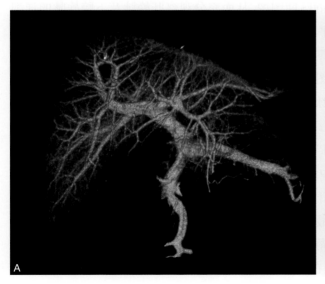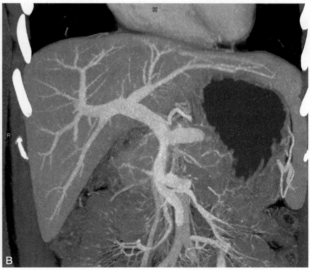

图 14-7 正常门静脉解剖
A. 静脉期容积重建图；B. 静脉期冠状面最大密度投影图。

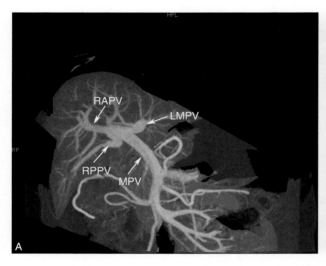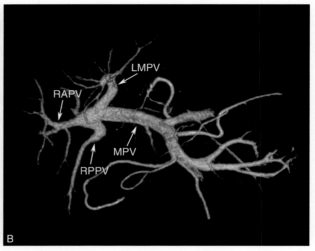

图 14-8　门静脉主干三分改变

RAPV. 门静脉右前支；LMPV. 门静脉左支；RPPV. 门静脉右后支；MPV. 门静脉主干。

A. 静脉期冠状面最大密度投影图；B. 静脉期容积重建图。

支的长度和直径也影响劈离肝左外叶在术中门静脉吻合的顺利进行，直接影响供肝劈离策略和供肝门静脉重建。当段Ⅳ作为手术切面时，术前 CT 可显示经过此段的门静脉分支，从而使其在术中受到保护，避免移植肝发生缺血坏死等并发症。此外，与肝动脉相似，门静脉管径大小为影响门静脉吻合方式的另一重要解剖因素，儿童受者中常见门静脉管径细小，容易发生供受者门静脉不匹配，直接吻合易引起管腔狭窄，术中可采用血管搭桥，将门静脉吻合到脾静脉汇合处，或采用将受者门静脉纵向劈开以补片技术使门静脉增宽的方式进行吻合。因此，术前准确评价门静脉解剖变异及管径大小，有助于供者选择和制订手术计划。

三、肝静脉及下腔静脉 MDCT 评估

与门静脉评估相比，对劈离式肝移植供者肝静脉及下腔静脉的术前 MDCT 评估有相同点及不同点。相同点是，均需使用 CTV 扫描方式获取高质量的肝静脉期图像，从而充分观察肝静脉及下腔静脉的详细解剖结构；不同点是，对肝静脉的评估主要依靠水平面图像观察解剖结构，因为水平面图像可以在同一层面清晰展示肝静脉的解剖关系。当然，当肝静脉期扫描完成后，也需要通过原始数据重建出薄层（层厚及层间隔均≤1mm）图像，用于 MPR、MIP 及 VR 图像重建的后处理重建。

在经典的肝静脉解剖结构中，三支主要的肝静脉汇入下腔静脉。肝左静脉引流段Ⅱ和段Ⅲ，肝中静脉引流段Ⅳ、段Ⅴ及段Ⅷ，肝右静脉引流段Ⅴ～段Ⅶ。其中，肝中静脉和肝左静脉汇聚成一共干，并经共干汇入下腔静脉的约占 60%。与门静脉相似，目前学术界对肝静脉的解剖变异没有公认的分类体系。因此，放射科医师对于肝静脉的解剖只需要在报告中详细描述即可。

在 MDCT 图像中需要重点观察会影响劈离式肝移植手术方式的肝静脉解剖变异。右肝下副静脉（accessory right inferior hepatic vein）是肝静脉系统中最常见的变异（图 14-9）。右肝下副静脉通常引流右半移植肝的外侧部分。多达 48% 的人群存在右肝下副静脉，且其将右半肝的后部（主要是段Ⅵ和段Ⅶ）直接引流至下腔静脉中。对于放射科医师来说，重要的是在 MDCT 图像中确定是否存在右肝下副静脉：如果存在，当右肝下副静脉和肝右静脉之间在冠状平面上的距离≥4cm 时，可能难以通过手术将两个静脉同时植入。如果副肝右静脉直径≥5mm，则需要对其和下腔静脉进行单独吻合以防止术后移植物淤血。

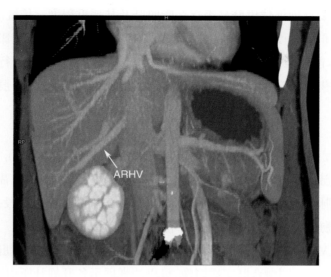

图 14-9　右肝下副静脉最大密度投影图
ARHV. 副肝右静脉。

成功进行劈离式肝移植的关键是保持移植肝供血和静脉引流之间的平衡。静脉淤血会严重损害移植物,导致其衰竭;因此,即使沿着肝实质解剖平面延伸的小肝静脉分支也需要完整保留或重建。肝中静脉常位于供肝劈离平面,因此在 MDCT 图像中需要仔细观察肝中静脉的分支模式,因为它会影响劈离平面的位置。引流段 V 和段 Ⅷ 的肝静脉分支可汇入肝中静脉。将肝右前叶上段(段 Ⅷ)引流到肝中静脉的分支可能存在于 9% 的人群中,并且具有重要意义,需要采取额外的手术步骤以避免该段静脉淤血(即内侧扇形静脉淤血)、节段性坏死和萎缩。

四、肝脏体积测量

因为肝脏体积的个体差异较大,仅根据患者体重来选择供者及受者的方式存在明显缺陷,而移植术前准确测量供者全肝和各叶体积对于保证劈离式肝移植手术成功和减少术后并发症具有重要意义。使用 CT 数据准确测量肝脏体积已成为肝移植术前的常规检查。

在劈离式肝移植中,劈离的移植肝的大小是影响手术成功的重要因素,劈离肝过大及过小都会显著增加术后并发症的风险,如大肝综合征和小肝综合征。目前认为 GRWR 小于 0.8% 的受者的存活概率明显降低。因此,如果术前预期的移植物与受者重量比约为 0.8%,移植外科医师有时会希望知道更准确的比值。目前,术前肝脏体积评估主要通过 CT 来完成。许多研究人员阐述了以术中肝脏体积测量为参考标准得出的 CT 肝脏体积准确度的结果。研究的结果表明,CT 肝脏体积测量的准确性与参考标准之间的偏差为 0~30%。MDCT 技术的最新进展使我们能够获得各向同性的 3D 图像数据,其中图像的层厚通常为 0.5~0.7mm。通过使用 3D 图像数据,部分体积效应在图像重建时会大大降低,并且 CT 肝脏容积法的准确性可能会得到提高。有研究表明,使用厚层厚图像(大于 2.5mm)计算出来的肝体积较实际肝体积偏小。因此,推荐使用各向同性的 3D 薄层数据来计算肝脏体积以减少误差。

五、供者肝实质评估

肝实质的评估是劈离式肝移植供者评估的重要组成部分。临床工作中,最常见的肝脏病理改变为脂肪肝及肝囊肿。增强 CT 能够简单易行地准确诊断肝囊肿,而关于其他可能会遇到的相对少见的肝实质良性及恶性病变的影像学表现,在相关文献及书籍都有详细描述,因此在此不详述。脂肪肝是影响供肝选择的重要因素,因此需要准确评估供肝是否存在脂肪肝及其严重程度。传统的 CT 平扫图像能够半定量地诊断并评估脂肪肝,但是易受扫描条件的干扰,因此其准确性会受到一定影响。而近十年新出现的 MRI 检查中的 PDFF 技术能够准确地测量肝脏脂肪含量,双能量 CT 技术可进行物质分离并测量肝脏脂肪含量,为劈离式肝移植供肝的选择提供更多可靠的影像学证据。双能量 CT 肝脏脂肪定量测量技术会在本章第四节详述。

六、典型病例

一例 38 岁男性脑死亡捐肝患者术前于我院行 MDCT 增强扫描(图 14-10)。图 14-10A 为动脉期 VR 图像,可以清晰展示肝动脉解剖变异情况,其中替代肝左动脉起源于胃左动脉,副肝右动脉起源于肠系膜上动脉。图 14-10B 为动脉 VR 图融合肝实质图像,清晰显示各肝动脉供血肝段,其中原位肝右动脉供血肝右前叶,而肠系膜上动脉发出的副肝动脉供血肝右后叶。

图 14-10C 为肝静脉 VR 图像,可以清晰观察到各肝静脉走行情况,此患者肝静脉没有明确的解剖变异。而图 14-10D 为肝静脉 VR 图融合肝实质图像,可以清晰展示各肝静脉所引流的肝段。

图 14-10E 为门静脉系统 VR 图像,可以清晰观察到脾静脉、肠系膜上静脉、门静脉干及门静脉左、右支走行情况,明确患者门静脉没有明确的解剖变异。图 14-10F 为门静脉 VR 和肝静脉 VR 图的融合图像,可以清晰观察门静脉和肝静脉之间的解剖关系。

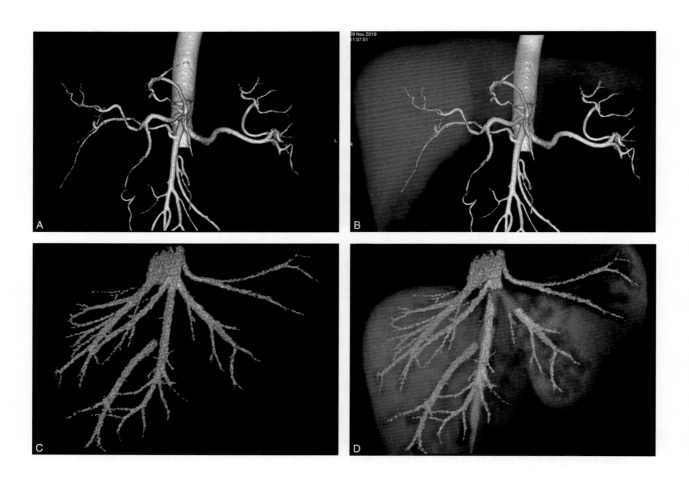

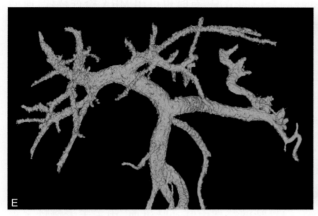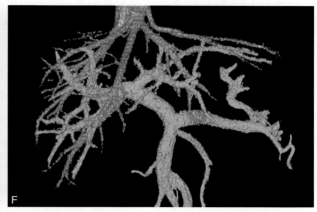

图 14-10　劈离式肝移植供肝术前评估典型病例

第三节　计算机体层成像／磁共振技术在劈离式肝移植术后评估中的应用

一、劈离式肝移植术后正常影像学表现

通过影像学检查准确诊断劈离式肝移植术后并发症的前提是要了解属于术后正常的影像学征象,以避免误诊和漏诊。在移植术后早期(＜1 个月),CT 增强扫描上移植肝会出现散在的斑片低强化灶,通常位于肝包膜下,这可能是由于移植物一过性灌注不佳或局部水肿导致,不要误认为是坏死,一般随着患者逐步康复,这些低密度区域会在数天至数周后消失,具体时间因人而异。其次,CT 上肝内门静脉旁会有水样密度影环绕,这是术后肝汇管区正常的渗出,一般也会在之后的随访中逐渐吸收消失,不要误认为是肝内胆管扩张及其他病理性改变。再者,在婴幼儿受者中,由于受者与供者(成人)间的血管直径差异较大,在CT 影像上血管吻合口可能会出现假阳性狭窄,尤其是在 VR 和 MIP 图像中,而这种情况往往是供者和受者血管大小不匹配所致,需要结合患者临床状态及超声多普勒结果,或者进行随访复查,除外真性狭窄。

二、肝动脉并发症影像评估

(一)论述

血管并发症在劈离式肝移植术后的总发生率约为 9%,并且在大多数情况下与肝动脉有关。肝动脉并发症多发生在术后早期,多数原因是肝动脉管径细小,血管吻合难度高。肝动脉并发症包括肝动脉血栓形成、狭窄、假性动脉瘤和动脉破裂等,移植后出现肝衰竭、胆漏、脓毒症或胃肠道出血的患者应始终考虑上述病变为主要致病原因。胆道在移植术后完全由肝动脉分支供血,因此任何肝动脉并发症都可能导致胆道缺血、狭窄、坏死和脓肿形成。

手术或介入治疗的时间是保证肝功能恢复和避免不可逆性损伤的最关键因素,影像学诊断在术前评估(肝移植和受者选择)和患者随访中发挥着重要作用。术后影像学评估有助于并发症的及时诊断和积极治疗,从而协助临床医师有效挽救移植肝功能。超声、CT、MRI 是目前用于显示劈离式肝移植术后肝动脉血管并发症的主要成像工具。

熟悉肝动脉吻合方式及肝动脉吻合口的正常影像表现,是避免误诊和正确诊断各种肝动脉并发症的前提。肝动脉端端吻合为最常采用的肝动脉吻合方式。

术后 CTA 检查技术通常用来显示术后肝移植肝动脉吻合口的情况,有时也可用 MRA 检查替代,典型的肝动脉吻合口在 CTA 图像上表现为鱼嘴样,管腔通畅,边缘光滑,吻合口部管腔未见狭窄,充盈良好。

（二）肝动脉血栓

肝动脉血栓形成是最常见和最危险的血管并发症,通常在术后 6 周内,成人受者发生率为 2%~12%。引起肝动脉血栓形成的危险因素包括:供者和受者肝动脉管径有显著差异、术前存在血管病变（如腹腔干狭窄、动脉粥样硬化等）、肝动脉吻合位置不佳以致血管折叠迂曲产生异常血流、血管吻合次数多、吻合口狭窄以及肝动脉直径过小（<3mm）。除此之外,同种异体移植物急性排斥反应、冷缺血时间长、再灌注损伤、巨细胞病毒感染和 ABO 血型不匹配都能通过引起肝脏微血管损伤而增加肝动脉血栓形成的风险,而慢性排斥反应是肝移植后期肝动脉血栓形成的主要原因。正常情况下肝脏血供的 30%、氧供的 40%~50% 由肝动脉提供,肝内外胆管、肝门部结缔组织、门静脉壁等都由肝动脉供血,由于手术牺牲了来自肝外胆道树周围动脉网络的副分支,肝动脉是胆管唯一保留的血液供应。因此,肝动脉血栓形成对胆道上皮细胞有破坏性影响,如果不及时治疗,会迅速导致胆管缺血和坏死。

血栓的影像学表现为肝动脉或肝动脉分支内出现充盈缺损,与肝内梗死灶、胆汁瘤或脓肿以及胆道狭窄时的胆道阻塞征象相关。肝动脉血栓最常见的发生部位在肝动脉主干,以血管搭桥方式进行肝动脉重建者尤为多发,多数患者远侧肝动脉主干及分支广泛性受累,少数患者可仅发生肝动脉分支血栓。CT 及 MRI 动脉期增强扫描发现肝动脉管腔内不强化的充盈缺损灶即可诊断肝动脉血栓,其诊断肝动脉主干血栓准确度接近 100%。CTA 及 MRA 血管成像能进一步提高肝动脉血栓的检出率,影像学科的经验和学者的研究结果显示,CTA 在图像质量、扫描持续时间和对重症患者的可行性方面都要优于 MRA,此外,CTA 的多种后处理技术（如多平面重建、血管曲线重建、容积重建等）可以更清晰地显示血管之间的关系及多角度直观地显示血栓的部位、形态及范围,更加有助于对肝动脉分支血栓的显示,这大大降低了有创性的血管造影检查的应用。

根据 CT 平扫图像中血栓的密度可初步判断血栓新旧程度,急性期血栓由于血红蛋白丰富,CT 平扫呈高密度;MRI 检查中不同时期的血栓信号变化复杂,其信号高低与血栓内去氧血红蛋白、高铁血红蛋白和含铁血黄素含量有关,急性期血栓 T_1WI、T_2WI 均呈低信号,亚急性早期血栓 T_1WI 呈高信号、T_2WI 呈低信号;亚急性晚期血栓 T_1WI、T_2WI 均呈高信号;慢性期血栓 T_1WI、T_2WI 均呈低信号。急性期血栓可进行血管内溶栓治疗。

肝实质缺血或梗死以及肝内外胆管缺血性改变为肝动脉血栓的继发性表现,认真观察肝实质及肝内外胆管表现,不仅是全面评估移植肝缺血性损伤情况的重要内容,还有助于发现隐匿性的肝动脉分支血栓,仔细观察肝实质低密度区所属的肝动脉分支显影情况,结合 CTA、MRA 血管成像,能有效提高肝动脉分支血栓的检出率。

（三）肝动脉狭窄

肝动脉狭窄的发生率仅次于肝动脉血栓,移植受者狭窄的发生率约为 11%,肝动脉狭窄在肝动脉主干及分支均可发生。根据狭窄发生部位可分为肝动脉吻合口狭窄和非吻合口部位肝动脉狭窄两类。常发生在吻合部位的狭窄即吻合口狭窄,约占肝动脉狭窄的 70% 以上,通常由钳夹损伤、手术时灌注导管引起的内膜创伤引起,或血管破裂导致动脉端缺血造成肝动脉狭窄。肝动脉狭窄脉可发展为胆道缺血,引起肝功能障碍,多数在术后 3 个月内发生,以介入血管成形术进行球囊扩张或放置血管内支架常可取得良好疗效。

在 CTA 及 MRA 检查中,局限性或节段性肝动脉主干或分支管径变细为肝动脉狭窄的直接征象,严重者可合并不同程度的肝动脉分支减少或稀疏,甚至阻塞的远段血管不显影。在连续的薄层水平面图像上追踪观察,能够初步评价肝外肝动脉情况,但水平面图像诊断准确性低,CTA、MRA均为诊断移植术后肝动脉狭窄的有效工具。尽管超声是劈离式肝移植术后首选的成像方式,但是采用带有图像重建和3D重建技术的CTA或MRA来评估血管局灶性狭窄的部位、严重程度的诊断准确度会更高。据报道,MRA往往会高估狭窄,并有可能导致相对较高的假阳性率,且由于移植术后早期多数患者病情危重、难以良好配合呼吸,MRA成像质量也受到影响;与MRI比较,CT检查技术的快速扫描保证了图像质量。CTA对肝动脉狭窄诊断的准确度及灵敏度都更高,能够准确显示肝动脉及其三级以内分支,对肝动脉狭窄部位的诊断能力与数字减影血管造影接近,大量研究显示,当CTA排除肝动脉病变时无须再行数字减影血管造影(digital subtraction angiography, DSA)检查,对于腹腔干、肝总动脉、肝固有动脉狭窄,CTA诊断灵敏度、特异度均可达到100%;诊断肝动脉一级分支狭窄的灵敏度亦可达到100%,特异度受肝动脉分支显影情况影响,少数病例可以出现假阳性,原因可能与肝动脉主干极度狭窄时肝动脉血流量及血流速度减低导致远侧段血管充盈不良有关。

根据管腔狭窄程度,肝动脉狭窄可分为4级:管腔狭窄≤50%为轻度;51%~75%为中度;76%~89%为重度;≥90%为极重度。以此为标准,CTA对肝动脉狭窄程度的判断与DSA符合率可达90%以上。对少数患者的肝动脉狭窄程度,CTA存在高估,原因可能与DSA直接经肝动脉给药,对血管的显示更加清晰,以及经高压注射器给药时,局部狭窄段血管可能轻微扩张有关。MRA检查中这一现象更加明显。当肝动脉狭窄程度>50%时,尽管由于肝脏血流自身代偿机制的作用,可以维持总肝血流量相对稳定,但肝动脉血流量显著降低仍可引起移植肝胆管系统发生缺血性损伤。

(四)肝动脉假性动脉瘤

劈离式肝移植术后,肝动脉假性动脉瘤较为罕见,发生率为1%~2%,主要与血管成形术(肝外假性动脉瘤,最常见的是在吻合部位)、移植物活检或局灶性实质感染(肝内假性动脉瘤)有关。如果未发生破裂,患者常无相关症状;然而,破裂可能引起腹腔内出血、急性休克、瘘管形成(肝动脉门静脉瘘及肝动脉胆管瘘)或胃肠道出血等威胁患者生命的不良后果。所以,尽管肝动脉假性动脉瘤在大多数情况下是偶然发现的,但应通过手术或血管内介入及时治疗。同时,当临床出现非特异性胆管出血,不能解释的发热、肝功能异常或血红蛋白降低时,要考虑肝动脉假性动脉瘤形成和破裂的可能。

各种肝动脉假性动脉瘤在CTA检查中均表现为肝动脉主干或分支上的结节状异常密度影,通常位于吻合点附近,多数偏于一侧,动脉期明显强化,各期增强扫描中强化程度始终与相邻肝动脉和腹主动脉一致,边界清楚、光滑,动脉期CTA成像可见病灶与肝动脉主干或分支相连,呈结节状扩张。MRI检查中表现为肝动脉主干或分支管腔局限性囊状外凸,平扫信号与血管真腔相似,动态增强检查中病灶强化与相邻肝动脉及腹主动脉保持一致;MRA表现与CTA类似。

(五)典型病例

53岁男性患者,因乙型病毒性肝炎后肝硬化失代偿期合并肝细胞癌于我院行劈离式肝移植手术(右三叶供肝)。患者手术过程顺利,然而术后第1日常规床边超声检查提示肝动脉未见显示,结合临床生化指标异常,临床怀疑肝动脉吻合口狭窄闭塞,遂行急诊CT检查,患者按照前述肝移植术后CT扫描方案进行扫描(图14-11)。图14-11A~C为本次扫描图像,图14-11A和图14-11B分别为动脉期水平面及冠状面MIP图,清晰显示肝动脉吻合口突然截断(箭头),远端肝动脉未见显影;图14-11C为动脉期VR血管重建图像,可以更为直观地显示肝动脉狭窄闭塞程度。MIP图和VR可以清晰展示患者肝动脉吻合口截断情况,明确肝动脉吻合口为完全闭塞,肝内动脉未见显影。

患者于CT检查后行急诊介入治疗(球囊扩张合并支架置入术),介入术中提示肝动脉吻合口完全闭塞,肝内动脉未见显影,确认了 CT 诊断结果。图 14-11D~F 为患者术后第 1 日 CT 复查图像,图 14-11D 和图 14-11E 分别为动脉期水平面及冠状面 MIP 图,清晰显示原肝动脉吻合口狭窄解除,移植肝动脉内见两枚支架,肝内动脉分支清晰显影;图 14-11F 为移植肝动脉支架曲面重建图,可以直观显示支架内未见明确充盈缺损。需要注意的是,由于肝动脉支架腔管径较小同时受到支架伪影的影响,支架内可能会观察到片状低密度影,容易与真正的血栓混淆从而过度诊断,两者鉴别要点首先是血栓的边界一般相对清晰,而伪影的边界相对模糊,再者就是可以通过观察静脉期及延迟期图像,血栓的大小形态在各期图像中均不会发生变化,而伪影会发生变化;最后,在鉴别困难时,可以结合超声多普勒图像,必要时可以短期复查,避免过度诊断及误诊。对于肝动脉狭窄闭塞患者,主要的治疗手段为球囊扩张并置入支架,而 CT 是术后治疗效果评估的主要手段。术后支架管腔通畅情况的 CT 评估主要依靠原始图像及 MPR 图像,必要时可以做支架曲面重建(图 14-11E);而 MIP 图像和 VR 图像因为支架本身为高密度,因此这两种图像中会遮挡支架管腔的显示,不适合用于评估支架管腔的通畅情况。然而,MIP 图像和 VR 图像(图 14-11D 和图 14-11E)可以评估术后支架远端分支显影情况,从而间接评估肝动脉并发症的疗效。因此,CT 除了协助肝动脉并发症的诊断外,还是治疗后评估疗效的主要手段。肝动脉并发症术后 CT 随访复查的时间需要根据不同患者的病情制订。同时,需要明确的是,肝动脉并发症最常发生在术后早期,如本病例是在术后第 1 日,因此术后早期 CT 复查需要重点关注肝动脉情况。

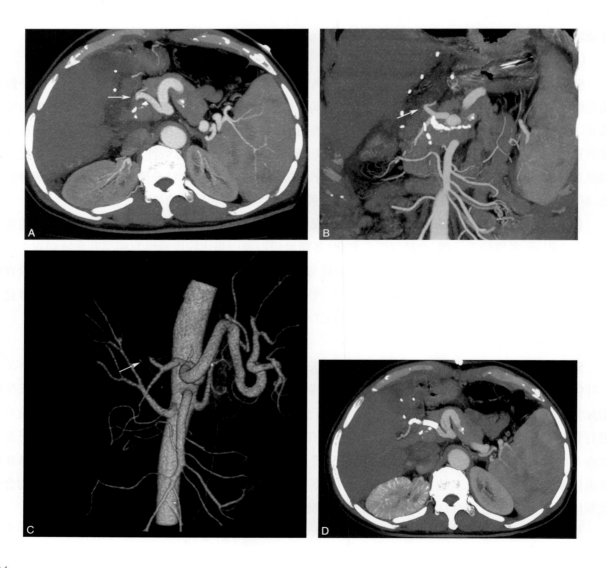

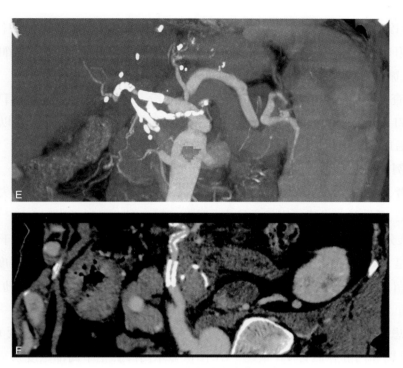

图 14-11　肝动脉并发症典型病例

三、门静脉并发症影像评估

（一）论述

劈离式肝移植术后门静脉并发症并不常见,主要包括门静脉狭窄(portal vein stenosis,PVS)和门静脉血栓形成(portal vein thrombosis,PVT),总体发生率为 1%~12.5%。由于门静脉血管直径较大,吻合技术不复杂,成人劈离式肝移植术后门静脉并发症并不多见。门静脉狭窄常发生在门静脉吻合口处,通常与手术吻合技术有密切关系,术后前 6 个月内出现的门静脉狭窄往往是因为技术原因,新生内膜增生则会导致延迟性狭窄。门静脉血栓的主要危险因素包括术前已存在门静脉血栓、使用了人工血管或冻存的血管、供者和受者门静脉口径之间的差异、高凝状态、既往血栓史、脾切除等,也可能在下游血流阻力升高(如下腔静脉狭窄)或门静脉流入量低(通常是由于持续的门体侧支和 / 或脾静脉盗血)等情况下发生。在儿童受者中,门静脉并发症的发生率较高,主要是劈离供肝多采用门静脉左支进行吻合,然而因供肝门静脉长度有限,门静脉吻合口存在不同程度张力,故小儿劈离式肝移植术后门静脉并发症明显升高,PVS发生率可高达 22%。

在临床症状和体征的基础上,劈离式肝移植术后门静脉并发症的诊断主要依靠门静脉彩色多普勒超声、MDCT 门静脉血管成像、磁共振静脉成像(magnetic resonance venography,MRV)、直接或间接门静脉造影等检查,以下重点阐述 CTV 及简略介绍 MRV。

门静脉狭窄常发生在吻合口处,临床症状轻重不一,也可无任何症状。目前认为移植后门静脉主干内径至少应大于 3.5mm,否则可诊断为门静脉狭窄。CT 及其后处理技术是诊断门静脉并发症较为准确的方法,通常用于排除或确认临床或超声的可疑发现。MDCT 增强扫描可以及时发现门静脉血栓,结合后处理图像则可更直观地显示门静脉狭窄及血栓形成的充盈缺损,可清晰地显示门静脉狭窄和血栓形成的位置、范围、狭窄程度及门静脉侧支循环等情况,如门静脉吻合口狭窄。CTV 可发现吻合口局部呈条状、细线状改变,可表现为环状或节段性狭窄,狭窄后门静脉分支可代偿性扩张,也可表现为门静脉分支纤细。门静脉血栓栓塞多为偏心性,也可为完全性门静脉阻塞,在平行走行的血管中,呈现条状充盈缺损改变,相应供血的肝叶、肝段区域在 CT 增强门脉期呈低灌注状态,即密度减低。门静脉狭窄及血栓形成可导致大量的侧支循环形成,可表现为食管胃底静脉曲张及胃肾分流、脾肾分流等。

当存在 CT 检查禁忌证时,MRV 可作为 CTV 的替代手段。急性期血栓呈 T_1 低信号、T_2 低信号,亚急性早期血栓在 T_1WI 和 T_2WI 上均呈高信号,慢性期血栓 T_1WI 为混杂信号、T_2WI 则以低信号为主;注射对比剂 Gd-DTPA 后血栓无强化表现,与 CTV 相仿。

（二）典型病例

13 岁男性患者,因巴德 - 基亚里综合征（Budd-Chiari syndrome）多次介入治疗失败,于我院行劈离式肝移植手术（右三肝供肝）,术后行影像学检查（图 14-12）。图 14-12A 和图 14-12B 为患者术后早期常规复查的 CT 图像,分别为静脉期冠状面及水平面 MIP 图。图像显示移植门静脉主干局部轻度狭窄（箭头）;需要注意的是,术后早期由于门静脉周围水肿,门静脉管腔局部可能会显示轻度狭窄,特别是在吻合口处,此时需要留意不要过度诊断,可以结合患者临床表现和超声多普勒成像辅助诊断。此患者为假性狭窄,患者术后正常康复出院。

术后一年半,患者因腹胀再次入院治疗和检查。图 14-12C 和图 14-12D 为此次 CT 检查图像,分别为静脉冠状面 MIP 图和门静脉血管 VR 重建。CT 图像显示门静脉主干局部重度狭窄,远端门静脉管腔

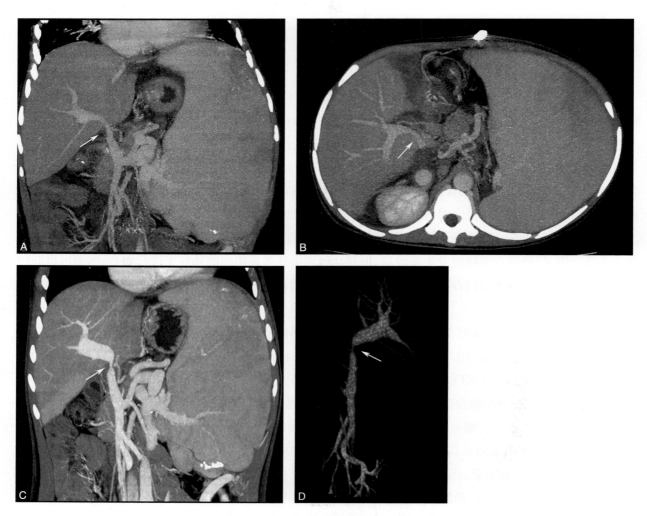

图 14-12　门静脉并发症典型病例

扩张(狭窄后扩张),尤其是图 14-12D 血管 VR 重建可以更为清晰和直观地展示门静脉狭窄程度。CT 诊断为门静脉干重度狭窄,患者随后行介入治疗(门静脉成形术)。患者介入术后 1 年复查显示狭窄较前显著改善。

本病例重点有两个。一为术后早期门静脉局部可表现为局部稍窄,注意结合其他资料避免过度诊断。二是对门静脉并发症的观察主要通过冠状面 MIP 图像和 VR 图像。

四、肝静脉、下腔静脉并发症影像评估

(一)论述

只有充分掌握了肝静脉流出道建立方式的相关知识,才能更好、更高效地诊断和治疗肝静脉流出道并发症。劈离式肝移植中,若接受右半肝移植,可施行与全肝原位移植术相似的手术,或保留肝后下腔静脉施行背驮式肝部分移植术;而接受左半肝的受者,则在病肝切除时需保留肝后下腔静脉,甚至肝左静脉、肝中静脉共干肝静脉的根部以与供者左半肝或左外叶相应的肝左、肝中静脉共干段做端端吻合。

肝移植术后流出道梗阻包括肝静脉流出道梗阻和下腔静脉肝上段梗阻。肝静脉和下腔静脉并发症罕见,估计发生率为 1%~2%。肝静脉流出道梗阻常见的危险因素有:重建肝静脉回流通道口径不匹配;供受者肝上下腔静脉和成型的肝静脉端端吻合时吻合口相对狭窄;移植肝压迫静脉回流通道;肝上下腔静脉残留过长,血管易扭曲、成角等。肝静脉流出道梗阻的原因主要包括肝静脉血栓形成和肝静脉吻合口狭窄,而受者年龄、不同移植术式可影响并发症的发生率。下腔静脉并发症主要包括下腔静脉血栓形成及下腔静脉狭窄。下腔静脉口径较大,因此并发症发生率较低(<1%)。下腔静脉并发症主要是由外科技术原因引起,如吻合时供肝保留太长、供受者吻合血管直径不匹配、周围血肿引起外在压迫及供肝体积过大压迫肝下的下腔静脉等。根据梗阻部位不同,下腔静脉并发症引起的临床表现及受累的器官有所不同。下腔静脉肝上段梗阻可引起类似肝静脉流出道梗阻的肝脏病理改变,若发生下腔静脉肝下段梗阻,由于不影响肝静脉回流,通常仅出现双下肢水肿、肾功能损害等下腔静脉阻塞综合征表现。

在 CT 增强扫描时,肝静脉阻塞及肝上段下腔静脉阻塞可表现为肝实质不均匀强化、延迟强化及肝脏弥漫性增大等征象。若阻塞部位在肝静脉分支,则可表现为相应区域肝实质密度降低及强化程度减低。若肝静脉闭塞或血栓形成,在 CT 增强上则出现肝静脉不显示或呈无强化的低密度影或充盈缺损灶。增强 CT 及 CTV 可直观明了地显示肝静脉、下腔静脉狭窄或闭塞的部位和程度。临床实践中个别病例 CTA 显示的血管管腔闭塞程度与 DSA 稍有偏差,原因是当狭窄宽度小于重建层厚时,部分容积效应使小血管密度降低或重建过程中部分数据丢失,导致主观上感觉血管狭窄程度加重。总而言之,随着 CT 技术的不断发展,CTV 可以使肝移植术后血管腔内病变的诊断变得更加安全、无创和准确。

MR 血管造影能良好显示肝静脉及下腔静脉,能较准确评价吻合口及其上下段血管有无狭窄,直观地反映肝血管的走行及形态学改变。动态增强检查时,与 CT 表现相似,肝流出道阻塞可出现肝实质异常强化、不均匀强化等征象。根据信号不同,MR 能够区分不同时期形成的血栓。急性期血栓 T_1WI 为低信号、T_2WI 呈高信号,亚急性期血栓 T_1WI 和 T_2WI 均呈高信号,慢性期血栓 T_1WI 为混杂信号、T_2WI 低信号为主;注射对比剂后血栓无强化。MR 血管造影可帮助了解血栓的范围及部位,有助于肝静脉、下腔静脉狭窄的程度及部位的诊断。

(二)典型病例

1 岁女性患者,因先天性胆道闭锁于我院行劈离式肝移植(左外叶供肝),先后进行影像学检查(图 14-13)。图 14-13A 和图 14-13B 为术后早期常规 CT 复查的肝静脉期水平面图像,图像显示肝静脉

显影清晰,未见血栓形成;需要注意的是,图 14-13A 和图 14-13B 中肝静脉周围线样液性密度影及腹水属于正常术后早期表现,一般会随着患者康复而吸收。

然而,患儿出院 3 个月后因反复腹胀返院住院检查和治疗,并行 CT 检查排除血管并发症。图 14-13C 和图 14-13D 为本次肝静脉期水平面图像,其中图 14-13C 显示局部肝静脉未见显影(箭头),为肝静脉并发症的直接征象。同时需要留意的是,与患者术后首次复查对比(图 14-13A 和图 14-13B),患者腹水没有减少(腹胀的原因之一),肝静脉周线样液性密度影增多,肝实质肿大并呈花斑样强化,均是移植肝流出道受阻的典型间接征象。因此,结合直接征象及间接征象,患者肝静脉并发症诊断明确,遂行介入治疗(肝静脉吻合口成形术)。

患者术后两年 CT 复查,图 14-13E 和图 14-13F 为本次复查肝静脉期水平面图像,清晰显示肝静脉显影清晰(箭头),未见充盈缺损,肝静脉周线样液性密度影完全吸收,肝脏肿胀完全缓解,肝实质强化均匀,腹水完全吸收。因此,CT 检查提示患者治疗效果良好,移植肝流出道受阻完全解除。

与肝动脉并发症不同,肝静脉并发症一般发生较晚,因此常有患者早期影像资料可以参考。如本病例,通过对比术后早期图像和后期 CT 检查图像,可以清晰观察到肝静脉并发症的直接征象和间接征象,前者包括肝静脉充盈缺损或不显影,后者包括持续腹水、肝实质异常强化(与巴德-基亚里综合征相仿)等。因此,当诊断不明确时,可以通过对比患者不同时期图像有助于明确诊断。同时,在治疗后的随访过程中,对 CT 图像的观察也主要包括直接征象和间接征象,明确病变是否再发或得到缓解。

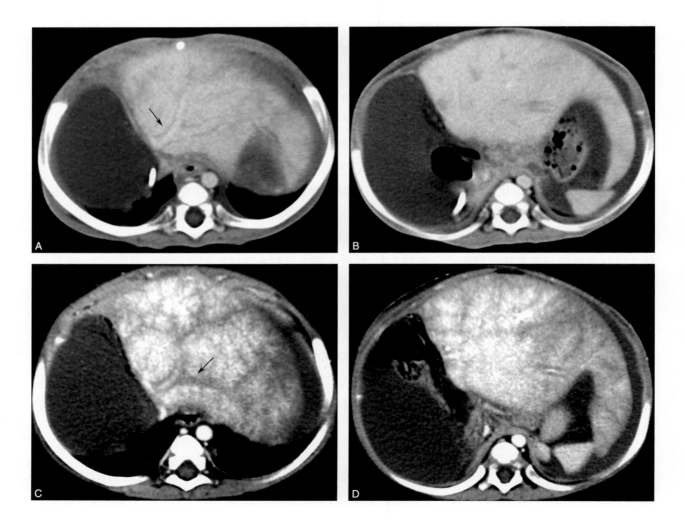

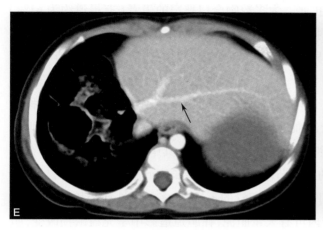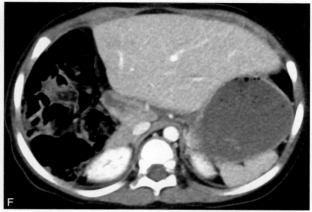

图 14-13　肝静脉并发症典型病例

五、胆管并发症 CT/MR 评估

（一）论述

胆道并发症是移植物功能障碍的第二常见原因,仅次于排斥反应,总的发病率为 5%~25%(最常见于右叶移植后的患者),多发生在术后第 1 个月。胆道并发症是肝动脉血栓形成和吻合口狭窄的后果。了解移植术后胆管并发症的相关临床知识,有助于正确认识和早期诊断移植术后胆管并发症。

在劈离式肝移植中,对于儿童受者,通常选择胆肠吻合或肝肠吻合,即 Roux-en-Y 构型。对于成人受者,如果原有的肝病未影响肝外胆管系统,如终末期肝硬化,则首选的胆管吻合技术是用供者肝胆管与受者胆总管做端端吻合;如果原有肝脏病变累及肝外胆管系统,如原发性或继发性胆管炎、原发性肿瘤或继发性肿瘤侵犯以及反复多次肝胆管手术后,则常选择胆肠吻合或肝肠吻合术。对于胆管端端吻合的患者,如果出现吻合口阻塞,可采用胆肠吻合重建吻合口。

肝移植术后胆管并发症可根据发病时间、病变部位以及病变类型等进行分类。按发生时间,胆管并发症常被分为早期和晚期 2 大类,发生在移植术后 3 个月内的为早期胆管并发症,发生在移植术后 3 个月以上的为晚期胆管并发症。按发生部位分为供者胆管系统、受者胆管系统和胆管吻合口处 3 类,其中胆管吻合口处和供者胆管系统的胆管并发症占所有胆管并发症的 80% 左右,其中胆管狭窄占所有胆管并发症的 50%。肝移植术后胆管并发症主要包括胆漏、胆管狭窄、胆管炎及胆肠吻合相关性胆管并发症等。

虽然吻合口胆漏既可见于胆管端端吻合口,又可见于 Roux-en-Y 吻合口,但以后者更常见。CT 或MRI 检查中,以肝门区局限性积液为主要表现,瘘口通常难以显示,胆漏时往往合并腹膜炎和胆管炎。CT 或 MRI 增强扫描无强化;在 MRCP 上,可以看到胆管吻合口旁液体聚积;在肝脏特异性对比剂增强MRI 中,肝胆期表现为对比剂随胆汁溢出正常的胆管系统,聚积在吻合口周围形成对比剂池或自由散布至整个腹腔。吻合口胆漏是严重的胆管并发症,多数发生于移植后早期。虽然胆管引流、腹腔引流对胆漏可能有帮助,但彻底地治疗可能需要外科胆漏修补或手术重建吻合。

胆管狭窄是造成胆管阻塞的最常见原因,肝移植术后胆管狭窄的发生率为 4%~17%。胆管狭窄可分为吻合口狭窄和非吻合口狭窄。在 CT 和 MRI 检查中,吻合口狭窄表现为吻合口以上肝内外胆管扩张,胆管扩张呈均匀性,扩张的胆管分布正常,管径扩张程度成比例,管壁光整;吻合口狭窄处胆管明显变细或闭塞。MRCP 上吻合口狭窄表现为局限性管腔突然变窄伴近端胆管扩张。值得注意的是,肝移植后梗阻性黄疸的患者不一定伴有梗阻部位以上胆管明显扩张。大多数吻合口狭窄的患者（有报道约为61%）并无明显的肝内胆管扩张，这可能与冷保存、再灌注损伤的移植肝胆管顺应性下降有关。这种情况也使得移植后胆管梗阻与其他原因所致的黄疸和肝功能异常的鉴别诊断变得困难，CT和MRI等检查有时难以敏感地发现移植后胆管狭窄。

非胆管吻合口狭窄多为缺血性胆管狭窄，可见于除吻合口以外的任何胆管树中。发生时间多在移植术后1年左右，平均发生时间为11个月。根据胆管缺血性病变范围可分为3型：狭窄发生在肝外胆管者为Ⅰ型，发生在肝内胆管者为Ⅱ型，而肝内外多发性胆管狭窄则归为Ⅲ型，其中以Ⅰ型最为多见。在影像学检查中，缺血性胆管狭窄表现为非吻合口部位的胆管节段性狭窄，狭窄长度一般不超过2cm，呈多发性，狭窄可为规则性或不规则性。典型者表现为肝门区及肝内胆管的不规则、多节段性狭窄和扩张，胆管扩张为轻或中等程度，扩张程度不成比例，扩张胆管内可有大量胆泥，在胆道造影中呈充盈缺损改变，胆管引流物见胆汁混浊，其中可见泥沙样物或絮状物。部分患者在胆管狭窄的基础上，发生肝内胆管坏死，形成胆汁瘤。CT和MRI可发现肝内胆管扩张的表现，但以MRCP为最佳的无创性检查手段。MRCP具有较高的软组织对比度，利用其重T_2加权的特性可清晰显示整个胆管树的结构及病变形态，并可以显示胆管狭窄、扩张以及胆泥。部分CT、MRI显示无明显胆管扩张者，应行ERCP或PTC检查明确诊断，为胆道并发症诊断的金标准。

胆漏可导致胆汁在腹腔或肝内聚积形成胆汁瘤。反复胆汁引流不畅、胆管感染可引起胆源性肝脓肿。胆汁瘤的影像学表现为边缘不规则、其内充满胆汁的囊腔，若在胆管缺血的基础上形成的胆汁瘤，还可见胆管缺血坏死性改变（非吻合口性胆管狭窄、胆泥等）。而胆源性肝脓肿则边缘出现强化的征象。

（二）典型病例

45岁女性患者，因丙型肝炎后肝硬化失代偿期合并肝细胞癌于我院行劈离式肝移植（右三叶供肝）。期间先后进行CT影像学检查（图14-14）。图14-14A和图14-14B为患者术后首次复查CT增强扫描图像，分别为门静脉水平面及冠状面图像；患者术后首次复查可见门静脉周围少量渗出，但是肝内外胆管未见扩张。然而，数日后，患者胆红素出现持续性升高，常规保守治疗无效，遂行CT检查明确胆红素升高原因。图14-14C和图14-14D分别为此次复查CT增强扫描门静脉水平面及冠状面图像。与图14-14A、图14-14B相比，此次CT检查中出现肝内外胆管扩张（箭头），以肝外胆管尤为显著。尽管此次CT未能清晰展示胆管吻合口，但是CT间接征象（肝内外胆管扩张）提示存在胆管吻合口狭窄。结合患者临床实验室检查，胆管狭窄诊断明确，患者遂行DSA检查及介入治疗。图14-14E和图14-14F为患者介入治疗后复查CT增强扫描的门静脉水平面及冠状面图像。与图14-14C、图14-14D相比，本次CT检查提示治疗后患者胆管扩张情况较前显著缓解，肝内外胆管管径恢复到正常形态。

本病例的要点有以下几个：一是常规CT增强扫描有时候难以显示胆管吻合口情况，无法直接判断有无狭窄，特别是在无胆管并发症时；但是，通过观察肝内外胆管是否扩张可以间接反映胆管吻合口状况，同时还可以结合临床实验室检查结果综合考虑，必要时还可以行MRCP检查明确情况。二是CT不仅在胆管并发症的诊断中发挥着重要作用，还可以在治疗后作为主要手段评估患者疗效。需要注意的是，当胆管狭窄持续时间长，导致胆管壁出现慢性炎症纤维化后，哪怕胆管狭窄解除，胆管管径也不会恢复到正常状态，此时需要与前片对比以及结合临床实验室检查来综合评估。最后，对胆管的观察主要依靠MPR图像，MIP图像及VR图像对于胆管并发症的观察作用不大。

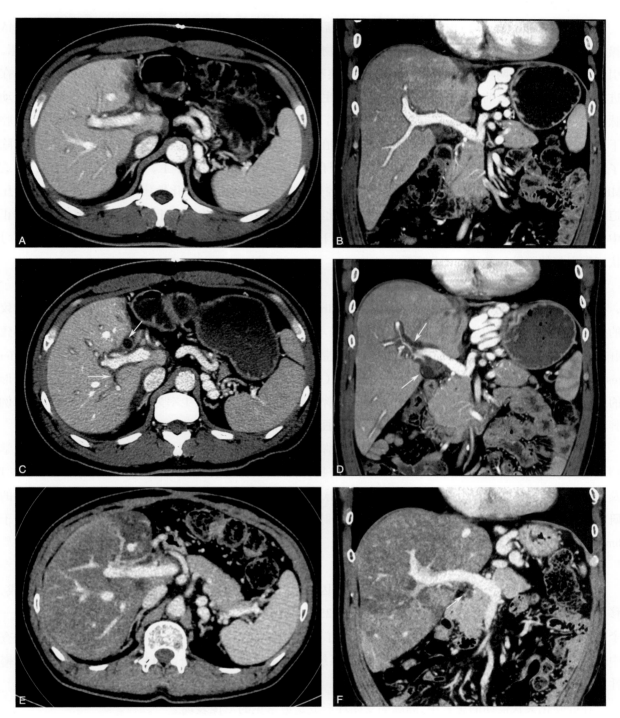

图 14-14　胆管并发症典型病例

六、因受者既有病理状态导致的并发症影像学评估

劈离式肝移植术后的影像学检查主要聚焦于观察与外科手术有关的肝脏血管和胆道吻合术并发症。而一些受者既有的病理改变也会在术后产生并发症,包括少见的先天性血管疾病(先天性解剖变异)、动脉粥样硬化、慢性门静脉血栓形成、脾动脉和静脉曲张的盗血现象以及肝细胞癌(hepatocellular carcinoma, HCC)的经动脉栓塞(transarterial embolization, TAE)。

（一）腹腔干狭窄

与原生肝脏不同，移植物在劈离式肝移植术后早期不会有侧支动脉的供血，因此移植物此时完全依赖腹腔干供血。所以，腹腔干狭窄能够导致移植物肝动脉供血不足，并且是肝动脉血栓形成的危险因素。引起腹腔干狭窄的两种原因为动脉粥样硬化性狭窄或正中弓状韧带（median arcuate ligament）压迫。在进行劈离式肝移植之前，腹腔干狭窄通常不会产生相关症状，原因是侧支动脉血供丰富，包括肠系膜上动脉通过胰十二指肠动脉系统逆行供血。移植术后，由于包括胃十二指肠动脉在内的副动脉被分离，腹腔干是肝脏唯一的供血动脉。因此，在劈离式肝移植术后，当患者出现肝缺血的临床症状或影像表现时，除了要观察肝动脉是否存在病变，还需要留意是否存在腹腔干狭窄。影像学上，主要通过在矢状位 CT 或 MRI 观察腹腔干变窄的位置和外形从而明确腹腔干狭窄是由动脉粥样硬化性狭窄还是正中弓状韧带压迫所致。钙化斑块或非钙化斑块的动脉粥样硬化狭窄在影像中表现为腹腔干起始部非鱼钩状狭窄。正中弓状韧带压迫的特征是距开口 5mm 处的腹腔干近端局限性变窄，而特征性的鱼钩状外形是由正中弓状韧带引起的腹腔动脉移位不足所致。

（二）脾动脉盗血综合征

脾动脉盗血综合征（splenic artery steal syndrome）是同种异体肝移植缺血的一种少见且存在争议的病因，目前对脾动脉盗血综合征发生的原因尚不明确，可能是由于存在血液分流至脾动脉，从而导致肝动脉灌注不足。另一种理论认为，门静脉血流量的增加会产生肝动脉缓冲反应（hepatic arterial buffer response）而导致肝动脉灌注不足，从而洗出腺苷（一种血管扩张物质），导致肝动脉血管收缩。两种情形的结果都是肝动脉灌注不足。据报道，肝移植后脾动脉盗血综合征的发生率为 3%~8%。一项针对 44 例脾动脉盗血综合征患者的研究中显示，该综合征通常在移植后的前 3 个月内消失（3 周至 5.5 年）。

脾动脉盗血综合征的临床表现通常是转氨酶升高，不具特异性，而如果进行肝组织活检，则组织学结果常提示炎症而非排斥反应。影像学上并没有特异性影像特征能直接诊断脾动脉盗血综合征。在 CT 及 MRI 上，若脾动脉直径大于 4mm 或大于肝动脉直径的 1.5 倍则提示脾动脉盗血综合征。一项国外的研究表明，在 MDCT 上，脾体积大于 829cm^3、脾动脉直径大于 4mm、脾动脉直径与肝动脉直径的差异大于 6mm，与脾动脉盗血综合征的发生具有相关性。

（三）门静脉供血不足

在国内，肝硬化是进行肝移植手术的主要原因之一。肝硬化患者常伴有非肿瘤性门静脉血栓形成，移植前患者非肿瘤性门静脉血栓的患病率高达 25%，并且很多患者直到术前才被确诊。虽然超声是一个很好的筛查手段，尤其是在门静脉主干和肝内门静脉，但是肠系膜血管常被气体遮盖而致在超声检查中观察欠清。CT 和 MRI 可更全面地显示门脉系统的完整性，有助于区分静脉癌栓、单纯静脉血栓和慢性门脉血栓，并展示侧支血管的大小和位置。

在肝硬化失代偿期的患者中，静脉侧支循环形成是最常见的影像表现之一。

这种侧支循环有多种形式，包括食管静脉曲张、胃静脉曲张、脾肾分流和门腔分流。在肝移植术后，因为受者门静脉高压的病因得到根治，并恢复正常的门静脉血流模式，因此这些异常的静脉侧支循环会渐渐消退。然而，有时候静脉曲张在移植后不会消退，并继续分流肝脏的门静脉血流，从而导致持续慢性的肝脏静脉缺血，继而可能导致移植物功能障碍或衰竭。临床上通常把门静脉灌注不足的这种状态称为门静脉盗血（portal steal）。目前在影像上并不能预测哪些侧支循环会发生术后盗血现象。然而，CT 和 MR 上观察到直径大于 1cm 的分流静脉是发生术后门静脉盗血的高危因素。因此，在劈离式肝移植术后，特别是术后长期随访中，当在 CT 或 MRI 上观察到粗大分流静脉持续存在时，需要提示临床门静脉盗血发生的风险。

七、移植后淋巴细胞增生性疾病

（一）论述

移植后淋巴细胞增生性疾病（post-transplant lymphoproliferative disease，PTLD）是成年移植患者第二常见肿瘤，发病率为 1%~3%。PTLD 的大多数病例都归因于 EB（Epstein-Barr）病毒感染。学术界认为，由于术后免疫治疗的应用而导致针对这种肿瘤病毒的免疫监测水平降低是导致大多数患者发生 PTLD 的原因。组织学上，PTLD 的范围涵盖相对良性的淋巴样增生到低分化淋巴瘤，因此需要进行病理组织学活检以建立明确的组织学诊断。PTLD 具有双峰发病表现，大多数病例在移植后的第 1 年内发病，第二高峰发生在移植后的 4~5 年。PTLD 患者通常无症状或表现出非特异性症状，包括发热和盗汗。影像学检查出现肿块可能是诊断的首要线索。PTLD 可发生在淋巴结内，也可累及淋巴结外组织。淋巴结外疾病可以累及胃肠道、实体器官或中枢神经系统。实体器官的病变可以单发或多发，会侵犯器官边缘外组织，并阻塞器官流出道。影像学在检测 PTLD 的存在、指导组织学活检以及评估对治疗的反应中起着重要的作用。PTLD 的影像学表现可能会有所不同。影像学上如出现疑似 PTLD 病变应在影像学的指导下活检，因为明确 PTLD 亚型对于恰当的治疗是必不可少的。治疗方式包括减少免疫抑制、化疗、放疗和手术切除孤立病灶。

根据 PTLD 的主要发病部位将其分为两大类：淋巴结型和淋巴结外型。淋巴结型 PTLD 的定义为淋巴结肿大，并根据淋巴结的主要发病部位将其分为两个子类别：纵隔和腹膜后。淋巴结外型 PTLD 的定义为累及淋巴结以外器官，并根据主要位置分为三个子类别：胃肠道、实体器官和中枢神经系统。实体器官子类别分为四种类型：阻塞型、器官门（如肝门）或孤立性肿块型、器官实质型和浸润型。因为 PTLD 的影像学表现可能会根据其分类而有所不同，使用其分类系统合并影像学征象可以帮助建立鉴别诊断，同时根据临床特征将鉴别诊断范围缩小。

淋巴结型 PTLD 主要表现为淋巴结肿大。但是，在少数 PTLD 病例中可仅有孤立的淋巴结肿大。在胸部，PTLD 可能表现为纵隔淋巴结肿大或前纵隔低强化浸润型肿块。腹膜后是横膈水平以下 PTLD 相关的淋巴结病最常见的位置。淋巴结通常表现为均匀增大，增强扫描呈低强化，并且正常淋巴结门可能消失。淋巴结肿大的鉴别诊断包括感染性或炎性淋巴结病、肉芽肿性疾病和转移灶。

移植肝脏是肝移植术后 PTLD 淋巴结外型最常累及的器官。其影像表现可以分为梗阻型、肝实质多发病变型、孤立肿块型及浸润型。梗阻型 PTLD 包括浸润型肿块或位于肝门外侧的多发肿块，这会压迫邻近组织并导致继发性血管受损，或者可能产生胆道梗阻。当肝脏受到感染时，主要累及部位是门静脉间隙，会导致血流和胆管阻塞。梗阻型 PTLD 主要影像学特征是胆管扩张，伴或不伴低强化肿块引起的血管包绕。临床特征可能包括发热、疼痛和黄疸。鉴别诊断主要包括感染、复发或新发恶性肿瘤。

肝实质多发病变型 PTLD 的定义是肝实质多发散在病灶，主要的影像学特征为肝内多发低强化结节或肿块。在 MRI 成像时，结节 MRI 的在 T_1WI 和 T_2WI 图像上的信号强度可能降低。临床特征可能包括发热、移植物功能障碍（如血清肌酐水平升高、黄疸）和疼痛，包括腹部钝痛。患者也可能相对无症状。鉴别诊断包括感染和复发或新发恶性肿瘤。

孤立肿块型 PTLD 的定义是影像学上肝脏出现孤立肿块。在 MRI 上，PTLD 结节在 T_1WI 和 T_2WI 图像上常为低信号，而增强扫描常为低强化。患者通常无症状，但是，可能会出现发热、贫血、肝功能下降、黄疸和血清肌酐水平升高。鉴别诊断包括胆管癌、炎性假瘤和转移瘤。

浸润型 PTLD 指病灶累及肝脏并延伸至肝外组织结构,包括胸部、腹壁和相邻器官。主要影像特征是低强化肿块从原发性部位(肝脏)穿过筋膜平面延伸到皮下脂肪组织。这种侵袭通常引起皮下组织的继发性水肿。如果肿块侵及邻近器官,则会失去正常的脂肪平面。临床特征包括发热、肝区疼痛、移植物功能障碍和皮肤红斑。如果浸润型 PTLD 累及邻近的器官,则可能会发生浸润器官的功能障碍,如累及右肾可能导致右肾衰竭,累及十二指肠或胃会导致上消化道梗阻。鉴别诊断包括感染、肉瘤、原发性恶性肿瘤和蜂窝织炎。

(二)典型病例

3 岁患儿因先天性胆道闭锁于我院行劈离式肝移植(左外叶供肝)进行治疗,患者术后出现肝静脉并发症,经介入治疗后恢复良好出院。术后 1 年余,患者出现进行性腹胀,不能缓解,因此再次入院进一步诊疗。图 14-15 为此次住院的增强 CT 扫描图像。图 14-15A 和图 14-15B 为静脉期水平面及冠状面图,图像显示肝内多发低强化结节,病灶边界欠清。图 14-15C 和图 14-15D 为不同于图 14-15A、图 14-15B 层面的静脉期水平面及冠状面图,从图像中可以清晰观察肝周脂肪间隙的大片低强化软组织密度病灶,局部包绕血管,血管未见狭窄。图 14-15E 为左肾水平层面的水平面静脉期图像,图 14-15F 为静脉期冠状面 MIP 图;图 14-15E 和图 14-15F 示右侧腹腔内一巨大低强化软组织肿块,病灶邻近腹膜增厚,并由肠系膜上动脉右侧分支供血。此患者经穿刺活检证实为 PTLD(伯基特淋巴瘤)。

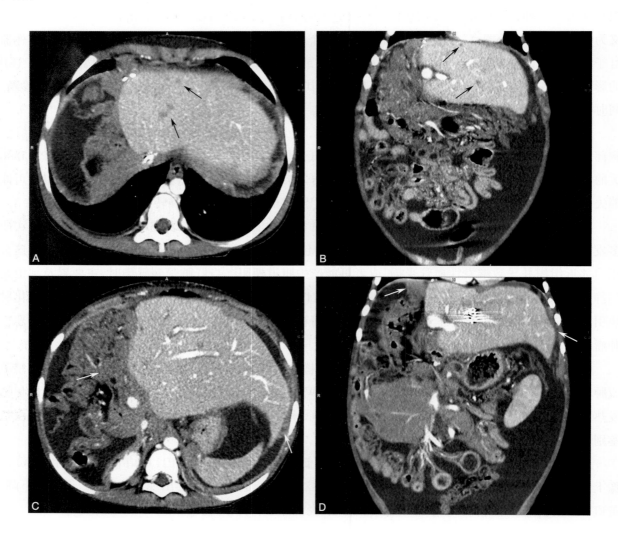

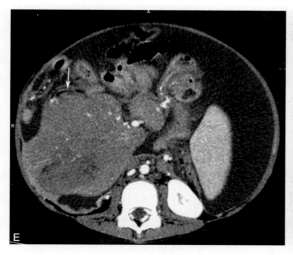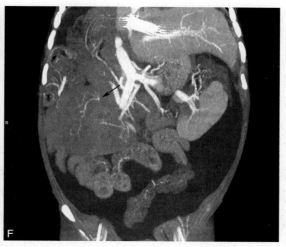

图 14-15 移植后淋巴细胞增生性疾病典型病例

此患者肝脏及腹腔内均有病变,累及范围广泛。首先,肝脏表现为多发低强化结节,符合前述肝实质多发病变型。在劈离式肝移植术后,肝脏多发病灶的主要鉴别诊断包括原发性恶性肿瘤、特殊感染(如真菌)、结节病和 PTLD 等。结合病史和临床检查可以帮助缩小鉴别诊断范围,如该患者原发病为先天性胆道闭锁,术前无肝癌病史,因此原发性恶性肿瘤的可能性相对较低。而同时该名患者肝周脂肪间隙及右侧腹腔内存在弥漫性软组织病变及肿块,因此更需要考虑多系统性疾病,而劈离式肝移植术后常见的则为 PTLD。本病例的病理为伯基特淋巴瘤,因此病变所出现的特征均以淋巴瘤为主,如病灶低强化,包绕血管但血管管腔未见狭窄等。此类患者需要注意的鉴别诊断是腹腔间叶源性肿瘤伴多发转移,但是本例患者为劈离式肝移植患儿,发生腹腔间叶源性肿瘤的概率较低,因此不作为主要诊断考虑。

第四节　CT 及 MR 新技术在肝移植中的应用研究进展

一、MR 功能成像在肝移植中的研究进展

(一)弥散加权成像和体素内不相干运动加权成像

DWI 是 MRI 的一种常用功能成像技术,它主要基于测量组织体内水分子的随机布朗运动。一般而言,细胞密集或肿胀的组织表现出较低的弥散系数。作为 DWI 定量参数的 ADC 值代表了生物组织中分子运动的幅度。水分子弥散受限导致由 DWI 图像计算生成的 ADC 值减少,并且发生排斥反应的肝脏细胞水平的变化具有与水分子弥散受限的类似现象。

在既往的临床实践中,肝脏 DWI 主要用于肿瘤及肿瘤性病变的检测及定性。近年来,有研究发现 DWI 可用于肝移植术后移植物排斥反应的检出。Lin 等学者通过测量正常和发生排斥反应的移植物在不同 b 值下的 ADC 值发现,b=600 和 b=800 时正常和发生排斥反应移植物的 ADC 值差异具有统计学意义,且 b=800 时测得的 ADC 值能够区分轻度、中度及重度排斥反应。另外,Morita 等发现 ADC 为 0~500 与移植术后移植物的再生程度有相关性。尽管 DWI 在肝移植术后移植物评估中的应用还处在研究阶段,但是目前的研究结果表明 DWI 在肝移植术后的评估中有潜在的应用前景。

体素内不相干运动加权成像(intravoxel incoherent motion diffusion weighted imaging, IVIM-DWI)可以

分离扩散和灌注效应。因为慢性肝病中的血流灌注是肝纤维化严重程度的重要替代性指标,IVIM 可能比传统的扩散加权成像在表征肝纤维化方面更为敏感。在移植后乙型肝炎及丙型感染复发患者中,临床常需要使用影像学检查来对移植肝纤维化进行检测和定性、定量分析。有研究表明使用 IVIM 可以获得一些与肝硬化有关的参数,如真性扩散系数、伪扩散系数和灌注分数等。因此,IVIM-DWI 在肝移植患者术后肝纤维化的监测中具有潜在的应用前景。

(二)肝脏特异性 MR 对比剂

目前临床上最常用的肝脏特异性 MRI 对比剂是钆塞酸二钠(gadoxetate disodium),主要用于肝脏占位的检出及定性。钆塞酸二钠约 50% 通过肝脏代谢,50% 经肾脏代谢。因此,使用钆塞酸作为 MRI 对比剂时,部分对比剂经肝细胞摄取并排入胆道系统内,使得正常肝组织在增强扫描延迟期中持续高信号,而病变组织细胞通常缺乏摄取肝脏特异性对比剂的能力(除外局灶性结节样增生),这增加了病变组织与背景肝的对比度。在临床实践中,注射对比剂后 20 分钟延迟扫描可获得高质量的肝胆期图像。

有研究发现肝移植术前通过钆塞酸二钠 MRI 成像可以预测肝移植术后肿瘤复发。该研究通过回顾性分析因肝细胞癌行肝移植的患者术前钆塞酸二钠增强 MRI 图像,发现肝细胞癌不符合米兰标准、肝胆期瘤周低信号与患者术后肿瘤复发密切相关,是术后复发的独立危险因素。将术前钆塞酸二钠增强 MRI 图像与术后病肝的病理结果进行对照发现,钆塞酸增强 MRI 术前米兰标准分类的准确性为 90.2%,要高于传统动态增强 MRI,原因是钆塞酸增强 MRI 可以增加小癌灶的检出率。而肝胆期瘤周低信号与肿瘤分级和微血管浸润(microvascular invasion, MVI)密切相关,因此在一定程度上反映了肿瘤的生物学行为。肝胆期中瘤周低信号产生的原因可能是肿瘤导致周围微小门静脉分支梗阻从而改变瘤周血流动力学状态,继而使有机阴离子转运多肽(organic anion-transporting polypeptide, OATP)活性下降,最后使瘤周肝组织钆塞酸二钠对比剂摄取降低。因此,术前钆塞酸二钠增强 MRI 对肝移植患者术前及术后评估均具有重要意义。此外,尽管目前还没有关于钆塞酸二钠增强 MRI 在肝移植术后移植物评估的应用研究,但是钆塞酸增强 MRI 肝胆期图像能一定程度上反映肝功能,所以钆塞酸增强 MRI 或许能够成为术后移植物功能评估的替代指标。

(三)磁共振弹性成像

肝脏磁共振弹性成像(magnetic resonance elastography, MRE)利用放置在患者身体上的鼓状机械驱动器(位于右前下胸壁剑突水平)产生 60Hz 的剪切波,使用特殊的 MRI 序列能够检测到这些剪切波,从而进行临床 MRE 检查。该检查可以在 1.5T 和 3.0T 的 MRI 机器上进行,不会影响 MRE 的可重复性。临床使用的 MRE 脉冲序列是经过修改的带有循环运动编码梯度(motion-encoding gradients, MEG)的对比序列,可以基于梯度回波,自旋回波或回波平面成像序列。标准的临床 MRE 序列是 2D GRE MRE 序列。为了使 MEG 与生成的剪切波同步,在 MRE 中使用了触发脉冲。MRE 可在微米量级检测肝实质中剪切波的位移。肝脏硬度(stiffness)通常在单个平面中进行评估(2D MRE),然而最近出现了 X、Y 和 Z 平面的剪切波分析,被称为三维 MRE(3D MRE),优于 2D MRE 检查。

当前,临床实践已确定 MRE 是评估肝纤维化的一种非常准确的非侵入性方法。多项研究表明,即使在大体形患者或存在腹水的情况下,MRE 在纤维化和肝硬化的诊断中也具有出色的诊断能力。与超声弹性成像只能在肝脏小部分区域测量硬度值不同,MRE 能够在肝脏的大部分区域评估硬度,减少采样误差,其结果以千帕斯卡(kPa)表示,可以对肝脏硬度变化进行更好地分析。

肝移植术后移植物纤维化是影响患者预后的一个重要因素,而其发生原因尚不完全清楚,目前认为可能与病毒性肝炎、非酒精性肝病和自身免疫性肝病等原发疾病的复发相关,并且发生纤维化的移植物预后很差。鉴于缺乏合适的供肝,临床上很难确定合适的治疗策略以及是否可能进行再移植。因此,需要客观的生物标志物来为临床决定提供充分的依据。在肝移植的情况下,既往文献的临床研究显示,可能需要对用于肝移植的弹性成像技术进行修改,主要是修改传导器(transducer)/驱动器的放置位置,以使传导器/驱动器尽可能位于移植物的正上方。前腹壁瘢痕的存在以及移植物的中央或后部位置均是需要修改换能器/驱动器位置的影响因素,而用于评估移植物纤维化的剪切波的频率或功率(振幅)则不需要做出改变。在肝移植术后早期,由于缺血再灌注损伤导致肝功能障碍,肝实质可能出现水肿、充血和炎症等病理生理改变。移植物相关并发症,如由于肝动脉或门静脉血栓引起的局部缺血,胆道阻塞,静脉流出道梗阻和移植物周围积液等,可能会影响肝脏硬度的测量,但是具体影响程度并没有获得很好的研究。另外,这阶段可能存在同种异体排斥反应。所有这些病理生理改变均可导致移植物实质硬度的增加。在此期间,应避免通过弹性成像来评估纤维化,并且还应对测量的硬度值进行详细解释,并在可能的情况下与肝功能检查和组织学结果相结合。

MRE 可用于评估移植物中纤维化的复发,当与 MRI 检查结合使用时可用于评估肝实质和胆道树。研究人员将来自 4 个研究的样本与来自研究者机构的独立队列合并,从而对 141 例肝移植后且均有 MRE 和肝组织活检的病理结果的患者进行 meta 分析。MRE 对移植物的纤维化(≥1 期)、显著纤维化(≥2 期)、进展期纤维化(≥3 期)和肝硬化的检测的受试者操作特征曲线下面积(area under the receiver operator characteristic curve, AUROC)分别为 0.73、0.69、0.83 和 0.96。由此证明,在移植物纤维化的进展期阶段,MRE 评估的准确度与对原生肝纤维化的评估相似。

在另一项丙型肝炎复发的肝移植受者的研究中,MRE 显示出相似的诊断准确度。在一组 31 例患者中,MRE 检测大于 Metavir 2 期纤维化的 AUROC 为 0.70,与纤维化分期显著相关。在另一项研究中,研究者在 32 例患者中检测到大于或等于 METAVIR 1 期的纤维化的 AUROC 为 0.87,诊断准确度高。两项研究均得出结论,在丙型肝炎复发的情况下,MRE 可被视为评估移植物中纤维化的最佳非侵入性方法。

总体而言,MRE 在移植后肝纤维化的检测中显示出良好的诊断准确度,并且与纤维化程度显著相关。MRE 还可以与标准肝脏 MRI/MRCP 等结合运用,以评估肝实质、脂肪变、胆道梗阻和肝移植物中的局灶性病变。

(四)化学位移编码 MRI(chemical shift-encoded MRI, CSE-MRI)

肝移植术后非酒精性脂肪性肝病(non-alcoholic fatty liver disease, NAFLD)的发生率达 18%~40%,而在因非酒精性脂肪性肝病相关性肝硬化行肝移植的患者中,其发生高达 39%~70%。尽管目前对劈离式肝移植术后患者发生 NAFLD 的原因及预后尚未有充分了解,但是需要对移植术后 NAFLD 进行监测。经皮肝穿刺是诊断 NAFLD 的金标准。然而穿刺本身有局限性,包括潜在的并发症及获取样本小等,因此需要一种无创且高效准确的诊断肝移植术后 NAFLD 的方法。

肝脂肪变性的评估已从传统的 MRI 方法,即对肝脂肪变性的定性估计,发展到完全定量的磁共振波谱成像(MR spectroscopy, MRS)和 CSE-MRI 方法,从而可以准确并精确地测量肝脂肪含量。如果正确执行 MRS 和化学位移编码 MRI,则可校正潜在的混杂因素,从而能够量化质子密度脂肪分数(proton density fat-fraction, PDFF)。MRI-PDFF 的定义为来自活动脂肪质子的无混杂信号与来自活动脂肪质子及活动水分子质子的信号之和的比率(图 14-16),用百分数(%)表示,范围为 0~100%,与组织学脂肪变性等级密切相关。

CSE-MRI 通过在信号激发后两个或多个回波时间对损毁梯度回波(spoiled gradient echo)进行采样将 MR 信号分为水和脂肪成分。为了定量估计 PDFF,定量 CSE-MRI 方法解决了多个混杂因素,包括 T_1

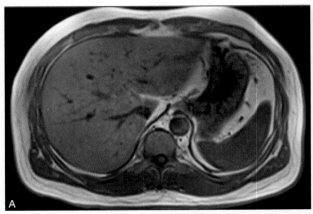
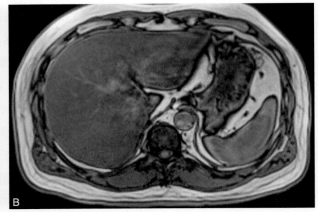
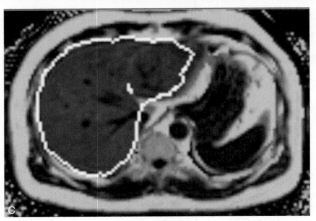

图 14-16　一例脂肪肝患者的 T_1 加权图像对比

A. 正相位图像；B. T_1 加权反相位图像，肝脏实质信号在反相位 T_1 加权图像明显降低，提示肝脂肪变性；C. 质子密度脂肪分数图，测得肝实质脂肪分数约为 20%，属于中度脂肪肝。

弛豫、T_2^* 衰减、脂肪的光谱复杂性和涡流。目前研究人员已使用体模研究、动物研究、离体人类肝脏组织研究以及将 CSE-MRI 与肝活检和 MRS 进行比较的在体成人和儿童研究验证了 CSE-MRI 方法的有效性。与作为参考标准的肝脏活检相比，MRI-PDFF 在诊断脂肪变性（组织学等级 1~3 级）方面显示出很高的诊断准确度，使用 3.7% 为阈值可实现 0.99（95% 置信区间 0.98~1.00）的 AUROC、96% 的灵敏度和 100% 的特异度。最后，来自同一采集的混杂因素校正的 $R2^*$（$=1/T_2^*$）图可同时估算肝脏中经脂肪校正的铁浓度，这对于诊断与脂肪肝并存的肝实质铁超载非常重要。

（五）磁共振指纹成像（MR fingerprinting，MRF）

MRF 是一项新兴的 MRI 技术，可以在一次 MR 扫描中对多个组织参数进行快速和同步的量化，如 T_1 和 T_2，从而能够更全面地评估组织构成成分和病理生理学特征。肝脏 MRF 可以在单次屏息采集中同时定量 T_1、T_2、T_2^* 和 PDFF 的图像。有研究表明，在弥漫性肝病患者中，肝脏 MRF 可以提供与参考定量图像高度一致且具有可重复性的 T_1、T_2、T_2^* 和 PDFF 的图像，并且上述参数可能与弥漫性肝脏疾病患者的病理分级相关。因此，MRF 在肝移植患者中具有潜在的应用前景。

（六）磁敏感加权成像（susceptibility-weighted imaging，SWI）

SWI 是一种基于梯度回波技术的成像方法，利用幅度和相位信息提高对顺磁性物质的灵敏度。与其他 MRI 先进技术相比，SWI 不需要特殊设备。学者研究发现，尽管 SWI 在很大程度上依赖于肝脏脂肪变程度，但 SWI 是肝纤维化的有用预测指标。因此，在肝移植患者 MRI 检查中，可以尝试加入 SWI，为早期发现移植肝纤维化提供有用预测指标。

二、CT 新技术在肝移植中的应用

（一）肝脏 CT 灌注

CT 灌注（CT perfusion, CTP）是一种正在蓬勃发展的定量评估组织血液灌注的技术。与其他成像技术，如 MRI、PET、SPECT 和增强超声相比，CTP 具有特殊优势，如易于操作及患者限制条件低，相对较低的成本和较高的空间分辨率。在既往的研究中，肝脏 CTP 已用于局部和弥漫性肝病的评估，包括评估与慢性肝病相关的肝纤维化严重程度、原发性肝肿瘤和癌症转移等。而在劈离式肝移植的术后评估中，肝脏 CTP 的应用是一个崭新的领域。不过，值得注意的是，目前肝脏 CTP 仅适用于成年患者，因此以下内容适用于成年劈离式肝移植患者，而对于儿童劈离式肝移植患者的应用尚不明确。

根据定义，灌注是指单位时间内血液向单位体积组织的运输。从理论上讲，CTP 是一种通过使用数学模型以客观的方式（通过使用专用软件）量化真实组织灌注的工具，因为它仅评估对比剂及血液到达时产生的衰减差异。CTP 基于两个技术条件。第一个是在静脉注射碘化对比剂之前、注射期间和注射之后，对肝脏进行动态 CT 扫描，以研究衰减随时间的变化。CT 在逐个体素分析中测得的密度（即以 Hu 表示的 X 线衰减）与组织中对比剂的量成正比；存在于组织体积中的对比剂是由血管和间质（血管外/细胞外空间）中的对比剂通过被动扩散而来。第二个要求是选择动脉输入。将感兴趣区域放置在动脉（动脉输入）上可获取以 Hu/s 表示的衰减/时间曲线，并将该曲线与通过感兴趣区域测量获得的与组织分析相关的衰减/时间曲线进行比较。这种比较能够将血管（血管腔）内部的对比剂与间质（血管腔）内部的对比剂区别开来。通过使用一种已知的动力学模型分析随时间的衰减变化，以计算反映血管系统功能状态的灌注参数。

典型的肝脏 CTP 检查是通过在注射对比剂前进行基线采集，然后在静脉内注射对比剂之后依次进行高时间分辨率采集来进行的。现在，通过引入具有 128~320 排的 CT 机器，可以实现更大的 z 轴覆盖范围（8~16cm），使肝脏 CTP 进入临床。根据对比剂（血管内和血管外成分）的双室动力学，需要两组生理数据，必须对 CT 上的对比度增强进行量化。血管内阶段评估组织灌注（即每单位体积或组织质量的血流量和相对血容量）。在此阶段，增强主要归因于血管空间内对比剂的分布，并且通常从对比剂到达（第一次通过）开始持续 40~60 秒。相反，血管外相可利用异常渗漏的血管在异常组织中的循环分子（对比剂），反映出因未成熟的基底膜而增加的血管通透性。在第二阶段，组织增强是由血管内和血管外腔室之间的对比剂分布（延迟阶段）差异导致的。从动态 CT 数据估计组织灌注的两种最常用的分析方法是隔室分析和反卷积分析。

对比剂的浓度、注射剂量及注射速度是 CTP 的关键点。根据组织增强与碘浓度之间的线性关系，优选使用高浓度的非离子型碘对比剂（>370mg/ml）。在临床实践中，对比剂剂量通常为 40~70ml，注射速率为 ≥4ml/s，注射剂量过大及注射速度过慢均会对 CTP 分析结果产生重大影响。

常规肿瘤 CTP 评估使用参数为血流量、相对血容量和达峰时间等。而劈离式肝移植术后移植物 CTP 评估主要评估肝实质的灌注，因此需要使用专用于肝实质评估的 CTP 参数，包括肝脏动脉灌注（arterial liver perfusion, ALP）、门静脉灌注（portal venous perfusion, PVP）和肝脏灌注指数（hepatic perfusion index, HPI）。ALP 代表单位时间内肝动脉向单位体积肝组织的供血量，单位是 ml/（min·100ml）；PVP 代表单位时间内门静脉向单位体积肝组织的供血量，单位是 ml/（min·100ml）；HPI 代表 ALP 占肝脏总体灌注百分比，计算方式是 ALP/（ALP+PVP）（图 14-17）。CTP 扫描除了可以提供肝脏特有的灌注参数外，同时还可以提供其他非特异参数图，如血流量（blood flow）、血容量（blood volume）及平均通过时间（mean transmit time）等（图 14-17）。

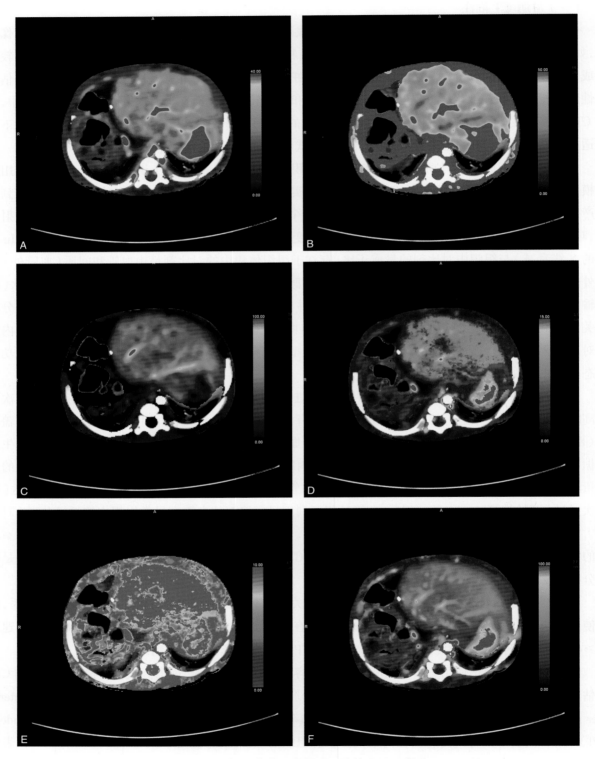

图 14-17 左外叶供肝劈离式肝移植后 CTP 检查

A. 肝脏动脉灌注图；B. 肝脏灌注指数图；C. 门静脉灌注图；D. 血容量图；E. 平均通过时间图；F. 血流量图。

CTP 在劈离式肝移植术后的应用主要包括以下方面：首先是评估肝移植术后移植物总体肝灌注情况，明确肝动脉及门静脉供血比例，肝动脉及门静脉供血比例的失调可能会导致肝脏局灶性脂肪变性。其次是明确肝脏局灶性病变的性质。肝移植术后，移植物发生缺血及脂肪变是常见的并发症，然而常规的 CT 扫描难以把两者区分开来，这时常常需要通过 MR 检查对两者进行鉴别。现在则可以通过 CTP 明确病灶灌注情况来鉴别。通常而言，肝局灶性脂肪变性的灌注状态与邻近肝实质类似，而缺血区域的灌注则会明显降低。最后，当影像提示肝动脉吻合口狭窄时，可以通过灌注图像评估移植物灌注是否受到明显影响从而明确是采取保守治疗还是介入治疗。

（二）双能量 CT

双能量 CT（dual-energy computed tomography，DECT）技术提供先进的图像获取及处理功能，或许有益于劈离式肝移植供者的术前评估。通过探测两种不同的能量，双能量 CT 可以根据特定材料的能量相关衰减曲线把不同材料区分开来。双能量 CT 除了在图像采集上与单能 CT（single energy computed tomography，SECT）有差异之外，其先进的后处理技术还能生成与单能 CT 相似的图像，而且还能生成多种其他图像，如虚拟单能谱（virtual monochromatic，VMC）图像、虚拟平扫（virtual unenhanced）图像及碘图。目前，DECT 机器一般能够在扫描完成后自动生成上述各种后处理图像然后自动上传，从而减少烦琐后处理所耗费的时间。

双能量 CT 图像获取相对简单，可以通过修改单能 CT 的协议来执行。但是，双能量 CT 图像需要进行大量后处理，如果使用的是双源双能 CT，由于双源双能 CT 中高能球管（high-energy tube）的视野（field of view，FOV）局限性，必须仔细定位患者并使其居中，以将感兴趣区域包括在高能球管重建 FOV 中。可以根据患者的体重为低能管选择 80 千伏电压峰值（peak kilovoltage，kVp）或 100kVp，以克服低能成像带来的噪声问题。对体重不足 90kg 的患者，笔者使用 90kVp，为较重的患者保留 100kVp。如果使用单源双能 CT 系统，不能更改 150kVp 和 90kVp 的双能组合。为了最大限度地减轻体重超过 90kg 的患者的图像噪声，球管旋转时间（tube rotation time）将从默认的 0.5 秒增加到 0.6~0.8 秒。在实际工作中，尽量不要对任何体重超过 90kg 的患者进行双能量 CT 扫描或双能量系统成像。

在双能 CT 后处理中，碘图显示组织中碘的分布和数量。双源双能 CT 在图像空间中使用三材料分解算法（在重建图像之后），并依靠已知的三种材料（碘、软组织和脂肪）在低能量和高能量 X 线的吸收特性来计算。每种材料的估计数量是根据其在不同能级下的衰减曲线来计算的，该过程将生成特定的碘图（图 14-18），该图可量化组织碘含量（以 Hu 为单位）。同时也可以通过类似的计算去除组织里的碘，以产生模拟平扫图像。在劈离式肝移植供者术前的 CT 评估中，供者肝实质内可能会发现一些小病变（通常 <1cm），而传统 CT 图像因软组织对比度较低很难对其定性，而供者常处于脑死亡状态难以行 MRI 进一步评估，这时候碘图可能有助于对病灶的定性。

在双能量 CT 术语中，多色光束是指全光谱 X 线光束，kVp 表示能量谱的上限。在能量谱的上限和下限之间还存在其他能量。低能光子导致大量的噪声和伪影（如光束硬化伪影）。双能量 CT 可以通过使用复杂算法从特定于材料的图像生成虚拟单能谱图像。对双能量数据集进行后处理后得到的虚拟单能谱图像描绘的对象就是理论上的单色光束成像，并且 X 线能量的测量单位是千电子伏特（kiloelectron volts，keV），而不是 kVp。这些单光子能量图像提供了比常规多色 CT 图像更可靠的衰减值。原则上，虚拟单能谱图像具有减少光束硬化伪影的潜力，并且可以生成具有特定能量（范围为 40~140keV）的图像。通常，低能量的 VMC 图像在相邻结构之间具有较高的对比度，这是因为碘对光束的衰减较大，但噪声较大。因此，在劈离式肝移植供者血管的术前解剖评估中，可以使用低能量 VMC 图像来加强血管与周围软

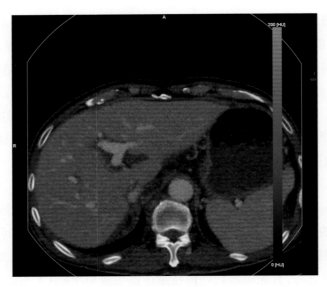

图 14-18　双能量 CT 碘图

组织的对比度,突出血管的显示,从而更好地对血管结构进行评估。同时,在进行多期扫描时,如果因各种因素导致未能获取实时的 CTA 及 CTV 图像,可以使用低能量 VMC 图像代替传统 120kVp 图像来进行术前评估,不必进行补扫。

　　脂肪变性是肝脏最常见的病理性改变之一,而肝脏是否存在脂肪变性及其程度是影响劈离式肝移植供者选择的重要因素之一。因此,在选取合适的供肝时需要对潜在的供者进行肝脏脂肪含量的评估。目前最准确的无创性评估肝脏脂肪含量的方法是 MRI-PDFF。然而,供者常为脑死亡患者,行 MRI 难度大,对相关设备配置要求高。因此,供者的肝脏脂肪含量评估主要依靠 CT。传统的基于 X 线衰减值计算出来的肝脏 CT 值可用于定性和半定量肝脂肪变性程度。但是,由于扫描参数(如电压、管电流和螺距)、患者参数(如体重等)及铁、碘化对比剂或其他物质的存在与否因患者而异,可靠的肝脏脂肪定量测定变得很复杂。此外,特定体素中存在的所有物质都会影响某个体素的衰减值。也就是说,在脂肪含量相同但铁或糖原存在量不同的情况下,衰减值是不同的。初步研究表明,可以使用先进的双能量 CT 区分不同组织,并且可以量化肝脏组织中的脂肪量。因此,在劈离式肝移植供者的术前 MDCT 评估中,可以常规行双能量 CT 扫描,并通过后处理获得脂肪分数图像,定量评估肝脏脂肪含量,为临床供者评估提供充分的依据(图 14-19)。

（三）实影渲染

　　实影渲染(cinematic rendering,CR)技术是继表面阴影显示(shaded surface display,SSD)及 VR 之后出现的新一代 3D 重建技术。CR 可产生具有逼真图像质量的 VR 图像。它使用全局照明模型,该模型在构造图像时会考虑直接和间接光,以实现渲染质量。描述该可视化技术的数学模型包括复杂的积分方程,这些积分方程使用蒙特卡洛积分进行数值求解。这产生了一种被称为路径跟踪的数字渲染算法,跟踪成千上万的光线以计算生成的图像。重建图像时,CR 和经典 VR 所基于的光模型解释了这两种技术之间的差异。导致经典 VR 产生真实感相对较低的图像的主要原因是使用局部光模型,也就是说,只有局部属性(如局部渐变)会影响生成的图像。相反,CR 采用全局光模型,该模型涵盖了所有光线对图像再现的影响。因此,通过 CR 重建出来的 3D 图像看起来更加清晰、更加逼真和更加自然。近年来有研究表明,与常规 CT 成像相比,CR 的可视化优势能够帮助外科医师更准确、更快地理解手术解剖结构,而与外科医师的经验水平无关。因此,CR 可以协助外科医师进行术前准备和术中指导。同理,在劈离式肝移植术前供者评估中,可以使用 CR 重建血管 3D 图像,更好地显示血管解剖结构,帮助移植外科医师进行术前准备和术中指导(图 14-20)。

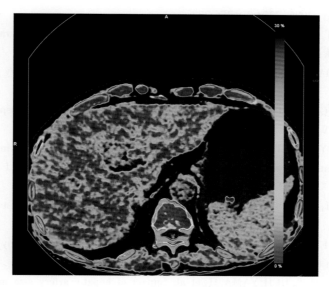

图 14-19　双能量 CT 脂肪分数图

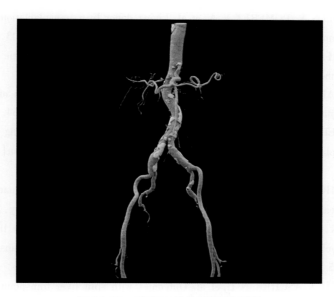

图 14-20　腹部动脉实影渲染图像

（王　劲　李健文　陈文颖　高　欣　张　武）

参考文献

[1] FLOHR T G, SCHALLER S, STIERSTORFER K, et al. Multi-detector row CT systems and image-reconstruction techniques [J]. Radiology, 2005, 235 (3): 756-773.

[2] MARCHAL G, VOGL T J, HEIKEN J P, et al. Multidetector-row Computed Tomography: Scanning and Contrast Protocols [M]. New York: Springer, 2005.

[3] FUKAZAWA K, NISHIDA S. Size mismatch in liver transplantation [J]. J Hepatobiliary Pancreat Sci, 2016, 23 (8): 457-466.

[4] GIROMETTI R, COMO G, BAZZOCCHI M, et al. Post-operative imaging in liver transplantation: state-of-the-art and future perspectives [J]. World J Gastroenterol, 2014, 20 (20): 6180-6200.

[5] ISHIGAMI K, ZHANG Y, RAYHILL S, et al. Does variant hepatic artery anatomy in a liver transplant recipient increase the risk of hepatic artery complications after transplantation? [J]. AJR Am J Roentgenol, 2004, 183 (6): 1577-1584.

[6] HIATT J R, GABBAY J, BUSUTTIL R W. Surgical anatomy of the hepatic arteries in 1000 cases [J]. Ann Surg, 1994, 220 (1): 50-52.

[7] COVEY A M, BRODY L A, MALUCCIO M A, et al. Variant hepatic arterial anatomy revisited: digital subtraction angiography performed in 600 patients [J]. Radiology, 2002, 224 (2): 542-547.

[8] HARADA N, YOSHIZUMI T, UCHIYAMA H, et al. Impact of hepatic artery size mismatch between donor and recipient on outcomes after living-donor liver transplantation using the right lobe [J]. Clin Transplant, 2019, 33 (1): e13444.

[9] ERBAY N, RAPTOPOULOS V, POMFRET E A, et al. Living donor liver transplantation in adults: vascular variants important in surgical planning for donors and recipients [J]. AJR Am J Roentgenol, 2003, 181 (1): 109-114.

[10] AHMED A, BAIG A H, SHARIF M A, et al. Role of accessory right inferior hepatic veins in evaluation of liver transplantation [J]. Ann Clin Gastroenterol Hepatol, 2017, 1: 12-16.

[11] HIROSHIGE S, SHIMADA M, HARADA N, et al. Accurate preoperative estimation of liver-graft volumetry using three-dimensional computed tomography [J]. Transplantation, 2003, 75 (9): 1561-1564.

[12] HORI M, SUZUKI K, EPSTEIN M L, et al. Computed tomography liver volumetry using 3-dimensional image data in living donor liver transplantation: effects of the slice thickness on the volume calculation [J]. Liver Transpl, 2011, 17 (12): 1427-1436.

[13] HYODO T, YADA N, HORI M, et al. Multimaterial decomposition algorithm for the quantification of liver fat content by using fast-kilovolt-peak switching dual-energy CT: clinical evaluation [J]. Radiology, 2017, 283 (1): 108-118.

[14] EBEL N H, HSU E K, DICK A A S, et al. Decreased incidence of hepatic artery thrombosis in pediatric liver transplantation using technical variant grafts: report of the society of pediatric liver transplantation experience [J]. J Pediatr, 2020, 226: 195-201.

[15] VAGEFI P A, PAREKH J, ASCHER N L, et al. Outcomes with split liver transplantation in 106 recipients: the University of California, San Francisco, experience from 1993 to 2010 [J]. Arch Surg, 2011, 146 (9): 1052-1059.

[16] LAUTERIO A, DI SANDRO S, CONCONE G, et al. Current status and perspectives in split liver transplantation [J]. World J Gastroenterol, 2015, 21 (39): 11003-11015.

[17] CAIADO A H, BLASBALG R, MARCELINO A S, et al. Complications of liver transplantation: multimodality imaging approach [J]. Radiographics, 2007, 27 (5): 1401-1417.

[18] GIAMPALMA E, RENZULLI M, MOSCONI C, et al. Outcome of post-liver transplant ischemic and nonischemic biliary stenoses treated with percutaneous interventions: the Bologna experience [J]. Liver Transpl, 2012, 18 (2): 177-187.

[19] SANYAL R, SHAH S N. Role of imaging in the management of splenic artery steal syndrome [J]. J Ultrasound Med, 2009, 28 (4): 471-477.

[20] NÜSSLER N C, SETTMACHER U, HAASE R, et al. Diagnosis and treatment of arterial steal syndromes in liver transplant recipients [J]. Liver Transpl, 2003, 9 (6): 596-602.

[21] GRIESER C, DENECKE T, STEFFEN I G, et al. Multidetector computed tomography for preoperative assessment of hepatic vasculature and prediction of splenic artery steal syndrome in patients with liver cirrhosis before transplantation [J]. Eur Radiol, 2010, 20 (1): 108-117.

[22] ENGELS E A, PFEIFFER R M, FRAUMENI J F JR, et al. Spectrum of cancer risk among US solid organ transplant recipients [J]. JAMA, 2011, 306 (17): 1891-1901.

[23] TURNER J J, MORTON L M, LINET M S, et al. InterLymph hierarchical classification of lymphoid neoplasms for epidemiologic research based on the WHO classification (2008): update and future directions [J]. Blood, 2010, 116 (20): e90-e98.

[24] OPELZ G, DÖHLER B. Lymphomas after solid organ transplantation: a collaborative transplant study report [J]. Am J Transplant, 2004, 4 (2): 222-230.

[25] BORHANI A A, HOSSEINZADEH K, ALMUSA O, et al. Imaging of posttransplantation lymphoproliferative disorder after solid organ transplantation [J]. Radiographics, 2009, 29 (4): 981-1002.

[26] CAMACHO J C, MORENO C C, HARRI P A, et al. Posttransplantation lymphoproliferative disease: proposed imaging classification [J]. Radiographics, 2014, 34 (7): 2025-2038.

[27] HAGMANN P, JONASSON L, MAEDER P, et al. Understanding diffusion MR imaging techniques: from scalar diffusion-weighted imaging to diffusion tensor imaging and beyond [J]. Radiographics, 2006, 26 Suppl 1: S205-S223.

[28] LIN C C, OU H Y, CHUANG Y H, et al. Diffusion-weighted magnetic resonance imaging in liver graft rejection [J]. Transplant Proc, 2018, 50 (9): 2675-2678.

[29] MORITA K, NISHIE A, ASAYAMA Y, et al. Does apparent diffusion coefficient predict the degree of liver regeneration of donor and recipient after living donor liver transplantation? [J]. Eur J Radiol, 2017, 90: 146-151.

[30] SCHWOPE R B, MAY LA, REITER M J, et al. Gadoxetic acid: pearls and pitfalls [J]. Abdom Imaging, 2015, 40 (6): 2012-2029.

[31] LEE S, KIM K W, JEONG W K, et al. Gadoxetic acid-enhanced MRI as a predictor of recurrence of HCC after liver transplantation [J]. Eur Radiol, 2020, 30 (2): 987-995.

[32] VENKATESH S K, YIN M, EHMAN R L. Magnetic resonance elastography of liver: technique, analysis, and clinical applications [J]. J Magn Reson Imaging, 2013, 37 (3): 544-555.

[33] SINGH S, VENKATESH S K, WANG Z, et al. Diagnostic performance of magnetic resonance elastography in staging liver fibrosis: a systematic review and meta-analysis of individual participant data [J]. Clin Gastroenterol Hepatol, 2015, 13 (3): 440-451.

[34] ZAHR ELDEEN F, MABROUK MOURAD M, LIOSSIS C, et al. Liver retransplant for primary disease recurrence [J]. Exp Clin Transplant, 2014, 12 (3): 175-183.

[35] SINGH S, VENKATESH S K, KEAVENY A, et al. Diagnostic accuracy of magnetic resonance elastography in liver transplant recipients: A pooled analysis [J]. Ann Hepatol, 2016, 15 (3): 363-376.

[36] EL-METEINI M, SAKR M, ELDORRY A, et al. Non-invasive assessment of graft fibrosis after living donor liver transplantation: is there still a role for liver biopsy? [J]. Transplant Proc, 2019, 51 (7): 2451-2456.

[37] LEE V S, MILLER F H, OMARY R A, et al. Magnetic resonance elastography and biomarkers to assess fibrosis from recurrent hepatitis C in liver transplant recipients [J]. Transplantation, 2011, 92 (5): 581-586.

[38] DUMORTIER J, GIOSTRA E, BELBOUAB S, et al. Non-alcoholic fatty liver disease in liver transplant recipients: another story of "seed and soil" [J]. Am J Gastroenterol, 2010, 105 (3): 613-620.

[39] YOKOO T, SERAI S D, PIRASTEH A, et al. Linearity, bias, and precision of hepatic proton density fat fraction measurements by using MR imaging: a meta-analysis [J]. Radiology, 2018, 286 (2): 486-498.

[40] REEDER S B, SIRLIN C B. Quantification of liver fat with magnetic resonance imaging [J]. Magn Reson Imaging Clin N Am, 2010, 18 (3): 337-357.

[41] HERNANDO D, LEVIN Y S, SIRLIN C B, et al. Quantification of liver iron with MRI: state of the art and remaining

challenges[J]. J Magn Reson Imaging, 2014, 40(5): 1003-1021.

[42] VAN BEERS B E, LECONTE I, MATERNE R, et al. Hepatic perfusion parameters in chronic liver disease: dynamic CT measurements correlated with disease severity[J]. AJR Am J Roentgenol, 2001, 176(3): 667-673.

[43] KIM S H, KAMAYA A, WILLMANN J K. CT perfusion of the liver: principles and applications in oncology[J]. Radiology, 2014, 272(2): 322-344.

[44] JOHNSON T R. Dual-energy CT: general principles[J]. AJR Am J Roentgenol, 2012, 199(5 Suppl): S3-S8.

[45] BROWN C L, HARTMAN R P, DZYUBAK O P, et al. Dual-energy CT iodine overlay technique for characterization of renal masses as cyst or solid: a phantom feasibility study[J]. Eur Radiol, 2009, 19(5): 1289-1295.

[46] YU L, LENG S, MCCOLLOUGH C H. Dual-energy CT-based monochromatic imaging[J]. AJR Am J Roentgenol, 2012, 199(5 Suppl): S9-S15.

[47] MENDLER M H, BOUILLET P, LE SIDANER A, et al. Dual-energy CT in the diagnosis and quantification of fatty liver: limited clinical value in comparison to ultrasound scan and single-energy CT, with special reference to iron overload[J]. J Hepatol, 1998, 28(5): 785-794.

[48] COMANICIU D, ENGEL K, GEORGESCU B, et al. Shaping the future through innovations: From medical imaging to precision medicine[J]. Med Image Anal, 2016, 33: 19-26.

[49] JOHNSON P T, SCHNEIDER R, LUGO-FAGUNDO C, et al. MDCT angiography with 3D rendering: a novel cinematic rendering algorithm for enhanced anatomic detail[J]. AJR Am J Roentgenol, 2017, 209(2): 309-312.

[50] ELSHAFEI M, BINDER J, BAECKER J, et al. Comparison of cinematic rendering and computed tomography for speed and comprehension of surgical anatomy[J]. JAMA Surg, 2019, 154(8): 738-744.

15

第十五章 劈离式肝移植术后并发症的介入治疗

随着肝移植技术的发展和成熟,劈离式肝移植受者的生存率逐渐接近全肝移植受者的生存率,且术后并发症的发生率较前显著降低。与传统全肝移植相比,劈离式肝移植由于手术方式复杂,术后肝动脉血栓、肝静脉吻合口狭窄、胆漏等血管和胆道并发症的发生率仍高于全肝移植。介入治疗是肝移植术后并发症的主要治疗手段之一,早期发现和诊断肝移植术后并发症,并及时进行介入干预,可大大提高供肝和受者的存活率以及改善肝移植后受者的生活质量。本章就劈离式肝移植术后血管和胆管常见并发症的介入治疗进行探讨。

第一节 肝动脉并发症的介入治疗

肝动脉并发症主要包括肝动脉狭窄(hepatic artery stenosis,HAS)和肝动脉血栓形成(hepatic artery thrombosis,HAT),肝动脉假性动脉瘤(hepatic artery pseudoaneurysm,HAP)较为少见。

肝动脉并发症的临床表现,与肝动脉血栓形成及狭窄的发生时间及程度相关。发生在1个月以内的称为早期并发症,1个月以后的称为晚期并发症。早期并发症常出现在术后1周内,以发热、腹部不适、乏力、菌血症、肝功能检查常见谷丙转氨酶与谷草转氨酶升高等为主要表现,此时与排斥反应不易鉴别。如未经有效治疗,很快便出现肝缺血坏死、肝脓肿形成,严重者可出现肝功能衰竭、败血症,甚至死亡。晚期并发症则以胆管炎为主要表现,可伴有胆道狭窄、肝坏死、胆漏及胆汁瘤等。也有的患者无临床症状,肝功能检查未见异常。晚期者病程发展缓慢,预后相对好。肝动脉假性动脉瘤缺乏典型临床表现,假性动脉瘤较大压迫周围组织者,可出现肝区隐痛、不适,尽管发生率较低,但其潜在的致死性动脉破裂非常危险。

对肝动脉并发症的诊断,需依据临床表现、实验室检查、彩色多普勒超声检查、肝脏CTA和选择性血管造影等。遇异常情况可适当增减检查频率。术后每日检测血常规、血清电解质、肝功能。术后连续行动态彩色多普勒超声检查。早期诊断对于治疗效果十分重要,所以一旦发现可疑的肝动脉问题则应立即进行螺旋CTA检查。数字减影血管造影(digital subtraction angiography,DSA)是诊断肝动脉并发症的金标准。

劈离式肝移植的肝动脉并发症仍然是影响移植疗效的重要因素,一旦发生会直接导致移植肝功能衰竭或严重的胆道并发症,甚至导致受者死亡。此时采用外科血管重建或再移植的风险较大,且供肝短缺及经济原因等限制了再次肝移植手术的应用;介入治疗因其微创、安全、有效的特点,在处理肝移植术后肝动脉并发症中发挥着重要的作用。最常用的介入治疗技术包括肝动脉插管溶栓、经皮腔内血管成形(percutaneous transluminal angioplasty,PTA)和肝动脉支架置入术。

一、介入治疗技术

（一）术前准备

介入治疗的术前准备包括器材准备和药物准备。

器材准备：微穿刺鞘套装 [21G 穿刺针、0.018in（1in=2.54cm）短导丝、4F~5F 导管鞘]，猪尾巴导管或多侧孔造影导管，RH 导管或 Cobra 导管，0.035in 泥鳅导丝，5F~7F 导管鞘，6F 长鞘，6F 指引导管，Y 阀，各种规格的冠状动脉或颅内动脉球囊导管，微导管及 0.014in 微导丝，0.018in 微导丝，压力泵，各种规格的冠状动脉支架或颅内动脉支架。

药物准备：造影剂，利多卡因，维拉帕米，抗凝血药（如肝素钠）等。术前行 CTA 了解肝动脉解剖及病变类型对介入治疗有重要帮助。

（二）介入手术操作步骤及治疗方法

1. 经皮穿刺及造影 Seldinger 法穿刺股动脉成功后置入 5F 鞘管，引入 RH 导管或 Cobra 导管行选择性腹腔干或肝总动脉造影，明确肝动脉病变情况，根据病变情况采取相应的介入治疗。

2. 根据术中造影，选择合适的治疗方法 如为狭窄性病变，明确病变位置、长度及程度，并测量狭窄段及正常肝动脉的直径。如为重度狭窄，行球囊扩张术和支架置入术。若造影提示肝动脉血栓形成，立即经导管行动脉内尿激酶或阿替普酶（recombinant tissue plasminogen activator, rt-PA）溶栓治疗；如为肝动脉假性动脉瘤，则行覆膜支架腔内隔绝术或动脉瘤栓塞，或者终止介入手术，转外科行假性动脉瘤切除 + 肝动脉重建术。

3. 肝动脉狭窄的球囊扩张或支架置入术 交换 6F 长鞘至腹腔干，将 6F 指引导管引至肝总动脉，经指引导管将 0.014in 微导丝送至肝动脉并超过狭窄段，尽量将导丝送至狭窄段远端的肝动脉小分支，然后以指引导管为参照大小，测量狭窄段近端及远端动脉内腔直径大小，将球囊导管与压力泵连接后，根据该球囊说明书所规定的工作压进行扩张 1~2 次，每次停留 1~3 分钟；保留微导丝，撤出球囊导管，经指引导管缓慢注射 5mg 维拉帕米以防止肝动脉痉挛。经指引导管造影复查肝动脉血流通畅情况。参照周围血管经皮血管成形术治疗成功的标准，规定造影检查示狭窄段肝动脉直径恢复至近端肝动脉直径的 70% 以上。若肝动脉残余狭窄超过 30%，则考虑行支架置入。选取直径与狭窄段近端血管直径一致或放大率为 5%~10% 的冠状动脉支架或颅内动脉支架；先给予全身肝素化，然后在导丝的引导下将支架送至肝动脉狭窄段，在路径图引导下将支架输送到位后释放或经指引导管"冒烟"确认支架位置到位后释放，保留微导丝，撤出支架释放系统后，经指引导管造影复查肝动脉血流通畅情况。

4. 肝动脉插管接触性溶栓治疗和综合介入治疗 肝动脉血栓多合并肝动脉狭窄或扭曲，目前很少单独使用置管溶栓治疗肝动脉血栓形成。笔者所在医院的经验是介入术中在微导丝的帮助下将微导管插管至肝动脉血栓内，采用 10 万 ~25 万 U 尿激酶或 3~5mg rt-PA 经导管内缓慢注射，减少肝动脉的血栓负荷后，再结合取栓、抽栓或 PTA、支架置入等治疗，重点在于恢复肝动脉血流。文献报道的关于单纯采用肝动脉置管溶栓的方法：先将微导管插至肝动脉血栓内，然后应用尿激酶进行溶栓。方法如下：首先应用 10 万 ~25 万 U 尿激酶导管内注射 15~30 分钟，然后以 1 000U/min 持续灌注 1~2 小时后造影复查，如果肝动脉血流尚未通畅或只有初步的血流恢复，可以尿激酶 40 万 ~120 万 U/24h 的速度用微量药物注射泵持续肝动脉内滴注 12~24 小时，或同时联合 PTA 和 / 或支架置入术进行介入治疗。12~24 小时后造影复查了解肝动脉情况，如未恢复则根据患者情况（如凝血功能、有无出血并发症等）调整尿激酶的用量。在病房溶栓过程中，应用低分子量肝素钠皮下注射（85~100U/kg），每 12 小时 1 次。溶栓过程中每 6

小时抽取静脉血进行凝血功能检查。当出现以下情况时考虑结束肝动脉溶栓治疗：①腹腔引流管血性引流液明显增加，考虑有腹腔出血并发症者；②出现其他出血并发症者；③出现移植肝失活的临床表现，需要紧急行再移植手术者；④造影复查显示肝动脉已经再通，肝内肝动脉分支显示良好，肝实质染色良好者；⑤凝血功能检查显示 APTT 超过正常值 2 倍，纤维蛋白原浓度低于 1.5g/L 者。

5. 围手术期抗凝及抗血小板治疗　对于成人患者，术中使用 3 000U 肝素进行全身肝素化。术后处理：PTA 或支架置入术后，或者肝动脉溶栓结束后，先撤除导管及指引导管，考虑使用肝素钠抗凝和 / 或尿激酶溶栓治疗，推荐对股动脉穿刺口使用血管缝合器进行缝合或使用血管封堵器进行封堵。拔除股动脉导管鞘并缝合或封堵穿刺口后，压迫止血，弹性绑带加压包扎，如为股动脉穿刺入路则需用沙袋压迫 6 小时，并穿刺侧下肢伸直 6 小时，静卧 24 小时。术后要应用低分子量肝素抗凝 3~5 日。嘱患者口服阿司匹林 100mg/d 和硫酸氢氯吡格雷 75mg/d 行抗血小板治疗 3 个月，3 个月后单独使用阿司匹林 100mg/d 行抗血小板治疗。

（三）并发症及处理

1. 肝动脉痉挛　血管痉挛是介入手术过程中常见的并发症，发生率约为 14.3%，可以导致 PTA 或支架放置失败。肝动脉管径纤细、走行迂曲，常规的血管造影管（>4F）和 0.035in 导丝容易诱发肝动脉痉挛。0.014in 微导丝和微导管比较容易通过狭窄段，操作应该尽量轻柔，避免发生血管痉挛。导管内注射维拉帕米或罂粟碱有助于缓解或解除肝动脉痉挛。

2. 出血　出血是肝动脉溶栓过程中的常见并发症，尤其见于移植术后早期的吻合口及腹腔，常表现为腹腔引流管血性液体的增多。由于存在严重出血的风险，因此溶栓过程中要严格监控患者的凝血功能及观察腹腔引流量的情况，根据凝血功能状况随时调整溶栓药物及抗凝药物的剂量。一般而言，持续低剂量溶栓治疗是比较安全的。

3. 肝动脉夹层　动脉夹层是一种比较严重的并发症，发生率约 4.8%，多由指引导管引起。由于目前尚无专门应用于腹腔动脉干和肝动脉的指引导管，所以只能根据腹腔动脉干的角度选用颈动脉、冠状动脉或肾动脉指引导管。指引导管的结构特性、肝动脉的解剖特点和操作者的经验是术中是否发生动脉夹层的最主要因素。当指引导管以跳跃的方式弹进腹腔干和肝动脉时，强大的外力可能作用于血管壁，继而可能会导致动脉夹层。通常这些动脉夹层比较局限而且并不严重，可以通过放置支架获得治愈而没有后遗症。另外，微导丝也能引起动脉夹层，主要是由于选用的导丝前端较硬，通过狭窄段及迂曲段肝动脉时损伤血管所致。

4. 肝动脉血栓形成　血栓形成是术后较为严重的近期并发症。急性形成者多发生在术后 4 周内，迟发者多发生在 4 周以后。当出现肝动脉血栓形成时，可以采用肝动脉溶栓和 / 或肝动脉球囊扩张和 / 或肝动脉支架置入术进行处理。

5. 肝动脉再狭窄　肝动脉再狭窄是最常见的远期并发症。Magand 等报道，51 例肝移植术后 HAS 患者，其中 34 例患者行 PTA，16 例患者行支架置入术，1 年后再发肝动脉狭窄率分别为 29.4% 和 6.2%。肝动脉急性狭窄或闭塞的原因主要是急性血栓形成，慢性再狭窄往往与内膜过度增生有关。有一些临床和血管造影的因素可以预测冠状动脉支架放置后有可能发生再狭窄，包括：病变较长，在小动脉中放置支架，多个支架的使用，以及在糖尿病患者中应用等。动物试验显示冠状动脉支架狭窄与动脉中膜损伤、炎症和肉芽增生有关。

二、介入治疗效果评价

肝动脉吻合口狭窄行 PTA 的成功率较高，Magand 等报道 PTA 的有效率为 86.3%，支架置入的有效率为100%，但是，1年后再发肝动脉狭窄率PTA为29.4%、支架置入为6.2%，支架置入可使治疗HAS的成功率及中期通畅率明显提高。对于移植肝动脉局限性血栓形成合并肝动脉狭窄者，在肝动脉插管溶栓结合PTA、支架置入等介入治疗后，患者预后一般较好，可以达到类似肝动脉狭窄的介入治疗后的效果；如果广泛肝动脉血栓形成，介入溶栓效果一般较差，如果不能再次行肝移植术，病情常进展迅速甚至死亡。肝动脉假性动脉瘤较为少见，发生率为0.9%~2.6%，死亡率高达80%，尽管发生率较低，但其潜在的致死性动脉破裂非常危险，外科手术重建肝动脉为有效及常用的方法。考虑到肝动脉迂曲、管腔细小，覆膜支架系统输送鞘输送到病变肝动脉较为困难，肝动脉覆膜支架置入只对部分患者有效；在肝动脉假性动脉瘤破裂出血等紧急情况下，可先用微弹簧圈等行肝动脉栓塞术，再行外科手术肝动脉重建术。

三、典型病例分析

（一）病例1

男性，52岁，因"乙型肝炎后肝硬化失代偿期，肝细胞癌"行劈离式肝移植（右三叶供肝）术后3日，发现肝动脉血栓闭塞行肝动脉重建术后2日，彩超再次提示肝动脉闭塞。给予肝动脉造影+置管溶栓+球囊扩张术+支架置入术（图15-1）。

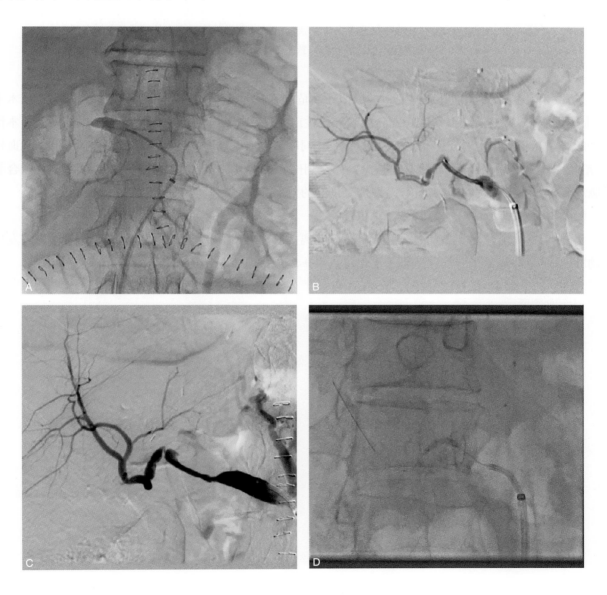

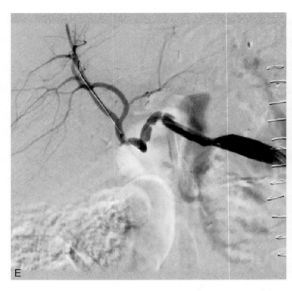
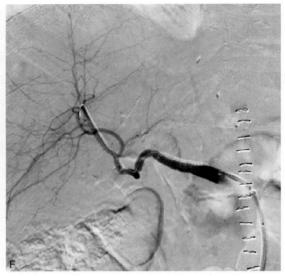

图 15-1　肝动脉造影 + 置管溶栓 + 球囊扩张 + 支架置入术

A、B. 肝动脉造影提示：移植肝动脉内多发充盈缺损，肝动脉吻合口重度狭窄；C. 经微导管先给予 5 万 U 尿激酶持续灌注维持 15 分钟；再次造影示肝动脉充盈缺损较前减少，吻合口明显狭窄；D、E. 先给予 2.5mm 球囊扩张狭窄吻合口处，复查造影提示肝动脉仍残存中重度狭窄；F. 经指引导管引入 2 枚颅内支架（直径 3.5mm × 长 18mm；直径 4mm × 长 18mm）放置于肝动脉吻合口狭窄处。复查造影提示：肝动脉吻合口狭窄基本缓解。

述评：肝移植术后肝动脉血栓形成的原因或高危因素较为复杂，主要与手术吻合位置及吻合技术不佳、血管细小、缺血再灌注损伤、血液高凝状态、急性或慢性排斥反应以及巨细胞病毒感染等有关。本例供肝的肝动脉相对于受者肝总动脉来说相对细小，同时伴有血管迂曲。在术中将微导管插至肝动脉血栓处，给予术中溶栓后，肝动脉血栓较前减少，显露出肝动脉吻合口狭窄是血栓形成的始发因素，再联合肝动脉球囊扩张或支架置入术进行治疗，取得了良好的效果，闭塞的肝动脉血流得到了恢复。

（二）病例 2

男性，1 岁 6 个月，因"先天性胆道闭锁"行劈离式肝移植术（右半肝）+ 胆肠吻合术 1 日，彩超发现肝动脉无血流信号，给予肝动脉造影 + 支架置入术 + 球囊扩张术（图 15-2）。

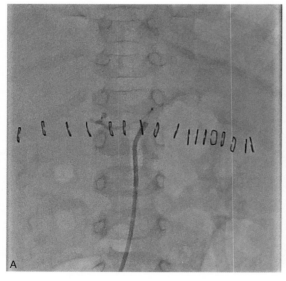
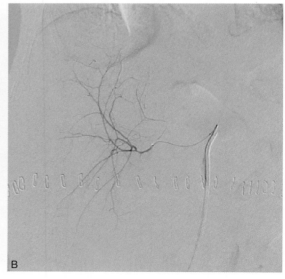

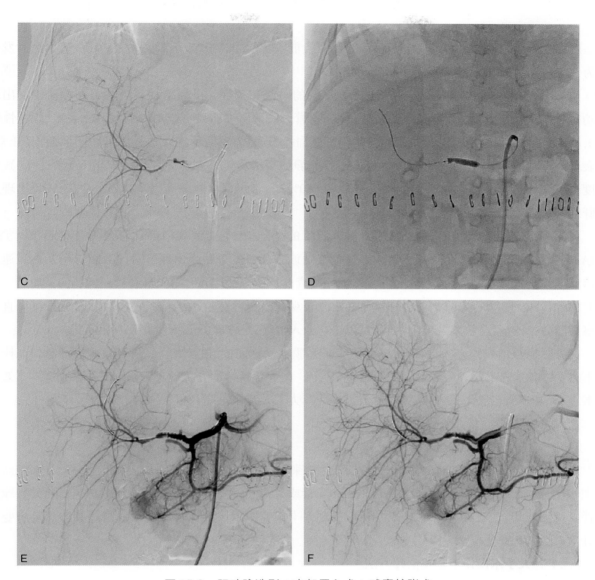

图 15-2　肝动脉造影 + 支架置入术 + 球囊扩张术

A. 微导管插至肝动脉造影提示肝动脉闭塞；B、C. 使用 0.014in 微导丝配合微导管通过狭窄闭塞的肝动脉造影提示：肝动脉吻合口重度狭窄，接近闭塞；D、E. 引入 1 枚直径 3mm × 长度 13mm 的颅内支架精准定位于肝动脉吻合口狭窄处，造影提示肝动脉吻合口狭窄基本消失，支架远端仍可见狭窄；F. 引入直径 2mm 球囊扩张支架远端狭窄处，扩张后造影提示：肝动脉通畅，肝内分支显影良好，支架远端狭窄基本缓解。

述评：肝移植术后肝动脉狭窄 / 闭塞主要与手术吻合位置及吻合技术不佳、血管细小有关。将导管放在腹腔干造影示：大多表现为肝固有动脉及远端分支均未见显影。此时需要运用 0.014in 微导丝配合微导管缓慢轻柔探查寻找，避免移植肝动脉内膜损伤及急性闭塞，找到远端肝动脉分支后，保留微导丝经微导管缓慢后退并冒烟显示肝动脉吻合口狭窄处的真实位置及狭窄程度后，给予肝动脉支架置入术，支架远端仍可见狭窄，给予 2mm 球囊扩张后好转，闭塞的肝动脉血流得到了恢复。

第二节　门静脉并发症的介入治疗

肝移植术后门静脉并发症主要包括门静脉血栓形成和门静脉狭窄,前者发生率为 1%~2%,后者发生率为 0.6%~3%。门静脉狭窄多见于吻合口狭窄。

门静脉血栓形成的临床表现取决于血栓形成的时间和程度。早期急性完全性门静脉血栓可出现肝功能急剧恶化、门静脉高压及其相关并发症(食管胃底静脉曲张破裂出血、胸腔积液、腹水、顽固性腹泻),严重者导致移植物失功;较晚期出现的门静脉血栓形成,侧支循环建立的患者肝功能可以保持正常,常表现为静脉曲张、腹水或脾大及脾功能亢进等门静脉高压及其相关并发症。轻度的门静脉狭窄(狭窄程度 <50%),无明显临床症状;门静脉狭窄程度 >80% 时,常出现门静脉高压及其相关症状,还可出现急性肝衰竭、移植物失功等。

移植术后门静脉并发症的诊断是在临床症状的基础上,主要依靠门静脉彩色多普勒超声、CTA、MRA、间接门静脉造影及直接门静脉造影等检查确诊。彩色多普勒超声通过对门静脉管径及血流速度的监测来诊断,是目前肝移植术后门静脉并发症筛查的首选方法,当超声怀疑门静脉并发症时,应进一步行 CTA/MRA 检查,CTA/MRA 通过门静脉重建能直观观察门静脉解剖结构。直接门静脉造影可以直观观察到门静脉狭窄程度、累及范围,同时可以进行介入治疗,是诊断门静脉并发症的金标准。

门静脉血栓形成的介入治疗方法,包括经肠系膜上动脉间接溶栓治疗、经皮肝穿刺门静脉内血栓抽吸术、PTA、血管内支架置入术、门静脉直接溶栓等。门静脉狭窄的介入处理,包括 PTA 和血管内支架置入术,PTA 和血管内支架置入术治疗是门静脉狭窄,尤其是局限性吻合口狭窄的首选治疗方法。

一、介入治疗技术

(一)术前准备

采取经门静脉途径的介入治疗,器材准备:微穿刺套装,包含 21G 穿刺针、0.018in 短导丝、内外套管,5F 外套管,内径可通过 0.035in 导丝,5F Cobra 导管或 KMP 导管,0.035in 泥鳅导丝,5F~7F 导管鞘,球囊导管以及测压装置、支架。药物准备:造影剂、利多卡因等。术前影像学检查了解门静脉解剖及病变类型对介入治疗有重要帮助。

(二)介入手术操作步骤及治疗方法

1. 经皮肝穿刺门静脉方法　患者仰卧于 DSA 手术床。右手外展,选择穿刺门静脉右支时,穿刺点选择右腋中线 7~9 肋间,选择穿刺门静脉左支段Ⅲ支时,一般以剑突下向左旁开 2~4cm 为穿刺点。有肝脏 CT 或 MRI 检查者,可依据增强静脉期图像初步确定需要穿刺的门静脉分支,确定穿刺径路。穿刺点局部常规消毒、铺巾,局部麻醉,用尖刀切一小口。应用微穿刺套装,先用 21G 穿刺针,在腋中线稍向腹侧对准 T_{11}~T_{12} 间隙穿刺。穿刺时令患者屏气,在透视监视下迅速穿刺,针尖达右侧脊柱旁 2~4cm 时停止。退出针芯,患者保持平静呼吸,边退针边试注少量造影剂,若观察造影剂显示树枝状影,并迅速流向肝外周者,表示针尖位于门静脉分支内。当穿中门静脉分支时,经穿刺针鞘引入 0.018in 导丝,先顺导丝退出穿刺针鞘,继而换入穿刺针套管至门静脉分支内,保留外套管,经外套管引入 0.035in 导丝,拔出外套管置换 5F~6F 导管鞘,然后经导管鞘送入 Cobra 导管等造影。

2. 门静脉造影及介入操作技术　经导管鞘送入导管进行门静脉造影,明确病变性质及程度。对于门静脉血栓形成者,介入治疗方法包括直接溶栓、血栓抽吸、PTA 和门静脉支架置入术。直接溶栓与常规血栓形成的治疗方案相同。血栓抽吸分为指引导管血栓抽吸及近年来发展的机械性导管血栓抽吸。

指引导管血栓抽吸是采用 6F 指引导管或长鞘,在指引导管尾端连接 Y 阀及 20ml 注射器,经鞘管引入黑泥鳅导丝及指引导管,在黑泥鳅导丝引导下将指引导管插管至门静脉血栓内,撤掉黑泥鳅导丝,一边用 20ml 注射器保持负压抽吸一边后退指引导管,直到指引导管退至体外后,将指引导管内的血栓用肝素水冲出,可重复数次操作。机械性血栓抽吸是采用特制的抽吸导管,在导丝引导下将抽吸导管送至门静脉血栓内,将抽吸导管与机器连接后,导管内形成负压后将血栓抽吸出去,目前主要的抽吸导管及装置有 Angiojet 及 Strub,机械性血栓抽吸的抽吸效果大大增强,目前运用得越来越广泛。在血栓抽吸后,残余血栓及残存狭窄可继续行置管溶栓术、PTA 及门静脉支架置入术。对于弥漫性门静脉血栓形成者,溶栓治疗效果较差,预后不良。

3. 对于门静脉狭窄者,PTA 是首选的介入治疗方式　首先经导管鞘送入导管,在导丝引导下将导管通过门静脉狭窄段至肠系膜上静脉或脾静脉,接测压装置测量跨狭窄压力梯度。压力梯度为 0.67kPa(5mmHg)或以上者,一般视为严重门静脉狭窄。交换导管为球囊导管,将球囊导管引导至门静脉狭窄段,连接压力泵充盈球囊至工作压并保持压力 120 秒,如此方法 1~2 次,直至球囊完全充盈无束腰征。退出球囊导管,经导管造影了解狭窄扩张情况。如果狭窄管腔完全或基本恢复正常、狭窄两端门静脉无明显压力差,则表示 PTA 成功。对反复球囊扩张无效及容易复发的病例可考虑行门静脉支架治疗,一般选用门静脉狭窄近端直径放大率为 5%~15% 的裸支架。对严重的食管胃底静脉曲张者和高流量的胃肾分流者,主张在恢复门静脉血流的同时进行栓塞治疗,这样可保证向肝的门静脉血流,同时可降低食管胃底静脉曲张破裂出血的可能性。PTA 及支架治疗后需要抗凝治疗 3~6 个月以上。目前的抗凝方案主要有两种,第一种方案为:低分子量肝素皮下注射并重叠华法林口服 3~5 日后,改为单独口服华法林 3~6 个月,动态抽血检测凝血功能,保持 INR 为 2.0~3.0。第二种方案为:使用新型口服抗凝药物,口服利伐沙班,10mg/12h。

4. 穿刺道的封堵　完成 PTA 或支架置入术后,需要对经皮肝穿刺道进行封堵,预防穿刺道出血。将导管鞘及导管缓慢退至门静脉穿刺入口的肝组织内后,一边经导管缓慢注入明胶海绵、弹簧圈或者组织胶:碘油的混合物,一边缓慢后退导管鞘及导管直至完全退出体外,压迫穿刺口、包扎。

（三）并发症及处理

并发症及术后随访:介入治疗并发症包括溶栓治疗引起的穿刺部位出血、门静脉吻合口及腹腔其他创面的出血。门静脉狭窄 PTA 及支架成形术创伤较小,少见的并发症主要包括肝动脉门静脉瘘、出血(胆管、腹腔等)。介入治疗后需要超声定期随访观察门静脉通畅情况,对于行支架置入术者,需要常规抗凝治疗。

二、介入治疗效果评价

对于门静脉吻合口狭窄,PTA 的近期及中期疗效较佳,治疗成功率为 75%~100%,门静脉高压症状可获得部分或完全缓解。单纯 PTA 术后再狭窄多发生于术后 6 个月左右,发生率为 15%~50%。支架的置入能保持门静脉较长时间的通畅。Kim 等对肝移植术后门静脉狭窄的 31 例患者进行介入治疗并长期随访,其中采用球囊扩张者的 1 年、5 年和 10 年的通畅率分别为 87%、82% 和 68%,而采用支架置入者的通畅率为 100%。支架置入术的疗效优于单纯球囊扩张术,故对于成年人多主张行支架置入术。而儿童门静脉直径将随着生长而增大,因此单纯球囊扩张术更多用于儿童肝移植术后门静脉狭窄,如有复发狭窄,可再次行球囊扩张术。但对于门静脉扭转、内膜撕裂或门静脉长段闭塞的患者应进行支架置入术,Gao 等对 30 例儿童肝移植术后门静脉狭窄的患者进行分析,6 例在首次治疗时接受了支架置入,22 例在首次治疗时接受了球囊血管成形术,2 例介入手术失败。

三、典型病例分析

（一）病例 1

患儿，1 岁 6 个月，因"先天性胆道闭锁"行活体肝移植术（亲体左外叶供肝）+ 胆肠吻合术 9 个月，复查腹部超声提示符合门静脉吻合口狭窄声像。行经皮肝穿刺门静脉造影 + 球囊扩张术（图 15-3），随访 2 年 4 个月余，未见门静脉狭窄复发。

述评：考虑到儿童门静脉直径将随着生长增大，因此首选单纯门静脉球囊扩张术用于治疗儿童肝移植术后门静脉狭窄，大多数患者可取得较好的临床效果，只有对于门静脉狭窄反复复发的患者，才考虑行门静脉支架置入术。

（二）病例 2

患者，男，12 岁，因"巴德 - 基亚里综合征"行劈离式肝移植（右三叶劈离），1 年 4 个月后复查彩超提示：符合门静脉吻合口狭窄声像。予行经皮穿刺门静脉造影 + 球囊扩张术（图 15-4），1 年 4 个月后因门静脉狭窄复发，再次行经皮穿刺门静脉造影 + 球囊扩张术 + 支架置入术（图 15-5）。

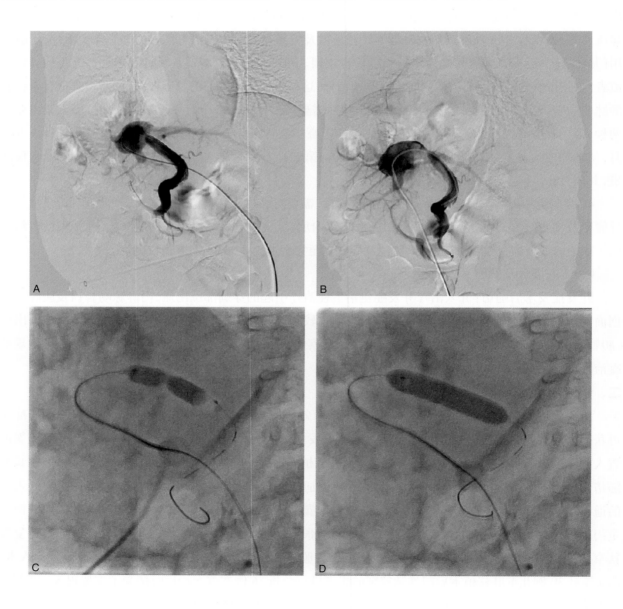

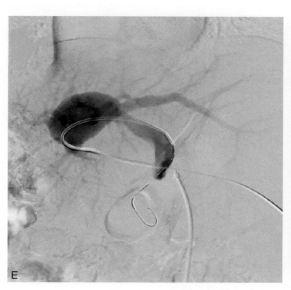
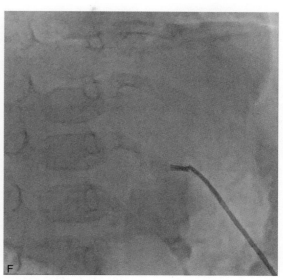

图 15-3　经皮肝穿刺门静脉造影 + 球囊扩张术

A、B. 经皮穿刺门静脉段 III 支成功后，置入 6F 导管鞘，经管鞘引入导管至门静脉主干造影提示门静脉主干吻合口见一重度狭窄，测压提示门静脉狭窄两端压力差 15mmHg；左前斜位造影更加充分显示出门静脉狭窄情况；C~E. 依次用 3mm、7mm 球囊扩张门静脉狭窄段，扩张后门静脉造影提示：原门静脉吻合口狭窄基本缓解，肝门静脉分支显影良好，测压提示门静脉压力差 2mmHg；F. 用组织胶封堵经皮肝穿刺道预防出血。

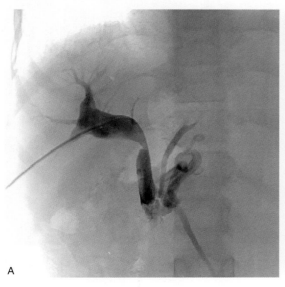
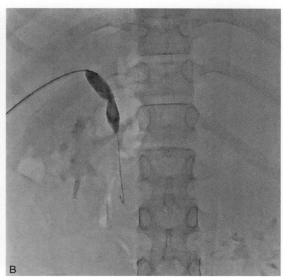

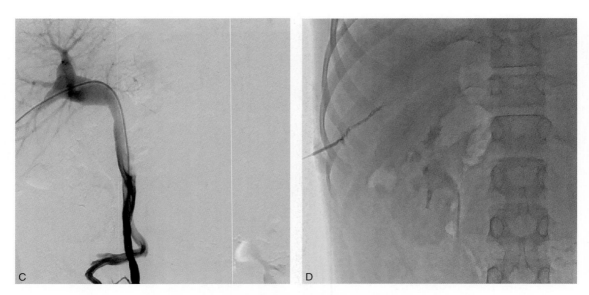

图 15-4　经皮穿刺门静脉造影 + 球囊扩张术

A. 经皮经肝穿刺门静脉段Ⅵ支成功后,置入 6F 导管鞘,造影见门静脉主干吻合口重度狭窄,测压提示狭窄两端的压力差 11mmHg;B、C. 选用 6mm、10mm 球囊扩张狭窄段门静脉,复查造影见门静脉狭窄基本消失,复测压力提示门脉压力差 2mmHg;D. 用组织胶封堵穿刺经皮肝穿刺道。

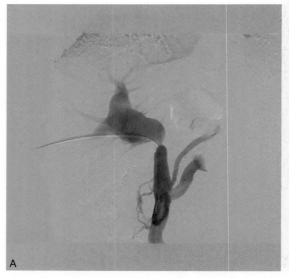
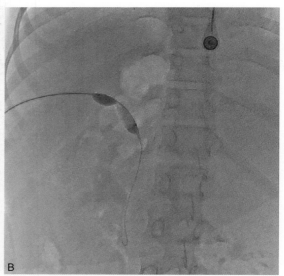

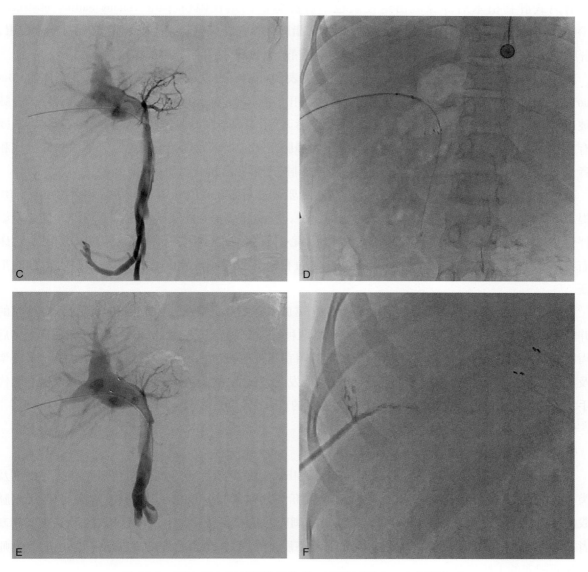

图 15-5　再次经皮穿刺门静脉造影 + 球囊扩张术 + 支架置入术

A. 经皮经肝穿刺门静脉段Ⅵ支成功后，置入 6F 导管鞘，造影见门静脉主干吻合口再发重度狭窄，测压显示狭窄两端的压力差 11mmHg；B、C. 选用 10mm 球囊扩张狭窄段门静脉，复查造影见门静脉狭窄较前改善，仍可见中度以上狭窄；D、E. 送入 1 枚 14mm×40mm 裸支架，以门静脉狭窄为中心定位后释放，复测压力显示门静脉狭窄两端的压力差 0mmHg；F. 用组织胶封堵穿刺经皮肝穿刺道。

述评：门静脉吻合口狭窄，PTA 治疗的近期及中期疗效较佳，单纯球囊扩张因狭窄部的弹性回缩，常导致门静脉再次狭窄，发生率高达 50%~60%。支架的置入能保持门静脉较长时间的通畅。但是考虑到儿童门静脉直径将随着生长增大，因此单纯球囊扩张术更多用于儿童肝移植术后门静脉狭窄，对于复发的门静脉狭窄，建议选择行门静脉支架置入术。

第三节　肝静脉和下腔静脉并发症的介入治疗

劈离式肝移植术后静脉流出道梗阻包括肝静脉流出道梗阻（hepatic venous outflow obstruction，HVOO）和下腔静脉梗阻。肝静脉流出道梗阻主要指肝静脉吻合口狭窄或血栓形成，造成肝静脉梗阻，导致肝脏血液回流障碍。下腔静脉并发症主要有下腔静脉血栓形成及下腔静脉狭窄。

肝静脉流出道梗阻和下腔静脉肝上段梗阻可表现为术后急性或慢性巴德-基亚里综合征（Budd-Chiari syndrome，BCS）的临床表现，主要包括肝大、肝功能异常、腹水、肝功能延迟恢复、食管胃底静脉曲张破裂出血等。下腔静脉肝上段血栓形成和狭窄者，临床表现与肝静脉梗阻患者的临床表现类似，同时伴有双下肢水肿、会阴部水肿、肾功能不全等下腔静脉阻塞的临床表现。下腔静脉肝下段血栓形成和狭窄者，主要表现为下腔静脉阻塞综合征，即双下肢水肿，严重者出现会阴部水肿。

移植术后肝静脉或下腔静脉并发症的诊断，主要通过彩色多普勒超声、CT 动态增强扫描或 MRI 检查提示下腔静脉和肝静脉病变，并经 DSA 明确诊断。肝静脉或下腔静脉狭窄两端压力梯度变化是诊断和评价介入治疗效果的重要指标，但目前各移植中心对跨狭窄段压力梯度的判定标准不尽相同，临床多将右心房压力与肝静脉压力之差大于 5mmHg 作为有明显的肝静脉流出道狭窄，需要进行治疗的重要指征。

肝静脉和下腔静脉并发症是肝移植术后的严重血管并发症之一，若治疗不及时，将导致肝移植的失败并威胁患者生命。介入治疗和外科手术治疗是两种主要的治疗方法，外科手术的侵入性及移植术后肝门周围瘢痕组织纤维化，增加了手术难度及风险，目前以血管内介入治疗为首选，包括球囊扩张、支架置入及溶栓治疗。由于该介入技术具有微创、并发症发生率低和治疗后恢复快等优点，目前正逐渐取代外科手术治疗，成为治疗肝移植术后静脉流出道梗阻的首选。

一、介入治疗技术

（一）术前准备

1. 术前检查确定介入路径　术前进行 CT 或 MRI 等影像学检查了解肝静脉、下腔静脉的解剖及病变类型，对于介入治疗途径及方案的选择具有重要价值。对于肝静脉吻合口部狭窄性病变，经颈静脉或经股静脉途径无法进行治疗者，需要采取经皮肝穿刺肝静脉方法进行治疗。对于下腔静脉狭窄或闭塞的患者，常规入路为股静脉，经股静脉途径无法开通下腔静脉时，常结合右颈内静脉途径，采用上下会师的办法开通闭塞的下腔静脉。

2. 器材准备　经颈静脉途径或股静脉途径介入治疗需准备微穿刺套装（21G 穿刺针、0.018in 微导丝、5F~6F 微鞘及鞘芯），5F Cobra 导管或 KMP 导管，5F 猪尾巴导管，0.035in 泥鳅导丝，超硬导丝，5F~7F 导管鞘，球囊导管，压力泵及测压装置等。经皮肝穿刺肝静脉途径的介入治疗除上述器械外，还需准备经皮肝穿刺微穿刺套装，包含 21G 穿刺针、0.018in 短导丝、内外套管、5F 外套管，内径可通过 0.035in 导丝。对于需要行支架治疗者，还需准备血管支架。药物准备包括：造影剂、利多卡因、肝素钠等。

（二）介入手术操作步骤及治疗方法技术

1. 介入治疗通路的建立　因肝静脉与下腔静脉之间的锐角及肝移植术后肝静脉与下腔静脉间解剖关系的改变，经股静脉入路肝静脉插管有时存在困难，因此对肝移植术后患者多采取经右颈静脉途径入路，该入路较股静脉入路更便于后续的介入治疗操作。但对肝静脉口部重度狭窄/闭塞者，从右颈静脉入路难以找到肝静脉开口,此时要果断采取经皮经肝穿刺肝静脉入路。

（1）经右侧颈内静脉入路：常规采取右侧颈内静脉穿刺,对于成人患者,多采用盲穿法,穿刺困难时采用彩超引导下穿刺或采用DSA透视下导管定位穿刺;对于儿童患者,多采用彩超引导下穿刺。穿刺成功后,引入0.018in导丝,退出穿刺针置换5F~6F导管鞘,然后经导管鞘送入导管行下腔静脉、肝静脉选择性插管。

（2）经皮经肝穿刺肝静脉入路：患者仰卧于DSA手术床。右半肝劈离式肝移植患者选择穿刺肝右静脉时,穿刺点选择右腋中线7~9肋间,左半肝劈离式肝移植患者选择穿刺肝左静脉时,一般以剑突下向左旁开2~4cm为穿刺点。根据术前的肝脏增强CT/MRI静脉期图像初步确定需要穿刺的肝静脉分支,确定穿刺径路。穿刺点局部常规消毒、铺巾、局部麻醉,用尖刀切一小口。应用微穿刺套装,先用21G穿刺针,在腋中线稍向腹侧对准T_{11}~T_{12}间隙穿刺。穿刺时令患者屏气,在透视监视下迅速穿刺,针尖达右侧脊柱旁2~4cm时停止。退出针芯,患者保持平静呼吸,边退针边试注少量造影剂,若造影剂很快流向脊柱缘并使肝静脉、下腔静脉显影时,说明针尖在肝静脉内。当穿中肝静脉分支时,经穿刺针鞘引入0.018in导丝,先顺导丝退出穿刺针鞘,继而换入穿刺针套管至肝静脉分支内,保留外套管,经外套管引入0.035in导丝,保留导丝退出外套管置换5F~6F导管鞘,然后经导管鞘送入Cobra导管等造影。

（3）经股静脉入路：对成人患者,多采用盲穿法,穿刺困难时采用彩超引导下穿刺或采用DSA透视下导管定位穿刺;对儿童患者,多采用彩超引导下穿刺。选择腹股沟韧带下方3cm附近触及股动脉搏动,选择股动脉内侧0.5~1cm处为穿刺点,切一小口后,选用21G微穿刺针并尾段连接1个5ml注射器,注射器带着负压向近端穿刺,穿刺3~5cm后注射器回抽见暗红色血液后,经穿刺针送入0.018in导丝,退出穿刺针置换5F~6F导管鞘。经导管鞘引入导管行下腔静脉、肝静脉插管。

2. 肝静脉造影及介入操作技术 经肝静脉造影,明确病变性质、范围及程度。对于肝静脉血栓形成者,介入治疗方法包括肝静脉局部溶栓术和血栓抽吸术,但对广泛性血栓形成者,溶栓疗效差。对于肝静脉狭窄者,造影明确狭窄部位及程度后,经造影导管置入0.035in导丝并穿过狭窄部。在介入治疗前需要经造影导管外接测压装置测量狭窄两端的静脉压（肝静脉与右心房间压力梯度）,压力梯度大于5mmHg被认为有明显的肝静脉流出道狭窄,需要进行治疗。PTA是肝静脉狭窄首选的介入治疗方式。依据狭窄程度选择合适直径的球囊,导丝导管配合通过狭窄的肝静脉,交换为球囊导管,将球囊导管引至肝静脉狭窄段,连接压力泵用稀释造影剂充盈球囊,保持球囊工作压力120秒。如此方法1~2次,直至球囊完全充盈无束腰征。退出球囊导管,经导管造影了解狭窄扩张情况并再次进行狭窄两端测压。如果狭窄管腔完全或基本恢复正常,且狭窄两端无明显静脉压力差,则表示PTA成功。PTA治疗的成功率为80%~100%,若反复复发则考虑放置支架,PTA对于吻合口狭窄者效果较好,对于因血管（腔静脉、肝静脉）扭曲导致肝静脉流出道梗阻的患者效果较差。因支架置入术会影响二次肝移植,且儿童肝移植患者术后由于生长发育,身高会有明显改变,故是否应该留置支架,目前仍有一定争议。支架置入术主要用于肝静脉扭曲成角、PTA后复发、瘢痕或弹力回缩性狭窄的患者。在支架的选择方面,支架直径应匹配健康成人的流出道血管直径。置入支架直径应选择比目标血管放大1~2mm,以防止支架脱落或位置变化。同时支架应足够长以防止置入后支架成角或影响再移植手术。

3. 下腔静脉造影及介入操作技术 经鞘管引入5F猪尾巴导管造影时,需重点观察肝后段下腔静脉及近端血流通畅、侧支血管代偿情况。对于狭窄性病变,需进行狭窄上、下段测压,对无压力差者,临床无须进一步处理。在肝移植术后早期,肝细胞常水肿使肝脏体积增大,可压迫肝后下腔静脉造成假性狭窄,应注意鉴别。对严重下腔静脉狭窄/闭塞者,有时经股静脉插管难以通过闭塞的下腔静脉,此时需要同时经颈静脉插管,采用双向会师的办法开通闭塞的下腔静脉。肝移植术后下腔静脉狭窄的 PTA 治疗、支架治疗及血栓形成的直接溶栓治疗与肝静脉类似,在此不再详述。由于下腔静脉直径较大,需用从小到大的球囊依次渐进式扩张,根据术前 CT 的测量结果,最大球囊直径通常选择放大率为 20% 左右,也有研究者选择 40%~50%。如果球囊直径不够大,可以将 2~3 个较大直径的球囊叠加一起扩张。对狭窄缓解不理想或反复复发者,可以考虑放置支架治疗。PTA 对于吻合口狭窄者效果较好,对于因下腔静脉扭曲导致下腔静脉梗阻的患者效果较差。因支架置入术后影响二次肝移植,且儿童肝移植术后患者由于生长发育,身高会有明显改变,故是否应该留置支架,目前仍有一定争议。

4. 术后处理　PTA 及支架治疗后需要抗凝治疗 3~6 个月以上,目前的抗凝方案主要有两种,第一种方案为:低分子量肝素皮下注射并重叠华法林口服 3~5 日后,改为单独使用口服华法林 3~6 个月,动态抽血检测凝血功能,保持 INR 值在 2.0~3.0。第二种方案为:使用新型口服抗凝药物,口服利伐沙班,每 12 小时 10mg。对于儿童患者,口服抗凝药物的剂量不好调整,仍推荐使用第一种方案。

（三）并发症及处理

并发症较少,除穿刺部位可引起皮下血肿、气胸、血气胸、腹腔出血外,几乎无严重并发症。PTA 后再狭窄的发生率较高,再狭窄多发生在术后 6 个月内,因此术后定期进行超声、CT 等影像学检查是极其重要的。血管支架置入术后再狭窄的发生率较 PTA 低。支架移位、血栓形成等并发症发生率较低,但是一旦发生处理起来较为棘手。

二、介入治疗效果评价

肝静脉吻合口狭窄,PTA 治疗可获得较好的近期及远期疗效,治疗成功率多为 80%~100%,治疗后肝大、肝功能异常、腹水等症状可缓解。单纯 PTA 术后再狭窄多发生于术后 6 个月内,再狭窄后可再进行 PTA 治疗,对于初次治疗者,是否行支架治疗仍存在争议。Yabuta 等对 48 例小儿活体肝移植术后肝静脉流出道梗阻患者行 PTA 治疗,在随访期间(范围 1~182 个月;中位数 51.5 个月),28 例患者接受了单次 PTA 治疗,20 例出现了复发性狭窄,其中 14 例经过反复 PTA 治疗后好转,6 例患者反复发生复发性狭窄行支架置入术。PTA 治疗后 1 年、3 年、5 年和 10 年的初次通畅率和二期辅助通畅率分别为 64%、57%、57%、52%(初次通畅率)和 98%、95%、95%、95%(二期辅助通畅率)。该研究说明 PTA 治疗有效,只在反复复发性狭窄、肝静脉扭曲时才考虑支架置入术。笔者认为,初次治疗者应首选 PTA 治疗,而不是支架置入术,因为大部分患者 PTA 治疗长期有效,而且可能不影响再次肝移植手术操作,对于婴幼儿、儿童肝移植患者更主张 PTA 治疗。

肝移植术后下腔静脉并发症首选介入治疗,包括 PTA 及支架置入术。国外大部分文献报告单纯 PTA 治疗一般均可获得满意效果,而对于下腔静脉扭转迂曲的患者及反复扩张后狭窄仍持续存在或复发的病例,单纯 PTA 治疗无法获得理想效果,需要置入血管内支架以保持下腔静脉通畅,儿童患者下腔静脉较为细小,没有合适直径及长度的支架材料,需要定制支架。

三、典型病例分析

（一）病例 1

患儿,9 个月,因"先天性胆道闭锁"行劈离式肝移植术(左外叶供肝)3 个月余,发现腹围增大,彩超检查提示肝静脉狭窄,大量腹水。行经皮经肝穿刺肝静脉、腔静脉造影＋球囊扩张成形术(图 15-6),术后腹水消失,4 个月后腹胀症状复发,再次行肝静脉、腔静脉造影＋球囊扩张成形术(图 15-7),随访 2 年,腹水消退,症状好转未见复发。

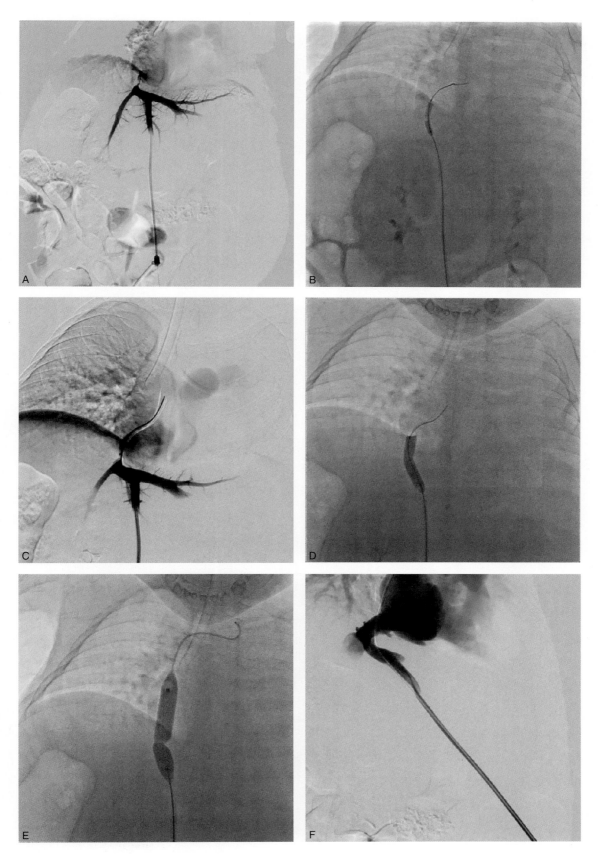

图 15-6　经皮经肝穿刺肝静脉、腔静脉造影 + 球囊扩张成形术

A. 经皮经肝穿刺肝左静脉造影提示：肝左静脉根部重度狭窄，造影剂呈线样通过；B~F. 依次选用 3mm、6mm、8mm 球囊扩张肝静脉狭窄段，复查造影提示肝左静脉狭窄基本缓解，压力差为 3mmHg。

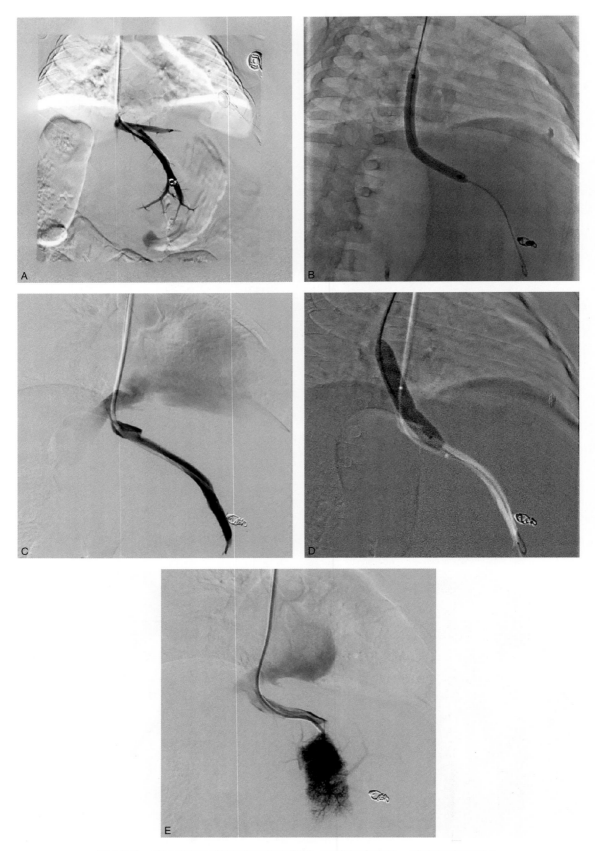

图 15-7　第二次经颈静脉途径行肝静脉、下腔静脉造影 + 球囊扩张成形术

A. 经颈静脉途径将导管插至肝左静脉造影提示：肝左静脉根部重度狭窄；B~E. 依次选用 5mm、8mm 球囊扩张肝静脉狭窄段，复查造影提示肝左静脉狭窄基本缓解，压力差为 2mmHg。

　　述评：对于肝静脉吻合口部狭窄性病变，经颈静脉或股静脉途径无法完成治疗者，需要采取经皮经肝穿刺肝静脉途径进行治疗，本例患儿肝静脉吻合口重度狭窄，呈线样，采用经皮经肝穿刺途径成功行介入治疗。PTA是肝静脉狭窄首选的介入治疗方式，对于婴幼儿、儿童肝移植患者更主张进行PTA治疗，单纯PTA治疗后再狭窄多发生于术后6个月内，再狭窄后可再进行PTA治疗。

（二）病例2

　　患儿，1岁7个月，10个月前因"先天性胆道闭锁"行左外叶供肝劈离式肝移植+胆肠吻合术，因"腹胀6日"行彩超检查提示肝静脉狭窄，大量腹水。行经皮经肝静脉穿刺+肝静脉造影球囊扩张术（图15-8），术后腹水消退，但症状反复复发，前后共行4次介入治疗，经过第4次肝静脉造影+球囊扩张术后（图15-9），目前随访1年半左右，未再出现腹胀及腹水。

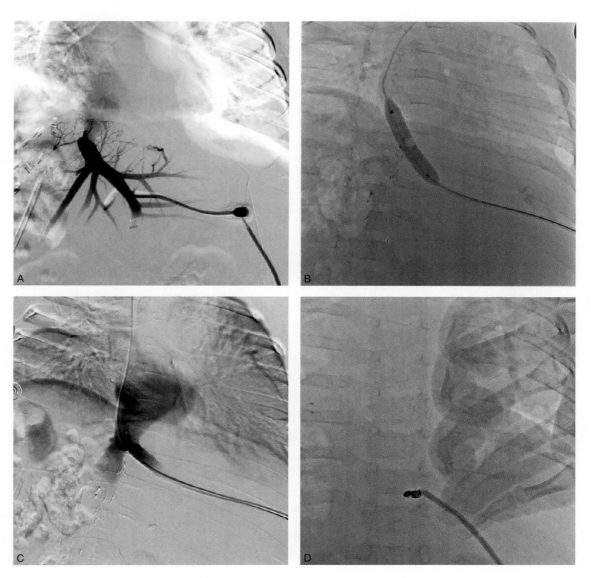

图15-8　第一次行经皮肝静脉穿刺+肝静脉造影球囊扩张术

A. 经皮经肝穿刺肝左静脉造影提示：肝左静脉根部重度狭窄，造影剂呈线样通过；B、C. 依次选用5mm、8mm、10mm球囊扩张肝静脉狭窄段，复查造影提示肝左静脉狭窄基本缓解，压力差为1mmHg；D. 用微弹簧圈封堵肝穿刺道。

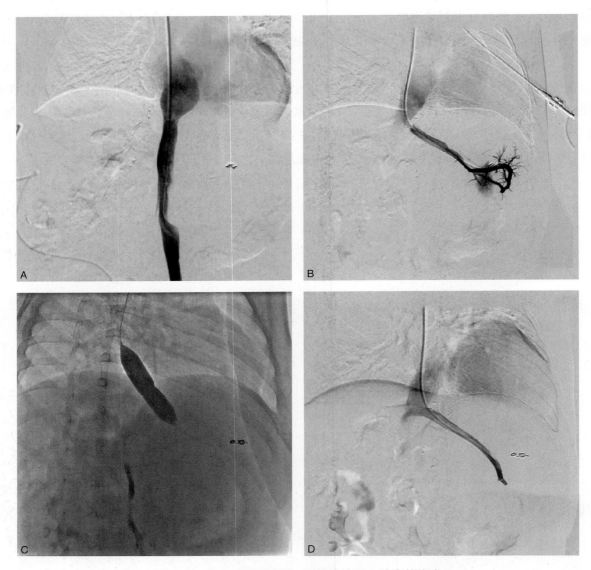

图 15-9 第 4 次下腔静脉、肝静脉造影 + 球囊扩张术

A. 经颈静脉途径将导管插至下腔静脉造影提示：下腔静脉血流通畅，未见明显狭窄，测压示压力差 2mmHg；
B. 将导管插至肝左静脉造影提示：肝左静脉吻合口重度狭窄，测压示压力差 16mmHg；C. 选用 12mm 球囊扩张肝静脉狭窄段；D. 复查造影提示肝左静脉狭窄基本缓解，压力差为 2mmHg。

　　述评：对于肝静脉吻合口部狭窄性病变，狭窄严重经颈静脉或股静脉途径无法进行治疗者，需要采取经皮经肝穿刺肝静脉途径进行治疗，本例患儿肝静脉吻合口重度狭窄，呈线样，采用经皮经肝穿刺途径成功行介入治疗，后续 3 次介入治疗均经颈静脉途径完成。PTA 是肝静脉狭窄首选的介入治疗方式，对于婴幼儿、儿童肝移植患者更主张行 PTA 治疗，单纯 PTA 治疗后再狭窄多发生于术后 6 个月内，经过多次 PTA 治疗可以达到较为理想的效果。

（三）病例 3

患儿，5 岁 10 个月，3 个月前因"先天性胆道闭锁"行劈离式肝移植术（右三叶供肝），因腹胀、下肢水肿行彩超检查提示下腔静脉狭窄，行下腔静脉造影 + 球囊扩张术 + 肝静脉造影（图 15-10），术后症状好转，症状复发 1 次，经过第 2 次下腔静脉造影 + 球囊扩张术 + 肝静脉造影术后（图 15-11），目前随访 2 年 4 个月，未见下腔静脉再发狭窄及症状复发。

述评：肝移植术后下腔静脉并发症首选 PTA 治疗，对于儿童肝移植术后患者，由于生长发育身高会有明显改变，故不推荐支架置入术，笔者中心均首选 PTA 治疗，再发狭窄仍可通过再次 PTA 治疗获得较好效果，若有反复再发狭窄超过 3 次以上者，才考虑行支架置入术。

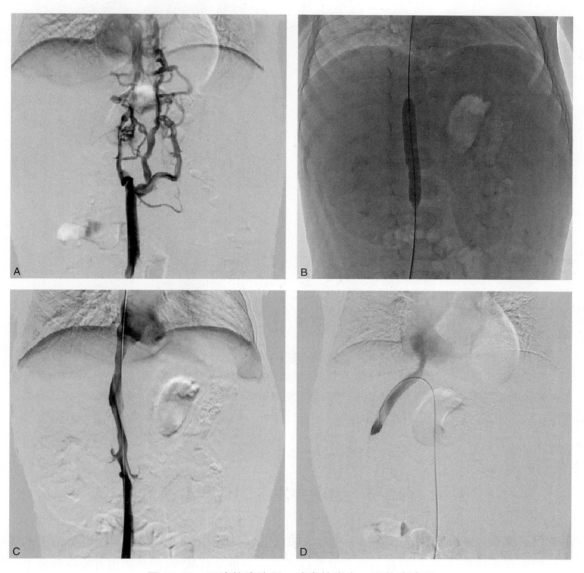

图 15-10 下腔静脉造影 + 球囊扩张术 + 肝静脉造影

A. 下腔静脉造影提示下腔静脉肝后段闭塞，见多发侧支血管显影；B、C. 先后依次用 6mm、10mm 球囊扩张下腔静脉，造影复查提示下腔静脉通畅，管腔未见明显狭窄；D. 肝右静脉造影提示肝右静脉通畅，未见明显狭窄。

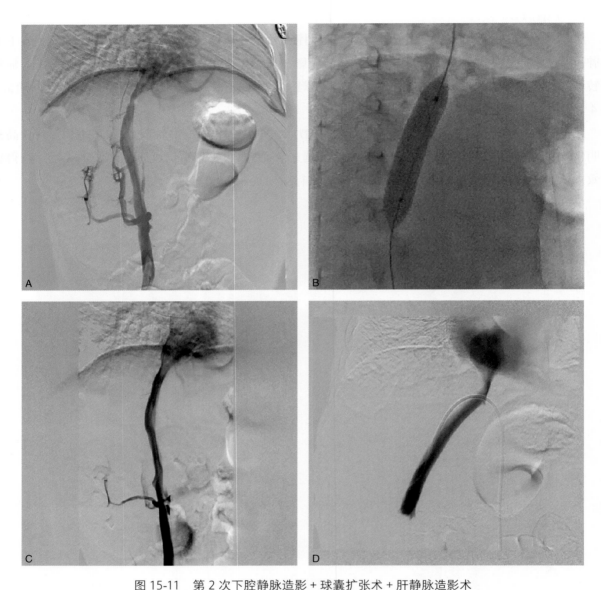

图 15-11 第 2 次下腔静脉造影 + 球囊扩张术 + 肝静脉造影术

A. 下腔静脉造影提示下腔静脉肝后段局限性狭窄,见少许侧支血管显影;B、C. 先后依次用 8mm、10mm 球囊扩张下腔静脉,造影复查提示下腔静脉通畅,管腔未见明显狭窄;D. 肝右静脉造影示肝右静脉通畅,未见明显狭窄。

第四节 胆道并发症的介入治疗

随着供肝保存技术和劈离式肝移植手术方法的改进以及围手术期处理规范化,肝移植手术成功率和术后长期生存率均显著提高,移植后血管并发症的发生率也显著减少,但是胆道并发症的发生率仍维持在较高水平,为 10%~30%,严重影响了肝移植患者的生活质量和长期生存率。肝移植术后胆道并发症主要包括胆道狭窄、胆漏、胆道结石、胆泥、胆汁瘤和胆道出血等,其中以胆道狭窄和胆漏最为常见,约占70%。肝移植术后胆道并发症主要通过临床表现、实验室检查和影像学检查进行诊断。术后早期常规行腹部彩超、动态 CT 及 MRCP 等影像学检查,有助于肝移植术后胆道并发症的早期诊断。

移植后胆道并发症的治疗包括药物治疗、外科手术胆管重建、介入治疗和内镜下治疗等。在移植术后早期,局限性胆管狭窄可能与胆管吻合口或周围组织水肿、渗出压迫有关。对于胆管狭窄及肝功能损害较轻者,可先给予护肝、改善微循环及减轻炎症水肿等对症治疗。药物治疗效果不理想的患者,应考虑肝移植术后胆管吻合口狭窄,可早期采取积极的外科手术重建胆道解除梗阻,如重新吻合胆道或行胆肠吻合手术等。对于肝动脉狭窄/闭塞所致胆管缺血的患者,应在明确病因后,尽早进行外科手术重建肝动脉或者通过介入方法进行肝动脉球囊扩张或支架成形术,恢复肝动脉灌注,改善胆管血供。外科手术治疗(胆肠吻合术等)在过去是治疗胆道吻合口狭窄的标准方法,但近20年来,内镜技术、介入技术的成熟及其微创优势,已使其成为胆道吻合口狭窄的首选治疗方式。随着介入治疗方法和材料的不断创新和改进,肝移植术后胆道并发症介入治疗的成功率及疗效显著提高,介入治疗已经成为肝移植术后并发症的一线治疗,而ERCP是治疗由于胆石、胆泥和奥迪括约肌功能障碍所致胆道狭窄、胆道梗阻的较为有效的手段。目前大多数中心采用的主要治疗方式为:首先考虑介入治疗,介入治疗不成功或有禁忌证者再考虑手术治疗。

肝移植术后胆道并发症的介入治疗方法主要包括PTCD、经皮经肝穿刺胆道球囊扩张成形及支架置入术,经皮经肝穿刺胆道内涵管植入术,胆汁瘤及肝脓肿穿刺引流术等。本节主要探讨介入治疗在劈离式肝移植术后胆道狭窄和胆漏中的应用。

一、胆道狭窄的介入治疗

胆道狭窄在肝移植术后的发生率为10%~30%,可发生在肝移植术后的任何时间段,但以术后6个月内最为高发。根据发生的部位不同,胆道狭窄可分为吻合口胆道狭窄和非吻合口胆道狭窄。吻合口胆道狭窄多发生在肝移植术后早期,通常与外科技术相关。非吻合口胆道狭窄常表现为弥漫性胆管狭窄/闭塞,可合并胆管坏死及胆泥形成,其发生机制主要与肝动脉狭窄/闭塞、血栓形成、缺血再灌注损伤、慢性排斥反应等相关。继发于肝动脉狭窄/闭塞和血栓形成的胆道并发症,应尽早行介入肝动脉血管成形术或外科血管重建以改善胆管的血供。

(一)胆管吻合口狭窄/闭塞的介入治疗

胆管吻合口狭窄/闭塞主要与手术或胆管缺血有关,临床上表现为梗阻性黄疸、胆汁淤积、总胆红素升高,其中以直接胆红素升高为主,并可逐渐加重。影像学上多表现为胆道吻合口狭窄/闭塞、远端胆管分支扩张。治疗的目的主要是解除胆道梗阻。相关的介入治疗主要包括PTCD和胆道球囊扩张成形术。由于肝移植术后胆道狭窄为良性狭窄,胆道支架置入后长期通畅率较低,一般不推荐置入永久性胆道支架。

1. PTCD和胆道球囊扩张成形术　患者术前行上腹部增强CT、增强MRI或MRCP检查,可帮助了解胆道梗阻部位、性质,肝内胆管扩张情况,肝内可供穿刺的分支胆管的解剖位置及其与肝动脉、门静脉分支的毗邻关系等,提高胆道穿刺的成功率,减少并发症的发生。PTCD和胆道球囊扩张成形术的禁忌证主要包括严重的凝血障碍、生命体征不平稳难以耐受或配合手术。

2. 介入操作步骤　①经皮经肝胆道穿刺引流术多在局部麻醉及DSA引导下进行;②根据CT/MRI显示的肝内胆管定位,选择第9肋间(有时亦可选择第8或第10肋间)腋中线进针,采用微穿刺针对准段Ⅵ胆管分支方向穿刺(有时亦可选择段Ⅴ或段Ⅷ胆管分支),经皮经肝穿刺成功后,进行胆道造影,清晰显示肝内胆管分布情况和胆管狭窄/梗阻部位后,经微穿刺针送入微导丝,确认导丝位于胆管内后,沿导丝送入6F导管鞘,建立工作通路;③通过鞘管置入导丝和5F KMP导管,再次造影明确胆管狭窄/闭塞的位置和形态,必要时行右前斜位胆道造影,调整导管和导丝通过狭窄/闭塞段胆管,最后到达肠腔内，交换 Amplatz 硬导丝后，沿导丝导入扩张球囊至狭窄 / 闭塞段胆管进行球囊扩张；④球囊扩张后，经导管鞘再次胆道造影，评估胆管狭窄 / 闭塞的改善程度，沿导丝导入胆道引流管通过狭窄 / 闭塞段胆管，进行内外引流；⑤体外固定好引流，接引流袋 3~7 日后，可关闭外引流，胆汁可通过引流管的侧孔和端孔，引流入肠道。

3. 典型病例分析

（1）病例 1：男性，46 岁，劈离式肝移植（右三叶供肝）术后 2 周，出现梗阻性黄疸。彩超及超声造影提示：肝内外胆管明显扩张，超声造影提示肝门部胆管壁血供好，考虑胆管吻合口狭窄可能性大。先后 4 次行 PTCD 及球囊扩张术后，胆道造影提示原胆道吻合口闭塞消除，狭窄明显改善，胆汁可顺利通过狭窄段胆管进入肠腔，拔除胆道引流管，随访 9 个月未再出现梗阻性黄疸（图 15-12）。

（2）病例 2：男性，1 岁 3 个月。劈离式肝移植（左外叶供肝）+ 胆肠吻合术后 1 年，出现梗阻性黄疸。彩超及 CT 提示肝内胆管扩张，超声造影提示胆管壁血供好，疑胆肠吻合口狭窄。第 1 次行 PTCD 治疗时，由于肝内胆管较细，采用双针法成功穿刺肝内胆管分支并行球囊扩张后，放置胆道引流管。3 个月，再次球囊扩张后拔除引流管。随访 2 年未再出现胆道狭窄及梗阻性黄疸（图 15-13）。

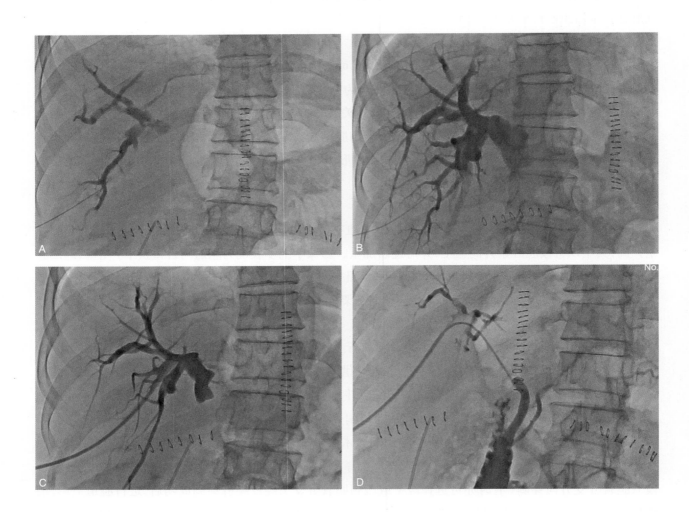

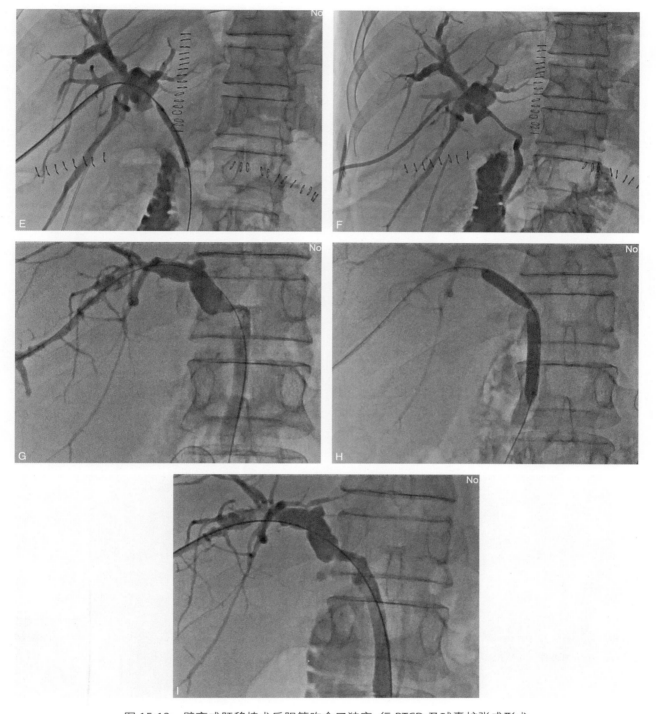

图 15-12　劈离式肝移植术后胆管吻合口狭窄,行 PTCD 及球囊扩张成形术

A. 局麻后经皮经肝穿刺段Ⅵ胆管,经穿刺针注入造影剂,见肝内胆管显影;B. 右前斜位胆道造影,清楚显示肝内胆管分支
形态及肝总管走行,肝内胆管明显扩张,肝总管近端闭塞;C. 经穿刺针导入微导丝及 6F 导管鞘,建立工作通道;D. 经导
管鞘导入导丝和 5F KMP 导管,调整后通过狭窄/闭塞段胆管,到达闭塞段近端,注射造影剂,见造影剂可进入肠道;E. 交
换 Amplatz 硬导丝,导丝远端停留在肠腔内,沿导丝导入扩张球囊至狭窄/闭塞段胆管进行球囊扩张;F. 置入 8.5F 胆道引
流管,引流管远端成祥位于狭窄/闭塞段近端的胆管内,近端侧孔位于狭窄/闭塞段胆管的远端,可同时进行内引流和外
引流;G~I. 8 个月后第 4 次胆道造影及球囊扩张成形术后,胆道造影提示原胆道吻合口闭塞消除,狭窄明显改善,胆汁可
顺利通过狭窄段胆管进入肠腔,拔除胆道引流管。

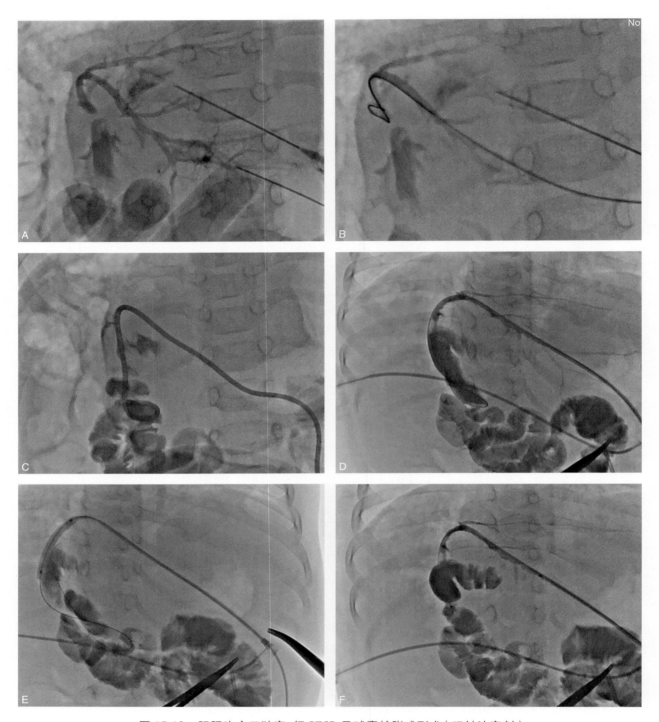

图 15-13　胆肠吻合口狭窄，行 PTCD 及球囊扩张成形术（双针法穿刺）

A. 儿童劈离式肝移植术后，肝脏体积较小，肝内胆管扩张不明显，第一根针穿刺段Ⅱ胆管分支，注入造影剂后，肝内胆管显示清晰，由于胆管分支过于细小，且段Ⅱ胆管分支位置较深，导丝进入困难，故保留穿刺针位置不变，间断进行胆道造影以提高后续胆管穿刺的成功率。另一穿刺针对准造影所示段Ⅲ胆管分支穿刺；B. 穿刺成功后，导入微导丝及导管鞘；C. 置入 7F 胆道引流管，头端成袢后置于胆肠吻合远端肠腔内，近端侧孔位于狭窄段胆管的远端，可同时进行内引流和外引流；D~F. 3 个月后胆道造影，见胆肠吻合口狭窄明显改善，造影剂可顺利流入肠腔，再次球囊扩张后，胆道引流通畅，去除引流管。

4. 注意事项　①有时由于肝内胆管扩张不明显或位置特殊而穿刺困难时,可采用双针法穿刺,微穿刺针先穿刺近肝门处的胆管分支近段,注入造影剂清晰显示肝内胆管分支后,再用第二根微穿刺针对准目标胆管分支穿刺,以提高胆管穿刺的成功率。②转换不同角度进行胆道造影,可更清楚显示胆管的走行及狭窄 / 闭塞的位置和形态,以提高导丝、导管通过狭窄 / 闭塞段胆管的成功率。③笔者常采用 Cook 的 8.5F 或 10F 的 5 孔的外引流管(个体较小的儿童肝移植患者,多采用 7F 胆道引流管),更易于在胆总管内成袢,根据狭窄 / 闭塞段以远胆管的长度,在引流管头端后修剪 3~5 个侧孔,起到内、外引流的效果。对于胆肠吻合术后吻合口狭窄 / 闭塞的患者,引流管头端需放置在肠腔内,则不进行外引流,降低肠道逆行感染的概率。④穿刺成功后,换入胆道引流管之前,建议开放导管鞘尽量引出胆汁,降低胆道压力,减少换管过程中胆汁外溢至肝包膜下或腹腔的可能,后者可能导致胆性反射,引发心率减慢,甚至胆性休克。⑤常规导管、导丝难以通过狭窄 / 闭塞段胆管时,可经 5F 导管引入微导管、导丝(0.018in),尝试通过狭窄 / 闭塞段胆管,可提高成功率和减少普通导管、导丝(0.035in)对胆道的损伤。如确实无法通过狭窄 / 闭塞段胆管,可先放置外引流,待胆管炎症、水肿减轻后再次尝试通过狭窄 / 闭塞段胆管。如经 PTCD 途径顺行通过困难时,可改行 ERCP 逆行插管或二者联合上下会师,以通过狭窄 / 闭塞段胆管。

5. PTCD 新进展——PTCD 可回收全覆膜自膨金属胆道支架系统

(1)研发经过:由于肝移植术后胆道狭窄为良性狭窄,一般不推荐置入永久性胆道支架。单纯球囊扩张及引流,常需多次反复进行,治疗周期长,且由于术中球囊扩张时间有限,术后再狭窄发生率较高。笔者也曾经尝试经引流管留置扩张球囊于狭窄部位反复间断扩张,但仍存在术后再狭窄率高的问题。

可回收自膨式全覆膜金属胆道支架可在改善胆道引流的同时,对狭窄段胆管进行持续扩张,显著提高了狭窄段胆管的扩张效率,减少术后再狭窄的发生,同时减少了治疗的次数和时间。

既往的可回收全覆膜自膨式金属胆道支架,均设计为经 ERCP 途径使用。ERCP 需要在全身麻醉下进行,术中需切开十二指肠乳头肌后放置胆道支架,且由于支架近端需跨过十二指肠乳头留置在肠腔内,可能导致十二指肠乳头出血、胆道逆行感染及胰腺炎的发生。术后胆道支架容易移位,是胆道扩张效果欠佳和胆道再狭窄的主要原因。此外,对于胆肠吻合的患者,ERCP 的成功率较低。

笔者设计新的 PTCD 可回收全覆膜自膨金属胆道支架系统,在支架的尾端留置回收导丝,并经留置的胆道引流管引出体外固定。回收导丝可减少支架移位和方便支架回收。经 PTCD 途径置入可回收自膨式全覆膜金属胆道支架后,支架可准确定位于狭窄部位,对狭窄段胆管进行持续扩张,支架置入 1~3 个月后取出。相关技术已经申请并获得国家专利。

经 PTCD 途径置入可回收自膨式全覆膜金属胆道支架,显著提高了手术的成功率,降低手术难度和风险,无须全身麻醉,无须切开乳头肌,不经过肠道且支架未跨越十二指肠乳头进入肠腔,避免由此带来的十二指肠乳头出血、胆道逆行感染、胰腺炎等风险。目前已有 17 例患者成功地进行了经 PTCD 途径可回收自膨式全覆膜金属胆道支架置入术和支架回收,支架置入和回收的成功率均达到 100%,未发生手术相关并发症。

(2)经典病例分析(病例 3):男性,46 岁,肝移植术后 4 周,梗阻性黄疸,CT 及彩超提示肝内外胆管扩张,胆管吻合口狭窄,超声造影提示胆管血供好。行 PTCD 及经 PTCD 途径自膨式全覆膜金属胆道支架置入术。6 周后,经胆道留置引流管取出支架,术后随访半年,患者未再出现黄疸(图 15-14~图 15-16)。

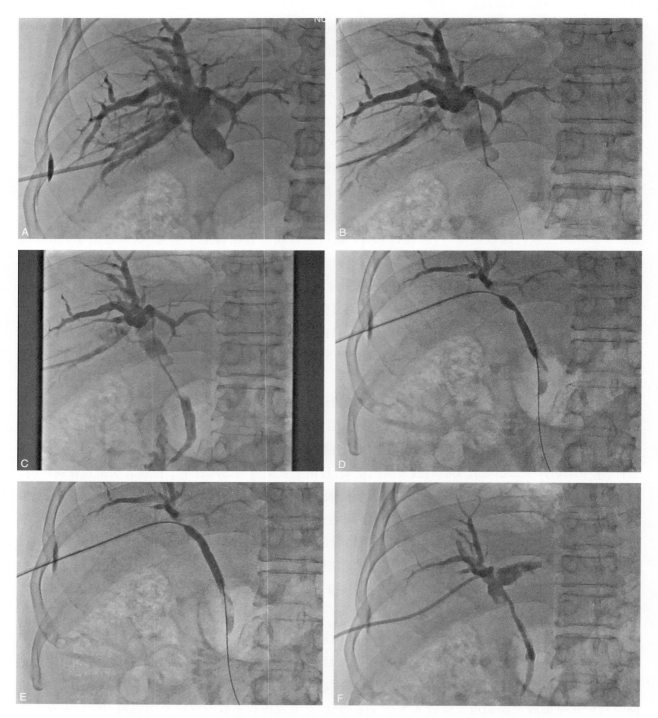

图 15-14 劈离式肝移植术后胆道吻合口狭窄／闭塞，行 PTCD+ 球囊扩张成形术

A. 经皮经肝胆道造影显示：胆管吻合口闭塞，肝内胆管明显扩张；B、C. 导丝导管通过闭塞段胆管及造影；D~F. 球囊扩张成形后，放置胆道内外引流管，引流管头端及后端侧孔分别位于闭塞段胆管两端。

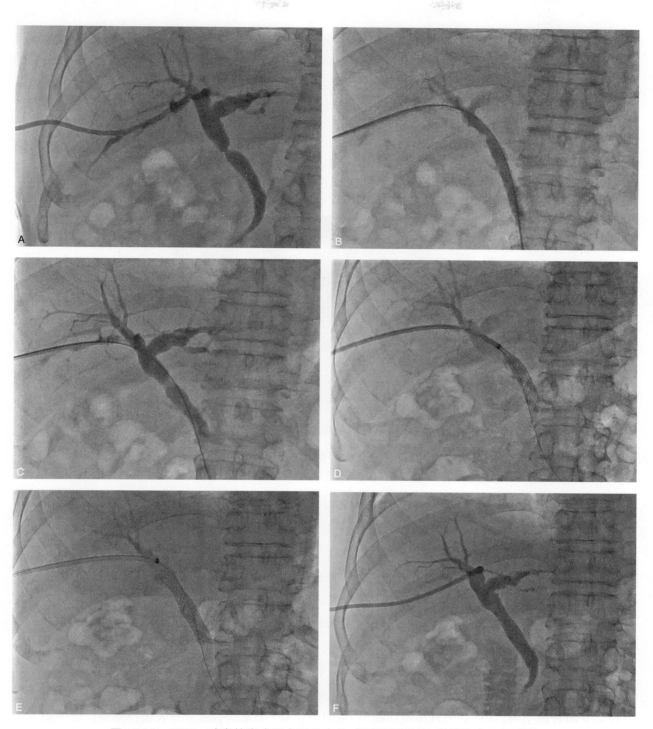

图 15-15　PTCD+ 球囊扩张成形术后 2 个月,复查胆道造影,胆管吻合口仍残留
重度狭窄,经 PTCD 途径置入可回收全覆膜金属胆道支架

A. 经胆道引流管造影,见胆管吻合口仍存在明显狭窄;B、C. 球囊扩张成形后,胆管吻合口仍残留狭窄;D、E. 经 PTCD 途径置入可回收全覆膜胆道支架;F. 支架置入后造影,见胆道支架张开良好,胆道狭窄解除,造影剂可顺利引流至肠腔。

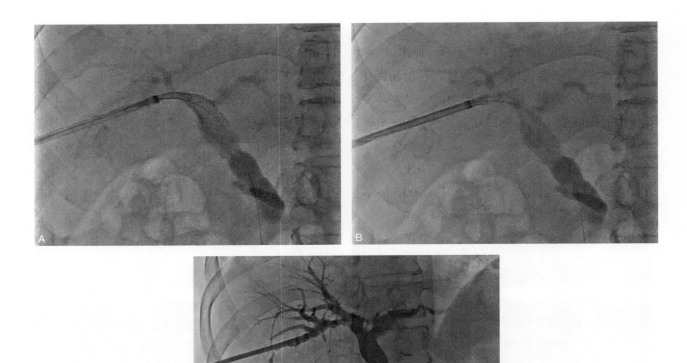

图 15-16　可回收全覆膜金属胆道支架置入后 6 周,经 PTCD 通道取出可回收全覆膜胆道支架

A、B. 胆道支架回收过程;C. 支架回收后胆道造影显示,支架取出后,胆管吻合口狭窄基本消除。

(二)弥漫性胆管狭窄 / 闭塞的介入治疗

1. 介入治疗方法　弥漫性胆管狭窄 / 闭塞主要与肝动脉狭窄 / 闭塞、血栓形成、缺血再灌注损伤、慢性排斥反应等相关。影像学表现为肝内胆管多发性狭窄及节段性扩张,管壁不均匀增厚,超声造影有助于早期发现胆道缺血改变。对于肝动脉狭窄 / 闭塞、胆道缺血所致胆道狭窄,应早期进行彩超及 CTA 检查,争取早期发现、早期确诊和尽早进行肝动脉成形术,解除病因。超声造影有助于早期发现胆道缺血改变。肝动脉成形术在血管并发症的治疗中已有阐述,在此不再赘述。

缺血性胆管炎常累及多支胆管,表现为多分支、节段性胆道狭窄或闭塞,常合并胆管壁坏死和胆泥形成,需长期进行 PTCD 引流和定期更换引流管,每 3~6 个月复查造影,必要时更换引流管,有时甚至需要进行多支胆管的引流。PTCD 的具体操作同前,见胆道狭窄 / 闭塞的表现及介入治疗部分。对于胆道引流效果不佳及病情进展的患者,应考虑再次肝移植治疗。

2. 典型病例分析

(1)病例 4:男性,10 个月,劈离式肝移植(左外叶供肝)+ 胆肠吻合术后 1 个月,梗阻性黄疸,总胆红素(total bilirubin, TBIL)222.36μmol/L,直接胆红素(direct bilirubin, DBIL)186.23μmol/L。CT 提示:移植肝内多发缺血改变,胆肠吻合口显示不清,肝内胆管明显扩张。CTA 提示:肝动脉吻合口显示欠清,其分支细小,远端分支断续。彩超提示:肝内胆管壁增厚,回声减低,考虑缺血性改变可能性大;肝固有动脉显示不清,肝内动脉频谱显示不清。行经皮经肝穿刺胆道引流术 1 个月后,TBIL 降至接近正常 32.5μmol/L,DBIL 29.7μmol/L(图 15-17)。

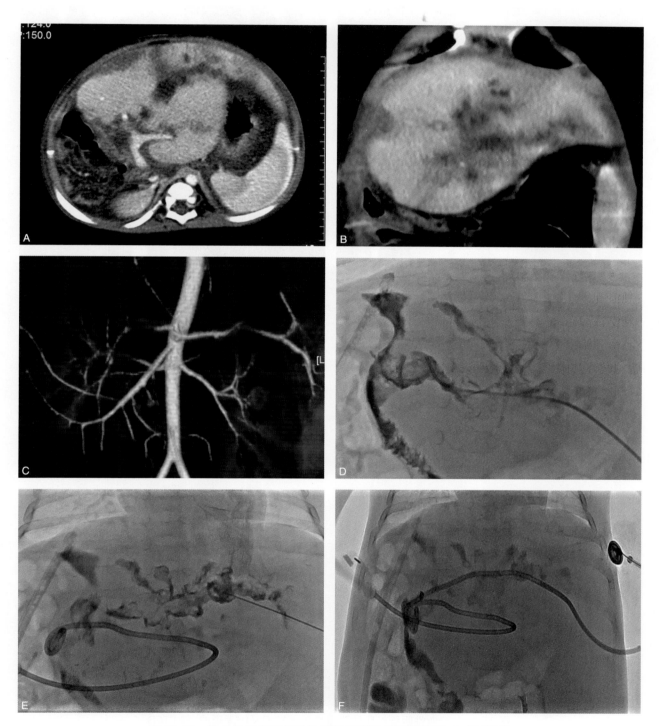

图 15-17 缺血性胆管炎所致弥漫性胆管狭窄及胆泥形成,行 PTCD

A、B. CT 显示肝内胆管弥漫性扩张,胆管周围渗出,胆管壁显示欠清,考虑缺血性胆管炎;C. CTA 显示肝动脉吻合口远端闭塞;D. 穿刺段Ⅲ胆道造影,见肝内胆管弥漫性扩张,胆管分支形态异常,胆管壁欠光滑,胆管内多发充盈缺损;E. 再次穿刺段Ⅱ胆道造影,显示基本同前;F. 分别经段Ⅱ、段Ⅲ肝内胆管放置胆道引流管。

（2）病例 5：男性，7 个月，劈离式肝移植（左外叶供肝）+ 胆肠吻合术后 2 个月，出现梗阻性黄疸。CT 提示：肝内胆管可见扩张，肝动脉吻合口显示欠清。彩超提示：肝门部胆管显示欠清（图 15-18）。

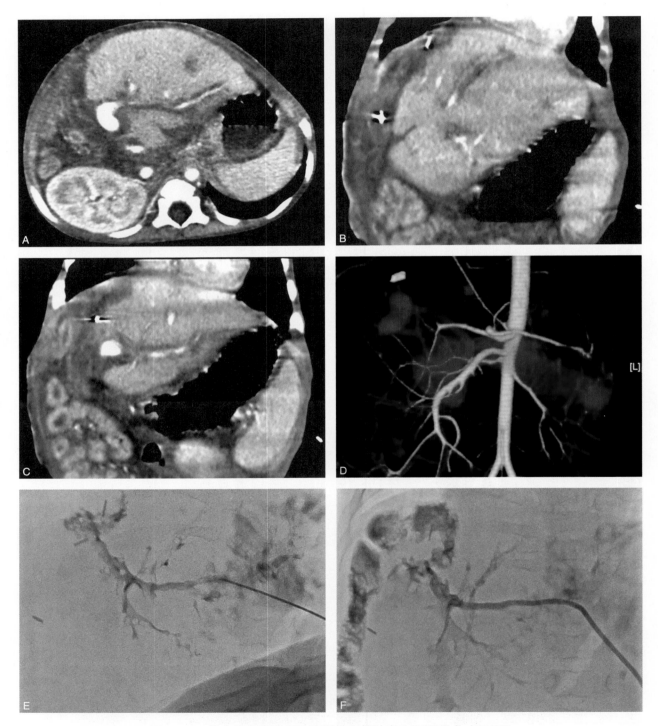

图 15-18　缺血性胆管炎所致弥漫性胆管狭窄及胆泥形成，行 PTCD

A~C. CT 显示肝内胆管弥漫性扩张，胆管壁显示欠清，考虑缺血性胆管炎；D. CTA 显示肝动脉吻合口远端闭塞；E. 穿刺段Ⅲ胆道造影，见肝内胆管弥漫性扩张，胆管分支粗细不均，胆管壁欠光滑，胆管内可见充盈缺损；F. 放置胆道引流管后造影，见胆汁引流通畅。

3. 注意事项　肝移植术后弥漫性胆管狭窄 / 闭塞的患者,常为多个胆管分支及多个节段短管受累,可合并胆管壁坏死及胆泥,应尽可能充分引流受累的各支胆管,且多需长期引流。合并大量胆泥或胆管结石的患者,可结合 ERCP 网篮取石和清除胆泥,以提高疗效。对合并肝动脉狭窄、血栓闭塞的患者,应尽早对相应的病因进行干预治疗,及时恢复血流灌注,以改善胆道血供,减少和避免胆道并发症的发生和加重。尽管如此,肝移植术后弥漫性胆管狭窄 / 闭塞患者的介入治疗效果仍不理想,预后欠佳,需考虑再次肝移植。

二、胆漏的介入治疗

1. 介入治疗方法　胆漏多为胆道吻合口漏,有时可合并或继发于胆道吻合口狭窄 / 闭塞,在劈离式肝移植时亦可发生在供肝的劈离断面及胆管断端,多见于肝移植术后 2 周内,表现为腹腔引流管引流出胆汁或含有胆汁成分的腹水,亦可表现为肝内外局部包裹性积液。检查方法主要包括彩超、CT 和 MRI,必要时可通过穿刺明确积液性质。胆漏是劈离式肝移植术后的严重并发症,早期发现和诊断,及时进行胆道引流,减轻胆道的压力,减少胆汁外漏,漏口方能愈合。对于合并胆管狭窄 / 闭塞的患者,可进行胆道球囊扩张,解除胆道狭窄;对于较大的漏口难以闭合时,可考虑放置可回收胆道覆膜支架,促进漏口的愈合。

2. 典型病例分析(病例 6)　女性,72 岁,劈离式肝移植(右三叶供肝)术后 2 周。CT 提示:移植肝左侧切缘局部包裹性积液、积气,胆总管吻合口处变窄,肝门区少量积液,局部包绕胆总管吻合口处,肝内外胆管轻度扩张。结合临床,考虑劈离式肝移植术后胆漏。局部麻醉下行胆漏穿刺引流及 PTCD。术后胆漏消失,临床症状消除。2 个月后拔除胆道引流管,术后随访至今,未见胆漏复发(图 15-19)。

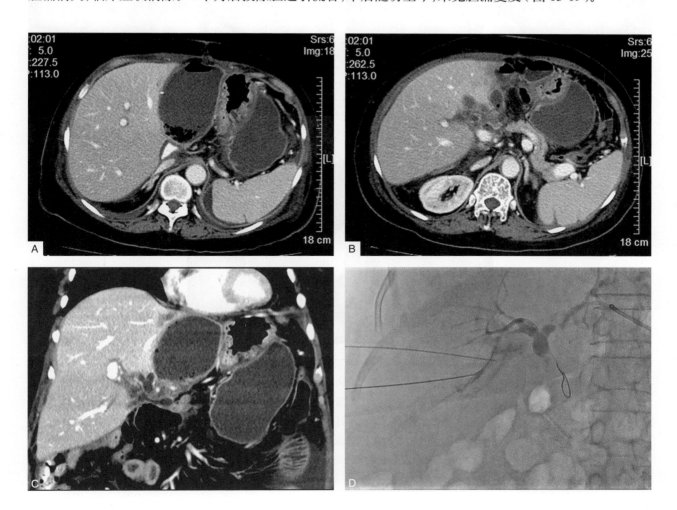

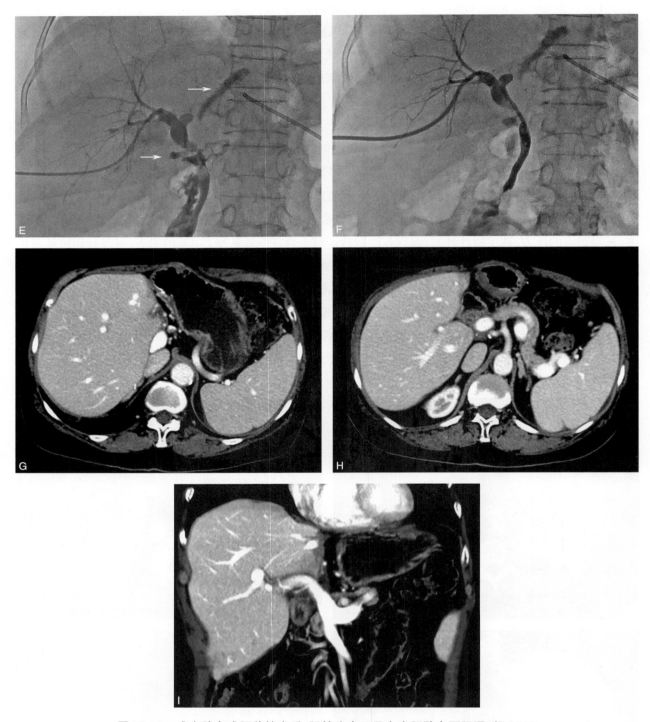

图 15-19 成人劈离式肝移植术后,胆管吻合口及右半肝劈离面胆漏,行 PTCD

A~C. CT 显示右半肝劈离面及肝门部位积液,考虑胆漏(劈离面积液穿刺引流出胆性液体);D. 肝内胆管扩张不明显,采用双针法穿刺段Ⅵ胆管分支,并置入微导丝;E. 引入导管鞘及 5F KMP 导管至胆管闭塞段上方造影,见肝脏劈离面及胆管吻合口造影剂外溢(箭头所示),考虑胆漏;F. 导管、导丝跨过狭窄/闭塞段后,沿导丝引入引流管,头端位于闭塞段近端,侧孔位于闭塞段远端,造影见胆汁引流通畅,造影剂可经引流管进入肠腔;G~I. 术后 1 年复查 CT(胆道引流管已拔除),显示原肝脏劈离面及肝门部位的渗出和积液消失,肝内外胆管无扩张。

3. **注意事项** 肝移植术后胆漏的患者,可结合临床表现和影像诊断,确诊后及时进行局部引流和胆管引流,可避免胆汁性腹膜炎和严重感染等严重后果的发生。肝移植术后胆漏患者的肝内胆管常扩张不明显,增加胆管穿刺的难度。当穿刺肝内胆管困难时,可采用双针法穿刺,先穿刺近肝门部位的较粗的胆管,清楚显示肝内胆管分支后,再行目标分支胆管穿刺,可提高胆管穿刺的成功率和降低胆道出血、胆漏、肝动脉-门静脉瘘等风险。经充分的胆管引流和减压后,胆漏多可愈合,预后较好。合并胆道狭窄时,应结合球囊扩张,以解除胆道狭窄,为胆漏的闭合创造条件。

三、并发症及处理

1. **出血** 多与穿刺操作相关,术前影像检查评估肝动脉、门静脉分支与胆道的毗邻关系,选择合适的穿刺路径,尽量减少穿刺的次数,避开较大的血管分支,尽量穿刺3级以上的胆管分支等可减少并发症的发生。对于穿刺过程中的出血,置入引流压迫后多数可停止。术后观察出血量较少时,通过止血药物治疗多可停止,如术后出血持续存在甚至加重,则应及时进行血管造影及栓塞治疗。穿刺过程中如损伤膈动脉,出血量常较大,可危及生命,表现为胸/腹腔大量积血/积液,应紧急行血管造影及栓塞治疗。

2. **动静脉瘘** 较小的分支动静脉瘘无须特殊处理,较大的瘘可行肝动脉栓塞治疗。

3. **感染** 可见菌血症、胆道感染、肝脓肿,应加强抗感染治疗及选用敏感的抗生素,保持胆道的通畅引流;进行胆道内、外引流时,尽量避免引流管进入肠腔;当引流管远端必须放置在肠腔时,应尽量关闭外引流,降低胆道逆行感染的概率;及时更换胆道引流管;对于已证实的肝脓肿,在抗感染的同时,应进行脓肿穿刺引流。

4. **胆性休克** 胆汁入血或胆汁外溢至肝包膜下或腹腔,可能导致胆性反射,引发心率减慢,甚至胆性休克。PTCD过程中,在穿刺成功后,换入胆道引流管之前,建议开放导管鞘尽量引出胆汁,降低胆道压力,减少换管过程中胆汁外溢至肝包膜下或腹腔的可能。发现心率明显减慢时,可及时给予阿托品治疗,并尽快更换大一号的鞘或引流管压迫穿刺道,阻止胆汁入血或外漏,如出现血压降低等休克表现,积极对症治疗。

5. **胆漏** 对于PTCD过程中穿刺所致胆漏,通过通畅引流多可解除。必要时可更换更粗的引流管或置入胆道覆膜支架。

对于肝移植术后的胆道狭窄/闭塞,介入治疗具有微创、高效的优点,应作为首选治疗手段。对合并肝动脉或门静脉狭窄、血栓闭塞的患者,应尽早对相应的病因进行干预治疗,及时恢复血流灌注,以改善胆道血供,减少和避免胆道并发症的发生和加重。

(李征然 曾昭吝)

参考文献

[1] MA L, CHEN K, LU Q, et al. Case report of hepatic artery dissection secondary to hepatic artery pseudoaneurysm after living donor liver transplantation [J]. BMC Gastroenterol, 2016, 16: 44.

[2] MALEUX G, PIRENNE J, AERTS R, et al. Case report: hepatic artery pseudoaneurysm after liver transplantation: definitive treatment with a stent-graft after failed coil embolisation [J]. Br J Radiol, 2005, 78 (929): 453-456.

[3] HERRERO A, SOUCHE R, JOLY E, et al. Early hepatic artery thrombosis after liver transplantation: what is the impact of the arterial reconstruction type? [J]. World J Surg, 2017, 41 (8): 2101-2110.

[4] MAGAND N, CORONADO J L, DREVON H, et al. Primary angioplasty or stenting for hepatic artery stenosis treatment after liver transplantation [J]. Clin Transplant, 2019, 33 (12): e13729.

[5] UENO T, JONES G, MARTIN A, et al. Clinical outcomes from hepatic artery stenting in liver transplantation [J]. Liver Transpl, 2006, 12 (3): 422-427.

[6] KUTLUTURK K, SAHIN T T, KARAKAS S, et al. Early hepatic artery thrombosis after pediatric living donor liver transplantation [J]. Transpl Proc, 2019, 51 (4): 1162-1168.

[7] 敖国昆, 李海斌, 谈志远, 等. 覆膜支架腔内修复治疗肝移植术后肝动脉假性动脉瘤 [J]. 中国医学装备, 2015, 12 (2): 59-62.

[8] MARSHALL M M, MUIESAN P, SRINIVASAN P, et al. Hepatic artery pseudoaneurysms following liver transplantation: incidence, presenting features and management [J]. Clin Radiol, 2001, 56 (7): 579-587.

[9] NARITA Y, SUGAWARA Y, IBUKI S, et al. Portal vein stent placement in living-donor liver transplantation: a single-center experience [J]. Transplant Proc, 2019, 51 (5): 1522-1524.

[10] HUANG T L, CHENG Y F, CHEN T Y, et al. Doppler ultrasound evaluation of postoperative portal vein stenosis in adult living donor liver transplantation [J]. Transplant Proc, 2010, 42 (3): 879-881.

[11] FUNAKI B, ROSENBLUM J D, LEEF J A, et al. Percutaneous treatment of portal venous stenosis in children and adolescents with segmental hepatic transplants: long-term results [J]. Radiology, 2000, 215 (1): 147-151.

[12] GAO H, WANG H, CHEN G, et al. Intervention therapy for portal vein stenosis/occlusion after pediatric liver transplantation [J]. Ann Transplant, 2017, 22: 222-229.

[13] 陈文忠, 张升宁, 钟粤明, 等. 肝移植术后门静脉系统并发症的血管内介入治疗 [J]. 影像研究与医学应用, 2020, 4 (13): 34-37.

[14] YABUTA M, SHIBATA T, SHIBATA T, et al. Long-term outcome of percutaneous transhepatic balloon angioplasty for portal vein stenosis after pediatric living donor liver transplantation: a single institute's experience [J]. J Vasc Interv Radiol, 2014, 25 (9): 1406-1412.

[15] KIM K S, KIM J M, LEE J S, et al. Stent insertion and balloon angioplasty for portal vein stenosis after liver transplantation: long-term follow-up results [J]. Diagn Interv Radiol, 2019, 25 (3): 231-237.

[16] YABUTA M, SHIBATA T, SHIBATA T, et al. Long-term outcome of percutaneous interventions for hepatic venous outflow obstruction after pediatric living donor liver transplantation: experience from a single institute [J]. J Vasc Interv Radiol, 2013, 24 (11): 1673-1681.

[17] CHOI J W, JAE H J, KIM H C, et al. Long-term outcome of endovascular intervention in hepatic venous outflow obstruction following pediatric liver transplantation [J]. Liver Transpl, 2015, 21 (9): 1219-1226.

[18] JANG J Y, JEON U B, PARK J H, et al. Efficacy and patency of primary stenting for hepatic venous outflow obstruction after living donor liver transplantation [J]. Acta Radiol, 2017, 58 (1): 34-40.

[19] 张致远, 金龙. 儿童肝移植术后肝静脉流出道梗阻的血管腔内治疗进展 [J]. 中国介入影像与治疗学, 2017, 14 (5): 314-317.

[20] GALLOUX A, PACE E, FRANCHI-ABELLA S, et al. Diagnosis, treatment and outcome of hepatic venous outflow obstruction in paediatric liver transplantation: 24-year experience at a single centre [J]. Pediatr Radiol, 2018, 48 (5): 667-679.

[21] Darcy M D. Management of venous outflow complications after liver transplantation[J]. Tech Vasc Interv Radiol, 2007, 10(3): 240-245.

[22] 陈文忠, 张升宁, 钟粤明, 等. 肝移植术后下腔静脉和肝静脉并发症的血管内介入治疗[J]. 血管与腔内血管外科杂志, 2020, 6(3): 199-201.

[23] KATANO T, SANADA Y, HIRATA Y, et al. Endovascular stent placement for venous complications following pediatric liver transplantation: outcomes and indications[J]. Pediatr Surg Int, 2019, 35(11): 1185-1195.

[24] TASSE J, BORGE M, PIERCE K, et al. Safe and effective treatment of early suprahepatic inferior vena caval outflow compromise following orthotopic liver transplantation using percutaneous transluminal angioplasty and stent placement [J]. Angiology, 2011, 62(1): 46-48.

[25] AVERIN K, BUCUVALAS J, ALONSO M H, et al. Treatment of inferior vena cava obstruction following pediatric liver transplantation: novel use of a customized endovascular stent[J]. J Pediatr, 2017, 180: 256-260.

[26] MOUSSAOUI D, TOSO C, NOWACKA A, et al. Early complications after liver transplantation in children and adults: are split grafts equal to each other and equal to whole livers?[J]. Pediatr Transplant, 2017, 21(4). DOI: 10. 1111/ petr. 12908.

[27] GAVRIILIDIS P, ROBERTS K J, AZOULAY D. Right lobe split liver graft versus whole liver transplantation: a systematic review by updated traditional and cumulative meta-analysis[J]. Dig Liver Dis, 2018, 50(12): 1274-1282.

[28] 高伟, 朱志军, 魏林, 等. 劈离式肝移植术后胆管并发症[J]. 中华肝胆外科杂志, 2011(11): 912-915.

[29] HERDEN U, FISCHER L, KOCH M, et al. Outcome following right-extended split liver transplantation in the recent transplant era: single-center analysis of a German transplant center[J]. Clin Transplant, 2018, 32(7): e13288.

[30] SNEIDERS D, VAN DIJK A R M, POLAK W G, et al. Full-left-full-right split liver transplantation for adult recipients: a systematic review and meta-analysis[J]. Transpl Int, 2021, 34(12): 2534-2546.

[31] GLOWKA T R, KARLSTETTER C, WEISMÜLLER T J, et al. Intensified endoscopic evaluation for biliary complications after orthotopic liver transplantation[J]. Ann Transplant, 2021, 26: e928907.

[32] KARATOPRAK S, KUTLU R, YILMAZ S. Role of percutaneous radiological treatment in biliary complications associated with adult left lobe living donor liver transplantation: a single-center experience[J]. Diagn Interv Radiol, 2021, 27(4): 546-552.

[33] 毛永江, 曾婕, 郑荣琴, 等. 超声检查在肝移植术后胆道并发症中的应用价值[J]. 中华肝脏外科手术学电子杂志, 2015, 4(4): 237-241.

[34] 任杰, 郑荣琴. 肝移植术后胆道并发症的超声诊断进展[J]. 器官移植, 2016, 7(3): 167-170.

[35] BORASCHI P, DONATI F, GIGONI R, et al. Biliary complications following orthotopic liver transplantation: may contrast-enhanced MR cholangiography provide additional information?[J]. Eur J Radiol Open, 2016, 3: 108-116.

[36] MAGRO B, TACELLI M, MAZZOLA A, et al. Biliary complications after liver transplantation: current perspectives and future strategies[J]. Hepatobiliary Surg Nutr, 2021, 10(1): 76-92.

[37] ERDOGAN M A, HARPUTLUOGLU M M. Endoscopic treatment of biliary complications in left lobe living donor liver transplantation[J]. Ther Clin Risk Manag, 2018, 14: 2051-2056.

[38] NAKAMURA T, IIDA T, USHIGOME H, et al. Risk factors and management for biliary complications following adult living-donor liver transplantation[J]. Ann Transplant, 2017, 22: 671-676.

[39] MOY B T, BIRK J W. A review on the management of biliary complications after orthotopic liver transplantation[J]. J Clin Transl Hepatol, 2019, 7(1): 61-71.

[40] DANIEL K, SAID A. Early biliary complications after liver transplantation[J]. Clin Liver Dis(Hoboken), 2017, 10 (3): 63-67.

16

第十六章　劈离式肝移植受者的随访管理

在目前现代医学所应用于临床的各种治疗肝脏疾病的手段中,肝移植是最复杂、对综合医疗水平要求最严苛的,其困难性在受者身上的体现,不仅在围手术期和术后早期,更是贯穿肝移植后受者的全生命周期。

现代外科史上,没有其他任何领域,像器官移植一样,对术后的随访管理有如此高的要求。一方面,对患者须长期甚至终身服用的免疫抑制药的精确应用和调节,以及对用药依从性的监管,决定了控制好预防排斥反应与维持机体一定的免疫功能间的平衡,同时尽量减少药物不良反应带来的损害;另一方面,规律和有效的随访,有助于及时发现各类早期和晚期并发症,是及时和正确处理这些并发症的先决条件。这两个方面的影响,最终会形成对移植物的存活与功能状态、受者的生存率与生活质量的巨大影响。因而,术后随访的质量是影响肝移植中长期疗效的重要因素。

劈离式肝移植,作为一种特殊的技术手段,除各类型肝移植方式共有的随访内容外,在对血管、胆管并发症的监测,儿童受者群体生长发育的评估,药物特别是抗排斥药物的代谢等方面,还有着自身的特点和要求。

随访管理不仅仅是术者或治疗组的工作,而是肝移植团队、医院,甚至多家医院和社区基层医疗机构共同参与的系统性的行为。高效率的随访管理不仅能使受者获益,也能够提高医护人员的工作效率、减少不必要的医疗负担,并有助于开展各项临床观察和研究。具有能在标准化的操作流程基础上,根据受者情况进行个性化调整的随访管理体系,是肝移植团队建设的重要内容。

一、肝移植术后受者随访的常用模式

自 1963 年肝移植正式进入临床应用阶段,并逐渐发展为今天的治疗各类终末期肝病的常规手段,其对应的随访模式也在不断演进。大体上,肝移植的随访管理可分为传统的外科 / 手术医师主导、患者常住地医疗机构主导和移植中心随访门诊主导的三种模式。需要指出的是,不同模式之间并非互斥的,也并无优劣之分,移植中心应根据自身的特点、患者的特征、中心所在地区的整体医疗状况等具体因素,来开展随访工作。

(一)传统的外科 / 手术医师为主导的传统模式

在肝移植应用于临床的早期阶段,或是目前一些新开展的肝移植中心,以及部分累计肝移植例数较少的中心,多以施行肝移植的外科医师或治疗组为基本单位,开展受者的随访工作。在此类模式下,外科医师负责受者从移植前评估到移植后长期随访的全部医疗内容,直接掌握受者所有信息,有最好的治疗连续性,同时受者对医师的熟悉和信任,也有助于提高治疗的依从性和各类院外不良事件的反馈;此外,以外科 / 手术医师为主导的模式,还有助于医师准确了解受者的各类并发症和预后,迅速积累经验和提高诊疗水平。

此类随访模式的不足有以下方面。

1. 肝移植后的随访,不仅是对各类手术相关并发症的检测,随着术后时间的延长,原发病复发、长期使用免疫抑制药的不良反应和各种内科合并症,将逐渐成为受者要面对和处理的主要问题。传统的外科/手术医师对此类问题的诊疗经验有限。

2. 随着肝移植例数和存活受者数量的增长,此类随访模式下,医师的工作量急剧上升,伴随着随访工作质量的明显下降,甚至可能最终转为纯粹被动的门诊接诊形式。

3. 此模式下,受者的随访诊疗工作,演变为外科/手术医师的个人工作或治疗组的工作,相应的数据收集和整理工作也变得封闭,不利于大规模临床研究的开展,也不利于移植中心内部或多中心的经验总结和交流。

因而,传统的外科/手术医师为主导的模式,仅适用于刚刚开展肝移植、规模较小、累计病例数量不多的中心,或是对某些特殊病例/受者的追踪,并不适用于成熟的、每年开展肝移植例数较多的中心。

(二)以患者常住地医疗机构为主导的欧美模式

尽管目前有越来越多的机构获得了开展肝移植的资质,但规模较大、能开展包括劈离式肝移植和小儿肝移植在内的移植技术中心,仍主要集中在大型城市的大型三甲医院,但患者来源却遍布全国各地。以笔者中心为例,近十年来仅17%的受者来自本地。若所有受者均要求返院随访,无疑会造成受者的不便和随之而来的随访依从性下降。

随着累计存活受者的数量增加,即便是大型移植中心的门诊,也很难避免超负荷工作带来的不良影响。同时,随着移植术后时间的延长,受者所面对的主要不良事件,从手术/移植排斥等与手术或围手术期治疗方案关系密切的内容,逐渐向免疫抑制药长期使用所导致的心血管疾病、代谢性疾病、肾功能损害、新发恶性肿瘤等方面转变,而这些疾病的筛查与治疗所需的药物和技术手段,在一般的综合性医院都可以实现,甚至部分建设完善的社区卫生服务中心亦可开展。因而也客观上提供了肝移植受者,特别是长期存活的受者,采用以当地医疗机构为主导的随访模式的前提条件。此类患者,可在移植后病情稳定的情况下,由移植中心提供完整的病历资料、治疗方案和复诊建议,根据居住地,就近选择医疗机构进行常规复诊,必要时再与移植中心联系,或以相对较长的周期,如1~2年返回移植中心复诊进行全面评估。

在欧美发达国家,由于存在与医疗保险对应的严格的分级诊疗制度,以及相对完善的社区/家庭医师系统,因而大量采用此类随访模式,并且有着很多的指南或共识来协助非移植中心的医师开展针对肝移植受者的临床诊疗。

此类随访模式的不足有以下方面。

1. 国内多数非肝移植专业的医师,特别是本身并不开展肝移植工作的医院或社区基层医疗机构的医师,对肝移植和长期应用免疫抑制药的各种不良反应缺少了解,且由于接触的病例数量有限,缺乏诊疗经验和意愿。

2. 肝移植受者需要的一些常规检查项目,如血抗排斥药物浓度、高敏感性的嗜肝病毒脱氧核糖核酸(deoxyribonucleic acid, DNA)水平、机会性感染、供者特异性抗体(donor specific antibody, DSA)相关的检查等,在其常住地医疗机构往往难以开展。

3. 移植中心难以获取受者在其他机构的相关诊疗信息、检验检查结果和治疗用药情况等,并对其进行及时的整理和反馈。

近年来,国内正逐渐完善针对器官移植受者内科系统疾病的各类诊疗指南,目前已涵盖代谢病、高血压、血脂、机会性感染等方面;不断出现的提供第三方检验检查服务的机构和便捷的样本送检方式,很大程度上满足了常住地非移植中心所在地的受者的需求;随着分级诊疗制度和医疗信息互通互认的推进,相信今后移植中心将有机会更便捷地获得受者在其他医疗机构的资料。因而笔者认为,以患者常住地医疗机构为主导的随访模式,今后还将有很好的发展和应用前景。

（三）笔者所在肝移植中心以随访门诊为主导的模式

肝移植的随访,既包含类似一般的手术或肿瘤综合治疗后随访的内容,也须覆盖受者的常规健康管理和慢性病管理,还要对免疫功能评价、抑制药物方案的调整有充分的认识;且随着肝移植手术技术和围手术期管理水平的提升,越来越多的患者可以顺利度过手术和术后早期感染、排斥、技术性并发症等难关,进入随访管理的范畴内。这些背景促成了移植中心内专职随访门诊的产生。

笔者所在肝移植中心经过多年的临床实践,综合考虑国内和地区医疗现状,以及肝移植长期管理的需求,采用了以随访门诊为主导的随访模式。随访门诊由相对固定的专职随访医师、随访助手、科研助手等多人组成,并且与外科、内科、重症医学、器官协调员、移植相关数据管理员、器官获取组织等深度合作。移植中心随访门诊为主导的随访管理模式,相比前两种随访模式,主要优势有以下方面。

1. 可以在有效减轻外科/手术医师工作量的同时,提高随访的质量与效率,监督移植中心整体治疗方案的一致性,并为移植受者提供便捷的复诊流程,提高受者的依从性。

2. 动态分析和定期汇总移植受者的随访信息,为手术及围手术期诊疗策略的调整提供依据与反馈等。

3. 可高质量地收集和整理肝移植受者随访数据,保障中国肝移植注册系统（China Liver Transplant Registry,CLTR）数据上报的完整性和及时性,为临床科研提供支持。

4. 高度针对性的肝移植随访门诊,有利于将在其他中心接受肝移植的受者纳入随访管理中,为更多的肝移植受者提供完善的长期医疗管理。

此种随访模式的不足之处在于,需要有一定数量的、经验丰富的固定人员来组建团队、维持正常的运作,因而并不适用于规模较小的或刚刚开展肝移植,还处于探索和经验累积阶段的移植中心。

二、肝移植随访门诊的建设

（一）肝移植随访门诊的人员组成和职责

肝移植随访门诊由专职随访医师、随访护士和随访助手组成,其中随访医师一般要求是长期固定的1名专职随访医师,随访护士和随访助手的数量可根据累计病例数量、进行中的临床研究等进行调整,但也要求至少各有1名长期固定、熟悉随访工作和数据管理工作流程的人员。随访门诊各个人员的具体要求和职责如下。

1. 专职随访医师

（1）由具有丰富随访管理经验的固定人员担任,要能够及时发现和处理常见的各类胆管、血管并发症、排斥反应、原发病复发等情况,对免疫抑制药及其不良反应和各种免疫抑制方案的应用场景有全面的认识,熟悉各类移植后常见内科并发症的筛查和诊疗。

（2）负责日常的门诊随访工作和远程随访受者的诊疗工作,与外科/手术医师或治疗组保持密切联系,必要时安排患者再入院,参与部分中长期存活受者再入院后的诊疗工作。

（3）与心血管、呼吸、肾脏、内分泌与代谢性疾病等相关专科合作,共同处理移植受者,特别是长期生存的移植受者的各类内科并发症。

（4）负责肝移植随访工作的质量管理,以及相关临床研究的开展。

（5）负责肝移植相关的数据管理,定期向移植中心和各个治疗组反馈,包括手术、预后、并发症等的汇总和分析、特殊病例的追踪、涉及随访受者的临床研究的开展情况等,为科研提供数据支持。

2. 随访护士

（1）至少安排 1 名固定的专职随访护士，必要时增加数量或临时安排人员参与随访工作。

（2）负责受者的营养状况、生活质量等方面的评估和问卷调查，负责安排受者的宣教和健康指导工作。

（3）负责采集科研需要的受者血液等组织样本，协助部分特殊受者（如婴幼儿受者）临床样本的采集。

（4）协助异地患者或特殊类型患者，如劈离式肝移植中占很大比例的儿童受者，提前进行各项检验检查的统筹安排和预约工作，提高复诊效率、优化院内就诊流程。

（5）协助随访医师进行远程随访工作。

3. 随访助手

（1）至少安排 1 名固定的专职随访助手，必要时增加数量或临时安排人员参与随访工作。

（2）具有一定的医学、生物学背景和统计学知识。

（3）负责受者数据的收集、整理和初步汇总分析，负责中国肝移植注册系统的数据上报。

（4）负责科研样本的收集和整理入库。

（5）协助随访医师进行远程随访工作，协助随访护士安排与协调患者院内复诊工作。

（二）随访工作的具体流程

所有的肝移植受者，应从施行手术时即纳入随访和相应的数据管理程序，而并非从出院或首次在门诊复诊时开始进行随访管理。

自接受肝移植起，受者的所有数据资料即按照国家肝移植注册和移植中心临床常规的要求进行收集整理。住院期间及出院后早期的随访工作由外科 / 手术医师及其治疗组负责，随访门诊负责跟踪治疗情况并整理相关数据，即便是围手术期或术后早期死亡、未纳入随访门诊临床诊疗范畴内的受者，也需完成数据的收集、整理和上报工作。

顺利度过围手术期和术后早期、各类手术相关并发症高发时间段的受者，建议在术后 1~3 个月转至随访门诊负责后续的诊疗工作。随访门诊应与外科 / 手术医师和治疗组保持密切沟通，共同商讨诊疗方案，特别是术后 1 年内出现的、可能与手术或围手术期治疗关系密切的情况和并发症。

随着受者移植后时间的延长，手术相关并发症、原发病复发（主要是肝脏肿瘤复发和转移），以及急性排斥反应的发生率逐渐下降，各种内科系统并发症、代谢性疾病和免疫抑制治疗不良反应带来的问题逐渐增多，受者的诊疗逐渐向以随访门诊为主导过渡。个别因特殊原因由其他专科或医师长期随访，因各种原因再次入院，以及在其他医院进行诊疗的数据资料，也由随访门诊负责收集整理。

随访工作须严格按照相应病种的技术方案进行，随访医师和随访助手负责定期检查技术方案的执行情况，包含药物治疗方案、复诊频率、检验和辅助检查完整性等。对逾期未复诊的受者，通过电话、微信、客户端应用等多种形式进行主动随访。

随访门诊负责定期（每月至少 1 次）召集随访工作例会，向移植中心反馈当月临床随访情况，进行复杂或特殊案例的讨论，并共同讨论中心整体随访策略的调整等问题。

随访门诊还负责定期（每季度至少 1 次）召集随访总结和质控会议，向移植中心反馈临床随访、数据管理以及相应的质控情况，探讨存在的问题并不断优化随访流程、改进随访管理工作。

（三）随访管理系统软件的建设和应用

传统的远程随访主要通过电话联系、医护人员手动记录随访内容的形式进行，既不利于随访数据的收集整理，也不利于对患者开展健康教育或进行问卷调查。本地随访数据的记录，也以纸质记录或应用简便但功能单一的数据库软件（多为 microsoft excel 或 access）为主，或是直接沉淀于医院的业务系统而没有纳入移植中心自身的数据资源内。随着医院信息系统建设的高速发展和智能终端设备的普及，随访软件系统成为了高质量随访管理的必备工具。

随访软件系统一般会结合浏览器/服务器（brower/server，B/S）和客户机/服务器（client/server，C/S）架构。随访管理人员可根据个人习惯和应用场景，通过网页和应用程序（application program，APP）进行操作；随访受者一般以微信公众号作为入口，也可根据移植中心所在医院的 APP 应用情况进行匹配。

随访软件系统应具有的主要功能：①随访受者管理，包括基线资料的采集和队列管理功能。②随访计划管理，包括随访规则的制订，各类随访表单、调查问卷的创建。③随访数据管理，包括数据录入、修订与审核、随访计划执行情况和数据完整度/及时性的检查和反馈、数据查阅与简单的统计分析等。④随访系统管理，包括用户管理、权限管理以及用户界面的个性化定制等。⑤其他，包括医患沟通、健康宣教资料推送、受者端的预约和检验检查结果查询等功能，可根据所在医院信息系统的具体情况来构建。

肝移植受者可通过系统自动筛选匹配、随访管理人员自定义的筛选匹配或手动添加等多种方式，加入随访软件系统内。受者的基线资料在自动从医院业务系统获取数据的基础上，由随访管理人员进行补充和确认。随后软件系统按照受者的基线资料和提前设定好的随访规则，以及可能参与的临床研究，自动创建和优化初始的随访计划表单，包括确切的时间节点、允许的时间窗和具体的随访内容等，随访管理人员则可以随时对表单进行调整和完善。

随访表单中所收集的数据，大体可分为三类：①受者可自行填写的内容，包括一般的健康状况和各类调查问卷，通过系统自动收集并直接录入收据库。②每次随访（返院或远程随访）结束后由随访管理人员录入的数据。③在随访计划相对应的时间窗内完成的实验室检查和辅助检查，由软件系统从医院的业务数据，如检验检查系统、影像存储与传输系统（picture archiving and communication system，PACS）等自动检索和获取。

所有肝移植受者都应接受终身的随访管理，若因各种原因，如死亡、失访、再移植等情况导致前次肝移植的随访工作中止，或是所属的其他随访队列（如某些具有随访期限的临床研究队列）达到终止条件，均应由随访管理人员及时完成对应的表单并进行分析和汇总。

三、标准随访方案的制订

制订标准随访方案（standard operation of practice，SOP），是开展肝移植随访管理的前提条件和基础，所有参与随访工作的医护人员和其他工作人员如随访助手等，均应按照方案开展临床诊疗和数据收集工作。标准随访方案的具体内容是根据移植中心实际情况而决定，不同中心之间可能会存在很大差异，但在制订时，应注意以下基本原则和常见问题。

1. 标准随访方案既包括无并发症情况下的随访内容，也包括各类术后常见并发症和合并症的筛查与处理；既包括常规检验、检查的内容和频次，也包括出现异常时的治疗或处置方案，如各类内科并发症的初始治疗，或发现重建的肝脏血管血流参数异常时的进一步评估流程等。

2. 方案不仅是诊断与治疗的具体内容，还应包括一些常见情况的流程管理，如出现可能需再入院治疗的情况时，应如何安排收治；出现需要其他专科协助诊治的情况时，如何安排受者的就诊、进行多学科联合诊疗及如何收集相应的数据资料。

3. 方案内除受者的本地（返院）随访内容外，还应包括远程随访相关的规范，包括频次、内容、需收集的数据等；由于远程随访，特别是电话随访，多由随访护士或随访助手来进行，因而还应有经随访医师确认过的、标准化的问询程序和常规的医学建议与健康指导等内容。

4. 方案应具有良好的可操作性,并对常见的诊疗行为做出指引,而不是简单的书面文件。如对随访频次的要求,除规定复诊的时间节点外,还应明确可允许的时间窗;对免疫抑制药的调整,不仅要明确调整药物的指征与方案,还要对调整后如何增加短期内肝脏功能和免疫抑制药的监测给予规范。

5. 建议借助软件系统的帮助,对标准随访方案进行结构化和模块化的处理。在制订具体受者的随访方案时,根据受者的特征,将需要的模块进行组合,整理出完整的随访计划。如一名术前诊断乙型肝炎后肝硬化失代偿期和糖尿病、术后病理意外发现肝脏恶性肿瘤的肝移植受者,初始的随访方案由"乙型肝炎相关疾病受者""肝脏肿瘤(符合米兰标准)"和"糖代谢异常"几个部分组合而成即可。

制订标准随访方案的目的,在于规范随访过程中的临床诊疗和数据收集工作,为随访管理提供依据,为每一个参与随访工作的医护人员或其他工作人员提供指引和帮助,是随访管理工作的重点。方案的制订需要移植中心、其他相关专科如内科和重症医学、器官协调员、移植相关数据管理员、OPO 等共同参与,并根据实际工作中的执行情况不断更新与完善。

四、肝移植术后常见并发症和合并症的监测

对于肝移植术后各种常见并发症和合并症的诊断与治疗,国内外各移植中心,特别是较为成熟的大型移植中心,都有自己的方案和特色;国内外的相关专业机构、学术组织或部分移植中心,也发表了大量的诊疗指南、专家共识或综述性文献。本节内容仅就肝移植术后常规检验检查项目的随访安排及常见并发症与合并症的监测,做出简单的介绍与推荐。

(一)常规检验项目的随访计划

定期的常规实验室检查是肝移植受者随访的基本项目,中国肝移植注册系统对随访数据的要求(表 16-1)仅是最低频次,建议任何时间出现的异常结果,即便尚未达到需要临床处理的状况,也都要重新评估和安排复诊计划。特别是肝功能的波动,移植后存活长达 10~15 年的受者,仍有可能因各种原因,诱发危及移植物安全的迟发性排斥反应,因而要格外重视。

表 16-1　中国肝移植注册系统对检验结果上报的要求

时间	上报频率(血常规、肝功能、肾功能、免疫抑制药浓度、血脂、血糖、病毒学指标等)
4 周内	至少每周 1 次
12 周内	至少每 2 周 1 次
6 个月内	至少每月 1 次
12 个月内	至少每 2 个月 1 次
24 个月内	至少每 3 个月 1 次
24 个月后	至少每 6 个月 1 次

(二)肝脏影像学检查的随访计划

肝脏超声检查是术后最基础的影像学评估方法,建议术后 2 年内至少每 3 个月进行 1 次高质量的肝脏超声检查,若无异常或高危因素,随后可调整为 6~12 个月复查 1 次。检查内容除常规评估外,还应包括血管和胆管管径、血流参数等的详细测定和趋势比较,以及必要时的超声造影检查。由于肝移植后的超声检查对医师诊断水平的要求较高,且劈离式肝移植术后的超声检查往往要与手术资料相互参照来进行判断,因而不建议受者在移植中心以外的其他医院或机构进行超声检查。

肝脏 CT 和 MRI 检查,特别是 MRCP 检查,由于费用、放射性及检查过程的复杂性等因素,一般不建

议作为密切检测的手段,而是作为超声检查发现异常结果时进一步明确诊断的选择。此外,由于中晚期的各类胆道系统并发症通常起病缓慢而隐匿,建议无论是否存在相关临床表现,所有受者都应至少每2年进行1次肝脏 MRI+MRCP 检查以留存客观的资料数据。

(三)肝移植受者常见并发症的筛查与监测

前文中推荐的检查频次和项目主要用于尚未出现相关系统并发症的受者的常规筛查,对于已经出现相应系统并发症或合并有该系统其他疾病的受者,可参照相关的诊疗规范、指南或共识安排诊疗计划。

1. 心血管系统 心血管系统疾病在肝移植术后1年后患者总死亡原因中占11%左右,而在非肝脏原因导致的患者死亡约占20%,其发生率随着时间延长而增加。严重的心血管事件发生率,包括心源性猝死、心肌梗死和冠状动脉粥样硬化性心脏病的发生情况,在术后10年内的发生率约为5%,10~20年则升高到15%。肝移植受者发生心脏缺血性疾病的概率是匹配性别和年龄后的非移植受者的3倍,因心血管疾病死亡的风险是非移植受者的2.5倍。特别是肝移植术后的高血压发病率可高达60%~70%,甚至85%以上(生存期超过20年的受者中)。

建议:除日常的自我随机血压监测外,对于存在高血压病或临界高血压的受者,每年应接受心电图及眼底镜检查,以及必要时的冠状动脉 CT 造影。

2. 血脂监测 血脂异常主要是高胆固醇血症和高甘油三酯血症,在肝移植术前并不多见,主要是因为慢性肝病患者存在的肝脏合成功能障碍往往会导致血脂降低。但在移植术后长期存活的受者中,45%~69% 会出现血脂异常。血脂异常是心血管疾病的独立危险因素,但国内仍缺乏针对肝移植术后血脂异常的大规模多中心研究,其筛查与治疗通常需借鉴普通人群的指南或国外的指南。

建议:每年至少进行1次血脂监测,存在异常的受者每3个月复查1次,同时每年接受常规心电图和颈部血管超声检查,以及必要时的冠状动脉 CT 造影。

3. 血糖监测 超过50%的肝移植受者会发生一过性的短暂的移植后糖尿病(post-transplantation diabetes mellitus, PTDM),而 30%~40% 会发展成为持续性的 PTDM,其中新发糖尿病(new onset diabetes mellitus, NODM)占 15%~25%。在 NODM 中,约80%受者在术后1个月内就出现糖代谢异常,而只有12% 的 NODM 在肝移植1年后才发生。PTDM 导致的很多血管、肾脏病变是不可逆的,因而要重视其诊断,特别是早期诊断和及时处理。

建议:至少每3个月进行一次空腹血糖和糖化血红蛋白检测,每月1~2次自我血糖监测,每年1次尿糖和尿微量白蛋白测定;对于确诊 PTDM 的受者,每年行包括眼科检查在内的全面糖尿病并发症筛查。

4. 高尿酸血症 肝移植术后高尿酸血症的发生率为 14%~53%,其发生与糖尿病、高血压病和慢性肾病关系密切,可导致痛风、尿酸结石和肾功能损伤。

建议:每年进行1次血清尿酸测定,接受降尿酸药物治疗的受者至少每3个月复查1次血清尿酸、血清肌酐及测算肾小球滤过率。

5. 肾功能监测 肾功能不全是肝移植术后最常见的并发症之一。慢性肾脏病(chronic kidney disease, CKD)4 期在肝移植术后1年、3年、5年和10年的发生率约是8%、14%、8% 和25%,CKD 4 期或以上的肝移植受者死亡风险是肾功能正常受者的 4.5 倍或更高,在移植5年后死亡原因中占10%。随着 MELD 评分被引入供者肝脏分配系统,术后终末期肾脏病(end stage renal disease, ESRD)(超过 CKD 4 期)的比例更是呈上升趋势。

建议:每3个月监测血清肌酐及测算肾小球滤过率,每年进行1次尿常规、尿微量白蛋白和尿肌酐比值检测及泌尿系统超声检查。

6. 骨骼系统　骨质疏松是肝移植术后经常被忽视的问题。肝移植术后的骨密度下降主要发生在术后1年内,特别是3~6个月,腰椎密度的最低值一般出现在移植后4~6个月,随后其骨矿物质密度逐渐恢复,在移植后第二年甚至可能超过基线水平;股骨颈的骨密度在移植后3~5年会逐渐升高,但仍低于基线水平。

建议:所有受者每2~3年接受1次骨密度检查,术前存在骨质疏松或有非创伤性骨折的受者,每1年至少接受1次骨密度检查,必要时完善钙摄入量、25羟基维生素D、24小时尿钙、甲状腺/甲状旁腺功能、激素水平和椎体影像学检查。

7. 新发恶性肿瘤　肝移植术后新发恶性肿瘤是影响受者远期存活的重要原因,保守估计肝移植受者新发恶性肿瘤的概率是普通人群的2~5倍,最高报道可达11倍,且多数研究认为移植后的新发恶性肿瘤,其局部侵袭、多中心生长和转移倾向、复发概率,都比普通人群的相应恶性肿瘤总体情况更为严重。

建议:所有肝移植受者每年至少进行1次肿瘤标志物筛查、胸部低剂量CT、粪便常规和隐血检查,以及皮肤科评估;PSC受者或具有高危因素(肠道炎性病变、息肉、腺瘤病史或相关家族史)的受者每年接受1次肠镜检查;女性受者,特别是40岁以上者,每年行妇科检查及乳腺检查;有吸烟史、酗酒史或高危因素者每年行耳鼻喉科检查。

8. 原发病复发的监测　我国目前的肝移植仍以病毒性肝炎和肝脏恶性肿瘤为最主要的适应证。术后核苷(酸)类似物联合乙型肝炎免疫球蛋白可有效降低HBV再感染和肝炎复发的概率;直接抗病毒药物(direct-acting antiviral agent,DAA)的临床应用极大改善了HCV相关疾病肝移植后的长期预后;严格且在不断改进的肝癌肝移植受者筛选标准,术后靶向抗肿瘤药物的应用,以及尝试中的肝移植术后程序性死亡受体1(programmed death-1,PD-1)及其配体(programmed death-ligand 1,PD-L1)免疫治疗的应用,则改善了肝脏恶性肿瘤在移植后的复发转移及其预后,但严密的针对原发病复发的监测仍是必不可少的。

建议:术前存在HBV感染的移植受者,术后每3~6个月行乙肝两对半及高灵敏度的HBV DNA检测,出现异常结果时复查HBV耐药基因;有HCV感染史的移植受者,无论移植时是否已完成DAA治疗疗程,移植后每3~6个月复查HCV RNA;存在肝脏恶性肿瘤的移植受者,术后每3个月复查胸部CT、上腹部CT(或上腹部MRI)及肝脏肿瘤标志物,未出现复发或转移者2~3年后可放宽至每6个月复查1次。

9. 肝移植受者生活质量的评估　肝移植术后生活质量的相关研究结果显示,受者在术后1个月、3个月、6个月,生活质量、身体功能和社会功能会有明显改善,但情感维度在1年后会有显著下降;存活3~10年的受者会普遍经历多项躯体或心理症状的困扰,部分受者的生活质量随时间延长而明显下降。其主要影响因素是免疫抑制药的使用、经济因素和医疗费用支付方式、工作状态及家庭/社会支持等。但相关研究主要来自国外,国内对此方面的研究,特别是纵向研究少见。

建议:所有肝移植受者在术后1个月、3个月、6个月、12个月及随后的每6个月进行一次生活质量评估,并动态评价其变化情况。普适性量表可使用世界卫生组织生存质量测定量表(WHOQOL)及其简表(WHOQOL-BREF)、健康调查简表(SF-36)和中华生存质量量表;疾病特异性量表推荐使用肝移植术后生活质量量表(post liver transplant quality of life instrument,pLTQ),该量表由Sammy Saab等(University of California Los Angeles,Los Angeles,CA,USA)编制,由北京中医药大学彭晓等引入国内。

五、劈离式肝移植受者管理的特殊问题

相较全肝移植或常规的活体肝移植,劈离式肝移植受者的随访管理有以下几个需要注意的特殊问题。

1. 较之开展时间更长、技术相对更为成熟的全肝移植,劈离式肝移植手术难度大,加之术后肝脏体积增长过程中的相对移动和转位,以及大量接受劈离式肝移植的儿童受者随着生长发育带来的空间位置相对改变,劈离式肝移植受者有着更高的术后血管并发症和胆道并发症发生率,且发生时间较全肝移植的受者更为滞后。因而对劈离式肝移植受者的随访,特别是手术相关并发症的检测和筛查应当更为密切,且不应因术后生存时间的延长而放松。

2. 肝移植术后的各类并发症、合并症或其他医学问题,一定程度上都与供者的基础疾病和器官获取时情况、供肝质量、供肝的冷缺血和热缺血时间等因素有关,因而劈离式肝移植术后的随访工作中,要将使用同一供者肝脏的两名受者互为参照,分析随访情况,特别是在其中一方出现确定或怀疑与供者因素关系密切的并发症时,要注意加强对另一受者的监测,甚至提早进行医学干预。

3. 劈离式肝移植的手术方式,决定了在后续移植物体积不断增大过程中,随着其在体内的相对位移或旋转,更容易出现中远期的血管、胆管解剖位置或空间关系的改变,进而发生各类血管或胆管并发症,其可能发生的时间窗范围,远远长于传统的全肝移植术式,因而对血管、胆管等的检测应该更为持久和密切,即便是术后时间较长的受者,也不应忽视定期的、严格的肝脏相关影像学检查;除超声检查外,还应定期(每年或 2 年)进行肝脏和相关血管的 CT 检查和三维重建、肝脏和胆道系统的 MRI 和 MRCP,以便于留存客观影像学资料,便于对肝脏和相关管道的长期变化情况进行准确评估。

4. 劈离式肝移植受者中儿童受者所占的比例明显高于成人,2017—2021 年,笔者移植中心成人肝移植受者中接受劈离式肝移植的仅占 7.1%,而儿童受者中接受劈离式肝移植的比例是 47.4%。针对接受劈离式肝移植的儿童受者,随访管理还有一些需要特别关注的问题。

(1)随着儿童的生长发育,肝脏等腹腔内脏器的生长,加之儿童受者本身血管和胆管较成人纤细,会比成人受者更容易出现因移植物生长带来的旋转和相对位移等导致的血管、胆管并发症,因而要接受更为密切的影像学监测。

(2)儿童受者更易出现各类机会性感染或特殊感染,且部分儿童受者未能在移植前完成常规的计划免疫,因而在长期随访中,要特别加强对各类特殊感染,特别是病毒感染的监测,必要时可进行预防性抗病毒治疗。除部分活疫苗外,还应尽量完成计划免疫程序。

(3)随着移植术后的生长发育,儿童受者对各类药物,特别是免疫抑制药的代谢也会出现较大的变化,要注意及时对免疫抑制方案进行评估和调整。

(4)接受肝移植的儿童,一般都存在不同程度的情绪紊乱、行为紊乱、学习障碍和心理社会障碍等问题,儿童和青少年受者对治疗的依从性也低于成人,因而对儿童受者,除定期的生长发育评估外,还要重视对心理发育的评估,必要时积极进行疏导和干预。

肝移植受者的长期存活,不仅由手术技术和围手术期管理水平决定,更有赖于长期高质量的随访管理。移植中心必须根据自身状况、所处区域的整体医疗水平和结构、受者的地域分布、经济水平和医疗支付方式等特征,来构建完善且便于执行的随访管理制度。此外,所有参与移植的医护人员和其他工作人员,都应充分认识到随访工作的重要性,并共同积极参与其中,只有这样,才能保障整个随访体系的正常运作。

(赵　辉)

参考文献

［1］ ADAM R, KARAM V, DELVART V, et al. Evolution of indications and results of liver transplantation in Europe. A report from the European Liver Transplant Registry（ELTR）［J］. Hepatol, 2012, 57（3）: 675-688.

［2］ SINGH S, WATT K D. Long-term medical management of the liver transplant recipient: what the primary care physician needs to know［J］. Mayo Clin Proc, 2012, 87（8）: 779-790.

［3］ SCHOENING W, NEIDEL N, BUESCHER N, et al. Cardiovascular risk and events after liver transplantation. Experiences from 313 consecutive transplants with a follow-up of 20 years［J］. Clin Transplant, 2015, 29（4）: 343-350.

［4］ LAI H M, PAWAR R, WOLF D C, et al. Impact of cardiovascular risk factors on long-term mortality after liver transplantation［J］. Am J Ther, 2016, 23（2）: e357-e362.

［5］ CICCARELLI O, KACZMAREK B, ROGGEN F, et al. Long-term medical complications and quality of life in adult recipients surviving 10 years or more after liver transplantation［J］. Acta Gastroenterol Belg, 2005, 68（3）: 323-330.

［6］ ISSA D H, ALKHOURI N. Long-term management of liver transplant recipients: A review for the internist［J］. Cleve Clin J Med, 2015, 82（6）: 361-372.

［7］ RAMOS-PROL A, HERVÁS-MARÍN D, GARCÍA-CASTELL A, et al. Outcomes in patients with diabetes 10 years after liver transplantation［J］. J Diabetes, 2017, 9（11）: 1033-1039.

［8］ LONGENECKER J C, WAHEED S, BANDAK G, et al. Hyperuricemia after orthotopic liver transplantation: divergent associations with progression of renal disease, incident end-stage renal disease, and mortality［J］. BMC Nephrol, 2017, 18（1）: 103.

［9］ ALLEN A M, KIM W R, THERNEAU T M, et al. Chronic kidney disease and associated mortality after liver transplantation--a time-dependent analysis using measured glomerular filtration rate［J］. J Hepatol, 2014, 61（2）: 286-292.

［10］ OJO A O, HELD P J, PORT F K, et al. Chronic renal failure after transplantation of a nonrenal organ［J］. N Engl J Med, 2003, 349（10）: 931-940.

［11］ SHARMA P, SCHAUBEL D E, GUIDINGER M K, et al. Impact of MELD-based allocation on end-stage renal disease after liver transplantation［J］. Am J Transplant, 2011, 11（11）: 2372-2378.

［12］ KROL C G, DEKKERS O M, KROON H M, et al. Longitudinal changes in BMD and fracture risk in orthotopic liver transplant recipients not using bone-modifying treatment［J］. J Bone Miner Res, 2014, 29（8）: 1763-1769.

［13］ NEL J D, EPSTEIN S. Metabolic bone disease in the post-transplant population: preventative and therapeutic measures［J］. Med Clin North Am, 2016, 100（3）: 569-586.

［14］ CARENCO C, FAURE S, HERRERO A, et al. Incidence of solid organ cancers after liver transplantation: comparison with regional cancer incidence rates and risk factors［J］. Liver Int, 2015, 35（6）: 1748-1755.

［15］ ZHOU J, HU Z, ZHANG Q, et al. Spectrum of de novo cancers and predictors in liver transplantation: analysis of the scientific registry of transplant recipients database［J］. PLoS One, 2016, 11（5）: e0155179.

［16］ SAAB S, NG V, LANDAVERDE C, et al. Development of a disease specific questionnaire to measure health-related quality of life in liver transplant recipients［J］. Liver Transplantation, 2011, 17（5）: 567-579.

［17］ DABROWSKA-BENDER M, MICHAŁOWICZ B, PĄCZEK L. Assessment of the quality of life in patients after liver transplantation as an important part of treatment results［J］. Transplant Proc, 2016, 48（5）: 1697-1702.

［18］ 彭晓, 牛玉坚, 石红娟, 等. 中文版肝移植受者生活质量调查问卷的信效度研究［J］. 护理学杂志, 2015, 30（2）: 28-31.

第十七章　劈离式肝移植的供肝分配政策探讨

从 2015 年开始,公民逝世后器官捐献作为我国唯一的器官来源,标志着中国器官移植事业进入了新的里程碑。其中劈离式肝移植(split liver transplantation,SLT)可以有效扩大供肝来源、减少患者移植等待时间,尤其是解决儿童器官短缺的问题。为探究现行国家相关政策下 SLT 器官分配情况,通过对国内外器官分配情况的收集整理,从分配原则、分配现状展开,概述国内外器官分配政策,同时结合实际工作,对 SLT 器官分配政策进行探讨。

一、捐献器官的分配原则

公民逝世后捐献的器官是宝贵、稀缺的社会资源。器官移植是救治终末期器官衰竭患者的重要手段。在我国,人体器官分配与共享遵循公平、公正和公开的原则。除此之外还遵循以下基本原则:①人体器官的分配与共享应当符合医疗的需要;②移植医院应当根据医疗需要,为器官移植等待者(以下简称"等待者")选择适宜的匹配器官;③按照移植医院等待名单、联合人体器官获取组织区域内的移植医院等待名单、省级等待名单、全国等待名单四个层级逐级进行分配与共享;全省组建统一人体器官获取组织的,起始分配层级为省级等待名单;④人体器官分配与共享过程中应当避免器官的浪费,最大限度地增加等待者接受移植手术的机会,提高器官分配效率;⑤在确保尽量降低等待者死亡率的前提下,优化器官与等待者的匹配质量,提高移植受者的术后生存率和生存质量;⑥保证器官分配与共享的公平性,减少因生理、病理和地理上的差异造成器官分布不均的情况;⑦定期对人体器官分配与共享政策进行评估和适当修订;⑧中国人体器官分配与共享计算机系统(China Organ Transplant Response System,COTRS)负责执行人体器官分配与共享政策,人体器官必须通过 COTRS 进行分配与共享。

在相应原则的指导下达到以下目标:①降低等待者死亡率;②提高器官移植受者的术后生存率;③保障人体器官分配与共享的公平性;④减少人体器官的浪费。

二、捐献器官的分配现状

相关数据显示,2019 年全球共完成 40 608 例公民逝世后器官捐献,但仅能满足 10% 全球器官移植需求。器官短缺是全球面临的共同问题。这种显著的供需矛盾要求器官分配体系必须公平、公正、合理、透明。目前各国器官捐献分配体系大致分为两种,以美国为代表的网络分配和以西班牙为代表的机构分配。网络分配以促进公平分配为出发点,避免了人为操作的影响,并且能实现大范围的器官资源共享,减少器官浪费;而以西班牙为代表的机构分配,以增加器官捐献为出发点,通过组织统一培训,实现器官捐献的专业性和组织性,可有效增加器官供给,缓解器官短缺带来的分配压力。

在我国,器官分配受国家卫生健康委员会监督管理。依据 2018 年最新颁布的《中国人体器官分配与共享基本原则和核心政策》文件规定,中国的人体器官必须通过 COTRS 进行网络分配。按照移植医院等待名单、省级等待名单、全国等待名单逐级进行分配与共享。在分配规则中还引入了激励机制,器官捐献志愿者优先和器官捐献者家属优先。潜在的捐献器官在获得捐献确认后,器官获取组织(organ procurement organization,OPO)的工作人员会将捐献者的数据准确录入 COTRS 中,计算机系统会触发预分配,器官获取组织再按照预分配结果与移植医院取得联系并为器官获取团队提供帮助。此外还为器官运输设立专门的器官转运绿色通道,由专人送到移植医院。

三、对未来劈离式肝移植器官分配政策的探讨与思考

(一)肝脏分配流程分析

当患者的肝脏出现衰竭症状时,如果其他的相关治疗措施都没有效果,而患者本身自愿并且其身体状况允许,那么进行肝移植是一个很好的选择。患者先去医院进行病情诊断,若其他所有的医疗手段都已经用过,但仍然没有达到治疗效果,则医师会考虑进行肝移植手术。随后,移植团队会对患者进行全面评估,通过患者的态度、心理状态、病史等,来确定该患者是否属于进行肝移植的候选人,也即确定患者是否可以进入等待肝移植的患者名单。若移植团队评估认为该患者是合适的肝移植候选人,则将患者录入人体器官移植等待者预约名单系统。当分配系统中有可分配的肝脏时,器官获取组织会将肝脏捐献者的所有相关信息输入 COTRS 中的人体器官捐献人登记与器官匹配系统。电脑会根据预先制定的分配标准将所有等候的患者生成一个等待者的顺序表。器官获取组织会立刻按顺序联系顺序表上等待者所在移植医院,移植医院根据系统中所记录的捐献者信息评估确定是否接受该肝脏。若移植医院决定接受该肝脏,就会迅速通知该患者,并立即进行手术准备工作。捐献的肝脏被送往移植医院进行肝移植手术。手术结束后,会对患者的移植效果等进行系统的术后评估,为以后供肝分配系统的评估和改善提供数据支持。肝脏分配流程如图 17-1 所示。

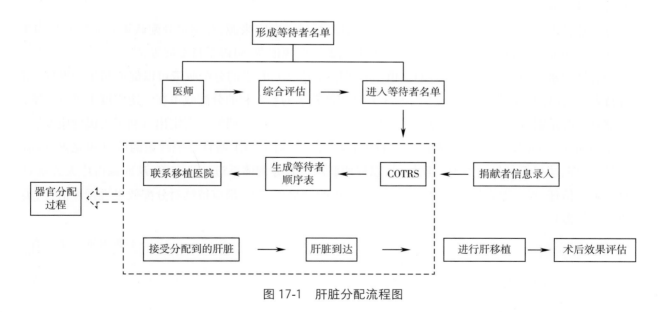

图 17-1　肝脏分配流程图

整个肝脏分配的主要环节可以分为形成患者等待名单、捐献者信息录入、器官分配过程。患者等待名单按照需要肝移植患者的排序规则生成。等待名单时刻变化,主要包含三种情况:新患者的加入、患者接受肝移植离开队列、患者由于病情加重死亡而被移除出名单。当有新患者加入时,录入患者的基本信息,包括患者的年龄、性别、病史、血型等,并且要及时更新等待名单中患者的医疗信息。当系统中有可移植的肝脏时,根据预设的分配规则,将器官分配给排在队列前面的患者。

以上是现行政策下肝脏器官分配流程,SLT 的器官分配也是按照该流程进行。

(二)劈离式肝移植器官分配存在的问题及建议

SLT 与全肝移植不同,有其特殊性。首先,从器官分配角度看:需充分考虑供者器官是否适合劈离;受者是否适合接受劈离后的部分供肝,包括受者接受度、手术可行性等;以及捐献手术(包含劈离手术)和移植手术衔接问题等。其次,在供肝劈离过程中,可能出现各种原因导致的无法完成劈离的情况,需根据实际情况及时调整手术计划,该项内容与现行器官预分配政策有冲突。另外,在根据具体情况调整器官分配政策时,鉴于实施 SLT 术者对供肝整体质量、大小、血管分割情况及接受者匹配度都比较清楚,因此决定权应更多地赋予临床移植医师。

肝脏器官这种稀缺资源的最佳分配应同时确保最大的效用和公平性,但紧急性与效用、区域分配与全国分配等器官分配原则存在冲突。分配器官优先考虑移植前生存期(紧急性)还是注重移植后生存期(效用)是 SLT 器官分配时需要考虑的重要问题。在肝脏分配领域最常用的是终末期肝病模型(model for end-stage liver disease, MELD),该模型基于患者病情的紧急情况,现 MELD 评分为各国广泛接受。虽然运用 MELD 评分使得等待名单上的患者死亡率降低,但移植后的死亡率和复发率却增加了,在 SLT 中更凸显这一矛盾。SLT 质量控制标准也有提到,移植供肝与受者匹配是保证 SLT 成功的关键,而病情危重的终末期肝病、抢救性肝移植等,应避免行 SLT。相关移植专家也表明一般情况下 SLT 不建议用于 MELD 评分过高的患者。建议将可供劈离的肝给予更高的优先级,首先按可劈离分配给两个接受 SLT 受者的方式,若不能劈离再进入基于 MELD 评分的分配。或者再进一步研究出一个符合 SLT 质量控制标准的分配方案。此外,SLT 相对更加注重时效性,需尽量减少供肝冷缺血时间,因此适合 SLT 的器官分配方案应尽可能缩小分配区域。

除上述情况外,为鼓励 SLT 发展,增加供肝利用率,扩大器官来源,在制定分配政策时应使其与 SLT 的实际工作相适应、相匹配,减少因分配政策导致的器官资源浪费、阻碍学科发展等情况。

随着技术水平的提高,越来越多的移植中心可以开展 SLT,科学的分配政策可以促进 SLT 的发展,缩短等待者等待时间,降低等待者死亡率。SLT 开展程度较高的意大利的分配政策在一定程度上可以借鉴。

器官分配是器官移植的重要一环,期望在国家和政府的领导下,研究和制定出有利于人民健康发展、促进学科进步、实际操作可行的 SLT 器官分配方案。同时,对于 SLT 器官分配政策的改进和完善,也需要移植、伦理、法律等各领域专家共同探讨,以促使我国器官分配体系进一步完善,从而赢得广大公众对器官捐献的信任,提高器官捐献意愿。器官分配政策的调整和完善,都应持续对分配效果进行评估,以实现更合理的器官分配。

(熊天威　王祝春)

参考文献

［1］Organización Nacional de Trasplantes. Global observatory on donation and transplantation［EB/OL］.［2021-04-20］. http://www. transplant-observatory. org/.

［2］段方见,罗羽,罗春梅,等. 国内外捐献器官分配的相关实践及思考［J］. 护理学报,2020,27（22）:16-21.

［3］李文,江文诗,周稚烨,等. 中国器官获取与移植监测网络［J］. 中华移植杂志（电子版）,2012,6（1）:1-5.

［4］霍枫,齐海智. 中国公民逝世后器官捐献流程和规范（2019版）［J］. 器官移植,2019,10（2）:122-127.

［5］中华人民共和国国家卫生和计划生育委员会. 关于建立人体器官捐献转运绿色通道的通知［EB/OL］.（2016-04-29）［2021-04-20］. http://www. nhfpc. gov. cn/yzygj/s3585/201605/940f44e39f1e452e8e35c37593025537. shtml.

［6］TSCHUOR C,FERRARESE A,KUEMMERLI C,et al. Allocation of liver grafts worldwide-Is there a best system?［J］. J Hepatol,2019,71（4）:707-718.

［7］BOBBERT M,GANTEN T M. Liver allocation:urgency of need or prospect of success? Ethical considerations［J］. Clin Transplant,2013,27（Suppl 25）:34-39.

［8］朱建军,罗毅,夏雷,等. 劈离式肝移植质量控制标准［J］. 武汉大学学报（医学版）,2021,42（2）:224-227.

［9］易述红,杨卿. 劈离式肝移植专家共识［J/OL］. 中华肝脏外科手术学电子杂志,2020,9（5）:429-434.

［10］ANGELICO R,TRAPANI S,SPADA M,et al. A national mandatory-split liver policy:A report from the Italian experience［J］. Am J Transplant,2019,19（7）:2029-2043.

图书在版编目（CIP）数据

劈离式肝移植 / 杨扬，易述红主编 . —北京：人
民卫生出版社，2023.11
　　ISBN 978-7-117-35656-5

　　Ⅰ. ①劈… 　Ⅱ. ①杨… ②易… 　Ⅲ. ①肝移植 　Ⅳ.
①R657.3

中国国家版本馆 CIP 数据核字（2023）第 215995 号

人卫智网	www.ipmph.com	医学教育、学术、考试、健康，购书智慧智能综合服务平台
人卫官网	www.pmph.com	人卫官方资讯发布平台

劈离式肝移植
Pilishi Ganyizhi

主　　编：杨　扬　易述红
出版发行：人民卫生出版社（中继线 010-59780011）
地　　址：北京市朝阳区潘家园南里 19 号
邮　　编：100021
E - mail：pmph @ pmph.com
购书热线：010-59787592　　010-59787584　　010-65264830
印　　刷：北京瑞禾彩色印刷有限公司
经　　销：新华书店
开　　本：889×1194　1/16　　印张：18
字　　数：482 千字
版　　次：2023 年 11 月第 1 版
印　　次：2023 年 12 月第 1 次印刷
标准书号：ISBN 978-7-117-35656-5
定　　价：228.00 元
打击盗版举报电话：010-59787491　　E-mail：WQ @ pmph.com
质量问题联系电话：010-59787234　　E-mail：zhiliang @ pmph.com
数字融合服务电话：4001118166　　E-mail：zengzhi @ pmph.com